# 生殖超声诊断学

主编　陈智毅

科学出版社

北　京

# 内 容 简 介

本书将生殖与超声进行有机融合,系统全面、由浅入深地介绍了超声诊断在生殖医学中的实际应用,详细阐述了生殖、超声与临床多学科间的相关性,旨在加深阅读者对该专科领域的系统认知。全书共分为八章,从生殖系统基础医学理论、辅助生殖技术、生殖超声检查规范、子宫内膜容受性和卵巢储备功能超声评估在生殖中的应用、女性生殖疾病超声检查及男性生殖疾病超声检查方面展开阐述。

本书可作为超声医学、生殖医学工作者的参考用书,也可应用于影像学初级医生、影像学学生的启蒙学习。

**图书在版编目(CIP)数据**

生殖超声诊断学 / 陈智毅主编 . —北京:科学出版社,2018.10

ISBN 978-7-03-059023-7

Ⅰ. ①生… Ⅱ. ①陈… Ⅲ. ①泌尿生殖系统 - 泌尿系统疾病 - 超声波诊断 Ⅳ. ① R690.4

中国版本图书馆CIP数据核字(2018)第224444号

责任编辑:戚东桂 / 责任校对:张小霞

责任印制:赵 博 / 封面设计:龙 岩

科学出版社出版

北京东黄城根北街16号
邮政编码:100717
http://www.sciencep.com

涿州市般润文化传播有限公司印刷
科学出版社发行 各地新华书店经销

\*

2018年10月第 一 版 开本:787×1092 1/16
2025年3月第四次印刷 印张:19 1/2
字数:452 000

**定价:188.00元**
(如有印装质量问题,我社负责调换)

# 《生殖超声诊断学》主要编写人员

**主　编**　陈智毅

**副主编**　安　庚　蔡　款　蔡泳仪　梁伟翔　王伟群

**编著者**（按姓氏汉语拼音排序）

安　庚　蔡　款　蔡泳仪　陈　霞　陈智毅

黄颖敏　黎月薇　梁　琨　梁伟翔　梁晓雯

廖剑艺　苏华照　王伟群　严宝妹　赵冰倩

周秋兰

# 前　言

随着诊疗需求的日益攀升，超声在生殖医学中的应用已日臻成熟，但目前该领域仍缺少一本系统性、针对性强的专著。《生殖超声诊断学》将生殖医学与超声医学有机结合，以生殖超声为主线，系统全面、由浅入深地介绍了超声诊断在生殖医学中的实际应用，详细阐述了生殖、超声与临床多学科间的相关性，旨在加深阅读者对该专科领域的系统认知。

本书从临床实际应用出发，共分为八章，融合超声医学和生殖医学的特点，全面地介绍了超声技术与生殖健康的应用关系，从生殖系统基础医学理论、辅助生殖技术、生殖超声检查规范、子宫内膜容受性和卵巢储备功能超声评估在生殖中的应用、女性生殖疾病超声检查及男性生殖疾病超声检查等方面展开阐述。全书图文并茂，重点突出，通俗易懂的文字更容易为初学者理解和接受。

本书可作为超声医学、生殖医学工作者的规范指导参考用书，也可用于影像学初级医生、影像学学生的启蒙学习，旨在使读者掌握生殖超声领域各种常见病、多发病的诊断和鉴别诊断，掌握基本的检查方法。由于生殖超声领域发展迅速，且本书编写时间有限，受笔者水平限制，本书难免存在一定错漏与不足，在此恳请广大医疗同行及阅读者进行批评指正。

编　者

2018 年 8 月

# 目　　录

·iv· 生殖超声诊断学

# 第一章 总 论

生殖是人类繁衍的方式,是人类社会存在发展的基础。随着社会的发展、科技的进步及环境因素的改变,生殖问题逐渐成为研究者们探索的热点,人们发现两性生殖并非只如传统所说的"顺应天命",而可以通过原因和机制的探索,寻找切实解决问题的办法。

生殖医学是一门关系人类生殖健康及其调控,以及生殖疾病防治的学科。历经近40年的发展演变,生殖医学领域衍生出众多检查技术:血清学检查可通过检测各种激素及因子的水平来间接反映生殖系统功能;手术探查及微创技术能够直视器官及病灶部位,明确诊断;基因、分子水平的检测将研究机制深入到细微结构,提高了不孕不育的诊断效能。其中,超声医学与生殖医学的结合为生殖疾病病因查找、微创治疗及疾病随访等方面带来了新的发展。

超声医学是影像医学中快速发展的学科,具有无放射、无创、可重复、低成本、操作简便、可实时监测疾病的进展和疗效等众多优点,在生殖疾病的诊疗中扮演着重要角色。超声技术的日益发展为临床生殖检测提供了更优的选择。

## 第一节 概 述

生殖医学属于妇产科医学的分支,其概念宽泛,涉及妇产、泌尿、内分泌、影像等多学科、多领域。随着不孕不育发病率的逐年提升,以及辅助生殖技术的蓬勃发展,生殖医学的重要性也日益凸显。

### 一、定义

生殖医学可分为女性不孕与男性不育两部分,WHO将不孕症归类于生殖系统疾病。

女性不孕症是指同居1年以上,有正常性生活史,未采取避孕措施而无怀孕,根据病因可将其分为原发性不孕及继发性不孕,前者无怀孕史,后者是指既往有怀孕史,但1年内未采取避孕措施而无怀孕。对于已知不孕原因的患者可不必考虑不孕时限问题(如先天性无子宫患者)。男性不育症则是指有正常性生活史而未采取避孕措施1年以上,由男方因素造成女方不孕。

### 二、生殖医学发展简史

生殖医学的发展经历了漫长的历程。《黄帝内经·素问》中提及"女子七岁肾气盛,齿更发长。二七而天癸至,任脉通,太冲脉盛,月事以时下,故有子。三七肾气平均,故真牙生而长极。四七筋骨坚,发长极,身体盛壮",可见我国古时已对女性生殖进行了描述。

　　近代生殖医学的崛起源于 20 世纪 70 年代末。1978 年 7 月，世界首例"试管婴儿"——Louise Brown 诞生于英国伦敦奥德海姆中心医院，这是人类生殖史上的重要里程碑，Robert Edwards 应用体外受精－胚胎移植（IVF-ET）技术为全球无数不孕不育患者带来了崭新的希望。2010 年这位"试管婴儿之父"被授予了诺贝尔生理学或医学奖。

　　国内辅助生殖技术的发展开始于其后的 10 年。1988 年，在北京医科大学第三医院张丽珠教授的带领下，国内首例试管婴儿顺利诞生，辅助生殖技术开始在国内得到应用与发展。1992 年，比利时学者 Palermo 等报道了世界首例应用胞质内单精子显微注射技术（intra-cytoplasmic sperm injection，ICSI）获得活产的案例（图 1-1-1），该技术成功解决了严重弱精、少精患者的不育问题，被誉为"第二代 IVF-ET 技术"。中国发展紧随其后，国内首例 ICSI 于 1996 年在广州中山医科大学获得成功。

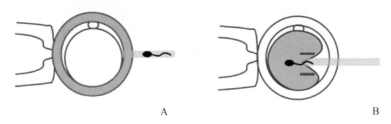

图 1-1-1　胞质内单精子显微注射技术
将处理后单精子直接注入卵泡浆，主要针对严重男性因素导致不育（非梗阻性无精症）

　　辅助生殖技术的精髓不仅在于获得妊娠，还需要获得质量良好的胚胎，以确保健康婴儿的诞生。第一代、第二代 IVF 技术虽然使许多不孕不育夫妇获得了自己的后代，但由于缺少了自然优胜劣汰的筛选过程，胚胎质量无法得到保障。基于以上原因，1990 年英国学者 Handyside 等首次将 IVF、胚胎显微操作和分子遗传学相结合，对植入前胚胎进行遗传检测，即胚胎植入前遗传学诊断／筛查（pre-implantation genetic diagnosis，PGD），该技术被称为"第三代 IVF 技术"。国内首例 PGD 成功于 1998 年，由中山医科大学庄广伦教授及其团队完成。至此，三代 IVF 技术完成了由基础至临床的转化，经过多年来的不断发展，至今已日臻成熟，为无数不孕不育家庭实现了"孩子梦"。

　　我国辅助生殖技术的发展也紧跟国际先进水平的步伐，中华人民共和国卫生部公布的《经批准开展人类辅助生殖技术和设置人类精子库机构名单》表明，截至 2016 年 12 月 31 日，全国开展人类辅助生殖技术的医疗机构共计 451 家，经批准设置人类精子库的医疗机构共有 23 家。后期发展的冻融胚胎技术、赠卵 IVF 助孕也已在国内逐步开展，人类胚胎干细胞研究、辅助生殖技术与互联网应用等新思维、新模式也已获得一定成果。

## 三、流行病学

　　不孕不育的流行病学在不同区域、时间及不同研究中均存在差异，除了地域、人种因素外，还可能与诊断定义及评估标准的多样性有关。20 世纪 90 年代起，生殖医学研究逐步呈现"由传染病扩大到非传染病，由疾病研究扩大到健康研究，从定量扩展为定性，从单病因到复合病因"的发展趋势。1994 年 4 月，WHO 将生殖健康正式定义为"涉及生殖系统、功能及过程各阶段，身体、精神和社会的健康状态"，而不仅仅指"没有疾病"。

2016 年欧洲的一项研究分析了 WHO 的对比性报告，数据显示，自 20 世纪初以来，发达国家新婚夫妇不孕症的发病率低于 20%，平均为 15% 左右，且这个数值一直保持稳定；而超过 1/4 发展中国家夫妇承受原发性或继发性不孕。

国内对于不孕不育流行病学的最新调查结果显示，全球有 8% ～ 15% 已婚夫妇遭受不孕不育困扰，部分地区比例高达 20%。中国不孕症发生率为 10% ～ 15%。

近年来，随着社会进步及人们生活方式的改变，辅助生殖技术也相应得到发展。然而，尽管许多不孕不育病因已得到针对性处理，但仍有约 25% 不孕不育患者找不到明确病因，全球生殖形势依旧严峻。

### 四、生殖功能异常的病因

妊娠受孕过程复杂，即使是生殖功能无异常的夫妇，一次性交后能获得妊娠的概率也仅为 20% ～ 25%。获得妊娠的必需因素包括正常排卵（卵巢产生正常成熟卵子并排卵）、精子进入宫腔（有足够数量活力正常的成熟精子排出，到达宫颈口并进入宫腔）、受精（精子和卵子能够顺利在输卵管相遇、受精、卵裂）及着床（胚胎进入宫腔并着床于子宫内膜），任意环节障碍均可导致不孕不育的发生（图 1-1-2）。

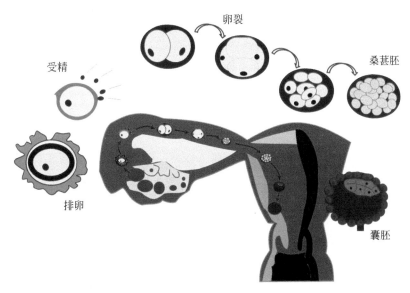

图 1-1-2 妊娠必需因素
包括正常排卵、精子进入宫腔、受精、着床

据广州医科大学附属第三医院生殖医学中心数据显示，在导致不孕不育病因中，女性因素约占总数的 50%，分别为输卵管因素（50%）、排卵障碍（20% ～ 30%）、内膜异位（5% ～ 15%）及其他子宫因素（5% ～ 10%）；男性因素占总因素的

30% ～ 40%，免疫性因素及不明原因不孕分别占 5% ～ 10% 及 10% ～ 15%（图 1-1-3）。

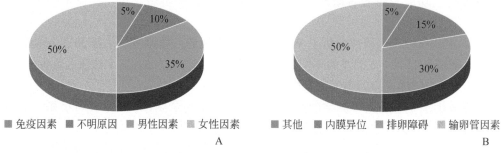

■ 免疫因素 ■ 不明原因 ■ 男性因素 ■ 女性因素     ■ 其他 ■ 内膜异位 ■ 排卵障碍 ■ 输卵管因素

A                            B

图 1-1-3 致不孕不育的因素

A. 不孕不育因素总体分布；B. 女性不孕因素分布

### （一）输卵管因素

输卵管因素是引起女性不孕的首要原因，该因素主要包括输卵管先天性发育异常、急慢性炎症形成的粘连、堵塞而导致输卵管梗阻，产生僵硬、扭曲等形态或功能性改变。

先天性输卵管发育异常包括单侧或双侧输卵管发育不全、缺如、闭锁或部分缺失等；继发性输卵管异常中，以慢性输卵管炎较为常见，慢性炎症浸润导致输卵管阻塞或通而不畅，形成积水、积脓（图 1-1-4），影响生殖内环境，阻碍拾卵和受精；重度内膜异位症、宫、腹腔手术后所致严重盆腔粘连等原因可干扰输卵管蠕动，影响伞端拾卵及卵子运输；宫角部较大的子宫肌瘤可压迫并阻塞输卵管间质部。

输卵管通畅性的评估方法有多种，如子宫输卵管 X 线碘油造影、宫腹腔镜直视下通液术及子宫输卵管超声造影等。其中，子宫输卵管超声造影因其无创、无辐射、并发症少、重复性好及操作简便等优势逐渐成为输卵管通畅性评估的主流检查方法（详见本书第六章"输卵管通畅性评估"）。

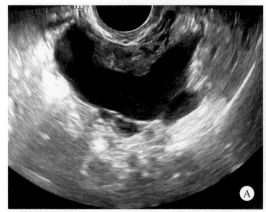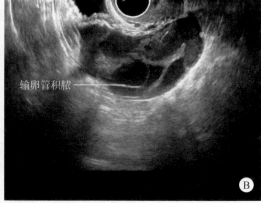

图 1-1-4 输卵管病变超声声像图

A. 输卵管积水；B. 输卵管积脓

## （二）排卵因素

由卵巢功能障碍、卵巢疾病导致排卵障碍引发的不孕属于排卵异常，是引起女性不孕的第二大因素，按其发生机制又可分为下丘脑 - 垂体轴功能异常、内分泌反馈机制异常、卵巢局部因素及其他内分泌因素（如甲状腺疾病、肾上腺因素，重度营养不良及过度肥胖）等。常见疾病包括多囊卵巢综合征、卵泡未破裂黄素化综合征、卵巢子宫内膜异位症、卵巢囊腺瘤等。

## （三）子宫内膜因素

生殖相关子宫内膜因素主要包括内膜厚度、内膜容受性、内膜下血流及内膜相关疾病等。

## （四）其他女性生殖系统疾病因素

影响女性生殖功能的因素还包括子宫肌层疾病、宫颈疾病、阴道疾病及盆腔疾病等，其机制可能是病灶机械压迫和拉扯，影响胚胎着床环境与血供及内环境改变等，详见本书第七章"女性生殖疾病超声检查"。

## （五）男性因素

受社会压力、环境、遗传等影响，男性因素所致不育在当下社会发病率逐年提升。男性因素所致不育主要包含精液异常、精子输送受阻及性功能障碍。

1. 精液异常：正常精子可分为头、颈、尾（中段和主段）三部分，长 $50 \sim 60 \mu m$，形似蝌蚪。正常精子头大体上呈椭圆形，轮廓规则，边缘光滑。正常精子顶体清晰可辨，占精子总体积的 40% ～ 70%。正常情况下，顶体区内应不超过两个小空泡，不含有大空泡，其体积小于顶体的 20%。顶体后区不含任何空泡。除此以外，所有处于临界状态的精子均属于异常精子。

常见的精子形态异常可分为头部缺陷、颈部和中段缺陷、尾部缺陷及过量胞质残留。其中头部缺陷包括大头、小头、圆头、不定形头、头部空泡、顶体后区空泡、顶体区大小异常等；颈部和中段缺陷常见为中段非对称性连接于头部、中段不规则、异常纤细、呈锐角弯曲等；尾部缺陷包括短尾、多尾、断尾、锐角弯曲及卷曲等。

正常成年男性每次射精的精液量为 $2 \sim 6ml$，正常精液为乳白色或白色，pH 为 $7.2 \sim 8.0$，液化时间 < 60 分钟，精子密度 $\geqslant 20 \times 10^6/ml$，精子存活率 $\geqslant 75\%$，白细胞计数 $< 1 \times 10^6/ml$，60 分钟内前向运动精子 $\geqslant 32\%$。

精液分析是男性因素所致不育的重要检查项目，先天性生殖系统异常、感染、外伤、环境及心理等多种因素均可能导致精液异常，影响精子质量及活力，导致女方不孕。常见精液异常定义见表 1-1-1。

表 1-1-1　精液异常

| 疾病名称 | 定义 |
| --- | --- |
| 少精症（oligospermia） | 精子密度 $< 15 \times 10^6/ml$ |
| 弱精症（asthenozoospermia） | 前向运动精子 $< 32\%$ |

续表

| 疾病名称 | 定义 |
| --- | --- |
| 畸形精子症（teratozoospermia） | 形态正常的精子＜4% |
| 少精－弱精－畸形精子症 | 包含上述三种（或两种）特征 |
| 无精子症（azoospermia） | 连续三次同一患者精液标本镜下无观察到精子 |
| 隐精症 | 射精后精液内无精子，而离心后精液内可见 |
| 无精液症（aspermia） | 无射精 |
| 白细胞精子症 | 一次射精精液中含有白细胞＞$10^6$/ml |
| 精液液化异常 | 精液液化时间≥60分钟 |

2. 精子输送受阻：该因素在临床上较为常见，属于机械性梗阻因素，主要涉及部位为附睾、输精管、射精管及尿道。其原理为精管系统因炎症、畸形等因素产生梗阻，致使精液运输障碍，局限于梗阻部位并产生相应改变。

3. 性功能障碍：是中年男性常见的生殖异常因素，在40～69岁男性人群中发病率高达50%以上。既往认为多数性功能障碍是由心理或精神方面因素所引起，近年来随着诊断技术的发展，更多器质性因素导致的性功能障碍被逐步发现，其中又以血管源性及糖尿病源性较为常见。

### （六）免疫性不孕

免疫性不孕由风湿等免疫因素所致，常表现为免疫因子异常，如抗精子抗体、抗心磷脂抗体、抗透明带抗体、抗HCG抗体、抗核抗体、狼疮抗体等。

### （七）不明原因性不孕

不明原因性不孕属于排他性诊断，需要排除上述所有不孕因素后方能诊断。

## 五、常规检查方法

除了了解常规病史和体格检查外，还应进行一系列的实验室及影像学辅助检查以明确病因，并确定下一步治疗方案。检查分为常规检查及针对性检查，针对性检查即针对患者已经明确的致病因素进行进一步确诊及补充，如输卵管阻塞患者进行输卵管超声造影等。下述为生殖常规检查项目。

### （一）女性常规检查

1. 性激素6项：包括与生殖相关的卵泡刺激素（FSH）、黄体生成素（LH）、孕酮（P）、雌二醇（$E_2$）、睾酮（T）及催乳素（PRL）。在育龄期女性的正常生殖周期中，FSH、LH、P及$E_2$随着周期时间不同而产生相应水平的改变，因此在周期特定时间监测上述激素水平的变化有助于预测排卵、评估内膜容受性及卵巢功能，以及激素相关疾病的检出。T及PRL水平的监测对多囊卵巢综合征（PCOS）及闭经泌乳综合征（amenorrhea-galactorrhea syndrome）的诊断具有重要意义。

2. 抗苗勒管激素（AMH）：由卵巢窦前及小窦卵泡的颗粒细胞分泌，参与卵泡生长发育过程中窦卵泡的募集，与基础窦卵泡数呈正相关。目前已有较多研究证实 AMH 的测定有助于卵巢储备功能的评估（详见本书第五章第二节）。

3. 抗精子抗体：抗精子抗体（AsAb）导致的不孕属于免疫性因素，其原因目前尚未有统一定论，可能与梗阻性男性生殖疾病、精子穿透女性宫颈黏液时受到免疫抑制，从而影响精子运动、阻碍精卵结合等方面相关。临床上 AsAb 的检测可通过混合抗球蛋白反应试验（MAR 试验）及免疫串珠试验（IBT 试验）进行。也有研究认为 AsAb 可能与附睾淤积有关，可影响输精管结扎术复通后妊娠率。

4. 甲状腺功能：甲状腺疾病所致内分泌异常可干扰正常卵巢功能，间接影响性激素结合球蛋白的分泌。研究表明，甲状腺功能异常的女性不孕和流产的风险相应增加，血清 TSH 水平升高可能是 IVF 失败的重要预测指标。甲状腺功能减退的患者合并高泌乳素血症的概率较正常女性高，而甲状腺功能亢进患者基础代谢率增高，可出现月经不调及激素代谢紊乱；自身免疫性甲状腺炎可能与多囊卵巢综合征相关。通过检测甲状腺功能三项及甲状腺炎两项可明确患者机体内甲状腺激素水平是否存在异常。

5. 白带常规：白带的性状、颜色、分泌量可作为某些引起女性不孕症疾病的支持诊断信息。白带异常可能与泌尿生殖系统感染相关，常见疾病包括支原体感染、细菌性阴道炎、念珠球菌阴道炎、淋病奈瑟菌感染、沙眼衣原体感染等。

6. 超声检查：是女性不孕症的重要辅助检查手段，主要针对女性生殖器官形态结构异常导致的不孕、女性正常周期 / 促排卵周期的监测，以及影响女性生殖功能疾病（如子宫肌瘤、内膜息肉、宫腔粘连等）的检出、随访及术中、术后监测，具体在本书相应章节有详细阐述。

7. 其他检查：如传染病检查（明确是否存在对胚胎发育产生影响的传染性疾病，如肝炎、梅毒、艾滋病）、宫腹腔镜检查（宫腔形态学因素检测，如宫腔粘连、内膜息肉）等，患有免疫性疾病或具有免疫性疾病家族史患者需要进行相关免疫学检查，对于反复流产、异位妊娠患者需要进行男女双方遗传学检查。

**（二）男性常规检查**

1. 精液分析：是男性不育的重点检查项目，WHO 建议进行常规精液分析前应禁欲 4 ～ 5 天，在保证一定精液量的基础上降低异常精子率。由于精液质量容易受环境及心理因素影响，为了保证检查结果的准确性，精液检查至少应进行两次，间隔时间为 7 ～ 21 天。取精主要采用手淫法，禁止使用中断性交法（避免精液浓度不足、遭受污染而导致结果存在差异）。精液常规检查内容包括酸碱度、黏稠度、精子活力、精液量、精子密度、精子总数、液化时间、存活率、直线速率（VSL）、运动前向指数（STR）及精子畸形率等（详见本节"四、生殖功能异常的病因"）。

2. 性激素检测：男性性激素检测包括血清 FSH、LH、PRL、睾酮及雌激素。FSH 反映曲精小管的功能情况，当 FSH 显著升高于正常的 3 倍以上时，提示曲精小管损伤严重，常见于非梗阻性无精症患者（无需进一步睾丸活检）；PRL 水平升高可能与高泌乳素血症、垂体疾病相关。睾酮是最主要的雄性激素，其作用在于促进男性内外生殖器发育，维持男性性功能及第二性征。

3. 超声检查：男性生殖系统超声检查即对前列腺、精囊、阴囊、睾丸、附睾、精索、阴茎等部位进行形态学、血流动力学检测，观察是否存在异常病变。详细内容可参照本书第八章"男性生殖疾病超声检查"。

4. 穿刺活检：无精症患者可以进行超声引导下睾丸/附睾穿刺活检，对梗阻性和非梗阻性无精症进行鉴别诊断。若可测及成熟精子，则根据精子来源选择睾丸内或附睾内抽取精子进行进一步辅助生殖技术治疗（如卵泡浆内单精子显微注射）。此外，超声还可作为辅助治疗手段，引导无精症患者穿刺介入，在超声引导下对梗阻性无精症患者行微创介入治疗。

5. 其他检测：如内分泌动态试验（hCG 刺激试验、氯米芬刺激试验、促性腺激素释放激素试验）、染色体检测、精子功能检测（精子穿透试验、顶体反应等）、传染病检查、MRI 检查等。

# 第二节　生殖系统解剖与生理

解剖形态与生理功能息息相关。了解生殖系统解剖有助于超声医师更好掌握男性及女性生殖系统的正常形态结构、功能及其发展规律。本节就女性生殖系统、男性生殖系统及下丘脑-垂体轴的解剖结构、生理进行阐述。

## 一、盆腔结构

盆腔由骶骨、髂骨和耻骨围绕而成，其内器官众多，结构复杂，主要包括泌尿系统（膀胱、尿道）、生殖系统（子宫、卵巢、输卵管、阴道）和消化系统（直肠）。

骨盆是盆腔的主要骨性支持结构（图 1-2-1A）。骨盆分为大骨盆（假骨盆）及小骨盆（真骨盆）。大骨盆内主要为肠道，小骨盆前部为膀胱和尿道，中部为生殖器官，后部为子宫直肠陷凹和直肠。

盆腔的肌性支持结构分为小骨盆肌群及大骨盆肌群（图 1-2-1B），小骨盆肌群由外侧组（闭孔内肌、梨状肌）和内侧组（肛提肌和尾骨肌）组成，其中肛提肌又包含耻骨直肠肌、耻骨尾骨肌和髂尾肌三部分。大骨盆肌群由后腹壁肌群、大部分腰大肌及髂肌组成。

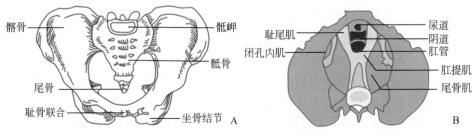

图 1-2-1　女性盆腔解剖示意图

A. 盆腔骨盆结构；B. 盆腔肌群

## 二、女性生殖系统

女性生殖系统由内生殖器与外生殖器组成，内生殖器位于真骨盆内，由卵巢、输卵管、子宫和阴道组成；外生殖器指生殖器官的外露部分，又称外阴，其结构包括阴阜、大阴唇、小阴唇、阴蒂、前庭、前庭大腺、前庭球、尿道口、阴道口和处女膜。女性生殖系统维持着女性的部分内分泌及生殖功能。

### （一）卵巢

卵巢（ovary）是女性重要的生殖及内分泌器官，是卵子生成、发育、排出及甾体类激素分泌的场所。正常女性双侧卵巢由卵巢悬韧带及固有韧带固定于盆腔侧壁，与子宫相连，位于髂内血管前方、宫体侧面，有盆腹腔手术史患者卵巢可能悬吊于皮肤下方，或因盆腔粘连而产生移位。

正常育龄期女性卵巢外观呈扁椭圆形，大小约为 40mm×30mm×10mm，单侧重为 5～6g，呈灰白色。其表面为一层致密纤维结缔组织构成的白膜，青春期开始排卵后，其表面逐渐变得凹凸不平。卵巢实质分为皮质及髓质，皮质位于周边，内含大量不同发育阶段的卵泡（图 1-2-2A）；髓质位于中央，由神经、血管、淋巴管及结缔组织等组成，神经及血管通过骨盆漏斗韧带，经卵巢系膜出入卵巢门。

卵巢具有双重动脉血供，其一为腹主动脉发出的卵巢动脉，其二为子宫动脉分出的卵巢支（图 1-2-2B）。卵巢内多支小静脉自髓质、卵巢门出卵巢，在卵巢系膜内汇聚成静脉丛，最终形成与卵巢动脉伴行的卵巢静脉。左侧卵巢静脉汇入左肾静脉，右侧卵巢静脉汇入下腔静脉。

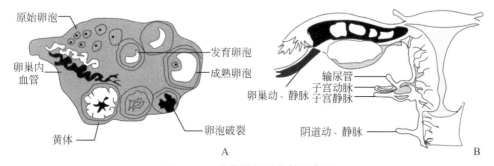

图 1-2-2 卵巢结构及血供示意图

A.卵巢结构示意图；B.卵巢血供示意图

### （二）输卵管

输卵管（fallopian tube）为自宫底两侧向外延伸的肌性管道，正常输卵管长为 8～14cm，连于子宫与卵巢之间，是拾卵、卵子运输、受精及胚胎转运的场所。输卵管由骨盆漏斗韧带固定于盆腔，正常情况下其活动性较大，可随子宫位置的改变而变化。其活动性也有助于拾卵及卵子、受精卵的运输。

输卵管从内到外可分为间质部、峡部、壶腹部及伞部（图 1-2-3A），其中向内由间质部开口于子宫腔（即输卵管子宫口），向外由伞部开口于腹腔（即输卵管腹腔口）。

输卵管间质部最短，长为 1 ～ 1.5cm，走形于宫角肌壁内。间质部延伸为峡部处管腔明显变窄，峡部肌层较厚，血供少。峡部向外延伸形成输卵管壶腹部，此处约占输卵管全长的 2/3，其走行弯曲、管腔膨大、管壁变薄，其内膜绒毛丰富，有利于受精卵的转运，受精过程多于此处完成。壶腹部远端至输卵管腹腔口处称为输卵管伞端，为输卵管末端膨大成漏斗的部分，具有拾卵作用。

输卵管的动脉供应由子宫动脉分出的弓形动脉与卵巢动脉分支吻合形成（图 1-2-3B），弓形动脉的分支经输卵管系膜到达输卵管处。输卵管静脉与动脉伴行，黏膜层、肌层的小静脉经过层层汇流，最终与浆膜层毛细血管网汇合，汇入子宫静脉及卵巢静脉。

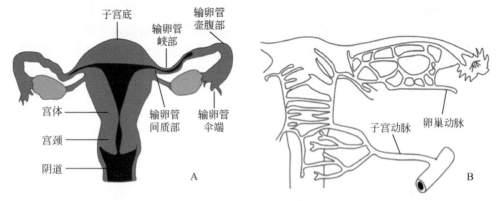

图 1-2-3 输卵管解剖示意图

A. 输卵管包括间质部、峡部、壶腹部及伞部；B. 输卵管接受来自子宫及卵巢动脉血供

### （三）子宫

子宫（uterus）为空腔肌性器官，是月经形成、胚胎着床及胎儿生长发育的场所。女性子宫位于小骨盆中央，坐骨棘水平以上，呈倒置的"梨形"，解剖上正常子宫长 7 ～ 8cm，宽 4 ～ 5cm，厚 2 ～ 3cm，重约 50g，容积约为 5ml。子宫可分为子宫体、子宫底和子宫颈，其中宫体和宫颈的比例在生育年龄妇女中为 2：1，在婴幼儿期为 1：2。

子宫底为输卵管子宫口以上的部分，向外隆凸，宫底两侧为宫角部，与输卵管相通。宫体呈倒三角形，尖端朝下与宫颈管相连。宫体与宫颈之间狭窄处为子宫峡部，其上端为解剖学内口，下端为组织学外口，非孕期峡部长约 1cm，妊娠期时该处褶皱消失，可延伸拉长形成子宫下段，成为软产道的一部分（剖宫产切口常位于此）。宫体峡部向下延伸为圆柱状的宫颈管，腔隙逐渐狭窄呈梭形，其下端与阴道相通，即宫颈口（图 1-2-4A）。未产妇的宫颈口呈圆形，经产妇的宫颈口受分娩影响形成横裂，将宫颈划分为前唇及后唇。

子宫壁结构自内向外可分为黏膜层（子宫内膜）、肌层及浆膜层。子宫内膜表面 2/3 为致密层和海绵层，统称为功能层，从青春期开始受卵巢性激素影响，可随月经周期而发生周期性改变。邻近肌层的内 1/3 为基底层，不受卵巢性激素影响，无周期性变化（详见本书第四章"子宫内膜容受性超声评估"）。

子宫的动脉血供主要来源于髂内动脉前干发出的子宫动脉，子宫动脉沿盆腔侧壁向前内方下行，于宫颈水平分出阴道支，主支迂曲上行，进入宫壁后再分支供应肌层及子宫内膜。主支于宫体上部分出输卵管支及卵巢支。子宫静脉与动脉伴行（图1-2-4B），于双侧子宫下部组成子宫静脉丛，并与阴道静脉丛相连，最后汇入髂内静脉。

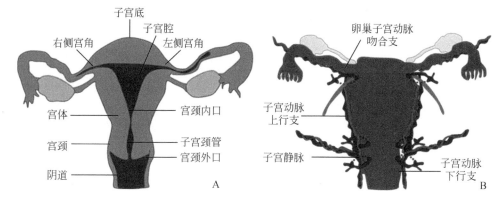

图1-2-4 子宫解剖示意图

A. 子宫包括子宫底、子宫体及宫颈；B. 子宫血供

子宫的支撑结构包括阴道、尿生殖膈、盆底肌及四条子宫韧带。子宫韧带包括两侧维持子宫侧倾的阔韧带（其外1/3部移行为骨盆漏斗韧带）、宫体前外上方维持子宫前倾的圆韧带、宫颈两侧延伸至盆腔侧壁的主韧带及自宫颈后方延伸至第二、三骶椎的骶韧带。老年妇女韧带松弛、盆底肌薄弱，可导致子宫位置不稳，从而形成子宫脱垂。

正常女性的子宫可有不同位置，包括前倾、前屈、后倾及后屈等（图1-2-5），"前倾"即宫体与阴道形成向前开放、近似直角的倾角；"前屈"即宫体与宫颈形成向前开放、约170°的屈角。子宫正常位置是轻度前倾前屈位，但由于其活动性较大，子宫位置也并非固定不变。

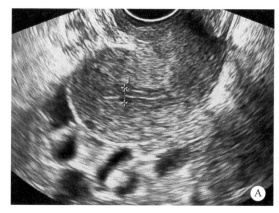 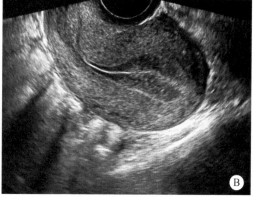

图1-2-5 不同子宫位置示意图

A. 前倾前屈位；B. 后倾后屈位

子宫前邻膀胱，后邻直肠，膀胱后方的腹膜向后反折至子宫前方，形成膀胱子宫陷凹；直肠前方腹膜向前反折形成子宫直肠陷凹。子宫直肠陷凹为整个盆腔的最低点，盆腹腔积液时首先聚集于此（图1-2-6）。

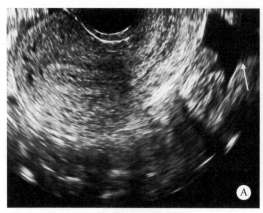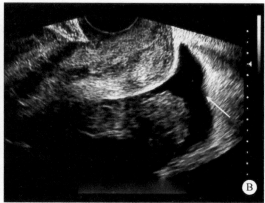

图 1-2-6　子宫直肠陷凹超声声像图

A. 子宫直肠陷凹少许积液；B. 中量积液声像表现

### （四）阴道

阴道（vagina）是子宫与外部连接的腔道，

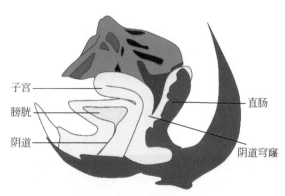

图 1-2-7　阴道解剖示意图

为女性性交器官，也是经血排出及胎儿娩出的通道。阴道位于真骨盆下部中央，为一上宽下窄的管道，前与膀胱和尿道相邻，后壁与直肠贴近（图 1-2-7），静息情况下长 8～10cm，为薄层肌性结构，伸展性良好。阴道壁自内向外由黏膜、肌层和纤维组织膜构成。阴道上端包绕宫颈阴道部，弯折部分称为阴道穹，以阴道后穹窿最深，该处常作为临床上子宫直肠陷凹穿刺部位；阴道下端与阴道口相连，开口于阴道前庭。处女膜位于阴道口周围。阴道的血供来源于子宫动脉于宫颈水平发出的阴道支。

### （五）外阴

外阴（vulva）是女性外生殖器，位于两股内侧间，由前至后分别为阴阜、阴蒂、大小阴唇及阴道前庭。阴阜是耻骨联合下方表皮隆起区域，内部主要为脂肪组织，青春期后此处开始生长阴毛；阴蒂由一对阴蒂海绵体组成，分为头、体、尾三部分，头部露于表皮外，体部表面有阴蒂包皮，两侧阴蒂脚埋于皮下，附着于耻骨下支。性冲动时阴蒂可勃起。大阴唇与小阴唇均为局部皮肤形成的皱褶，小阴唇位于大阴唇内侧，大阴唇皮下包含的前庭球（球海绵体）在结构上与男性的尿道海绵体类似，受性刺激后可充血隆起，其下方前庭大腺在性兴奋时可分泌黏液起润滑作用，若腺管阻塞可形成前庭大腺囊肿。

## 三、男性生殖系统

男性生殖系统内生殖器包括生殖腺体（睾丸）、附属腺体（精囊、前列腺、尿道球腺）

及输精管道（附睾、输精管、射精管、尿道），外生殖器包括阴囊及阴茎。男性生殖器到青春期时开始发育，发育成熟后即具有生殖功能。

## （一）睾丸

睾丸（testis）属于男性生殖腺，具有生精及分泌性激素的功能。其外观呈扁椭圆形。成人睾丸大小约 4cm×3cm×2cm，双侧睾丸重为 20～30g，其表面光滑，由致密纤维结缔组织白膜包绕，白膜在睾丸后缘处局部增厚，突入睾丸内形成睾丸纵隔，进而发出许多睾丸小隔，将睾丸实质分为上百个睾丸小叶，每个小叶内含 2～4 根精曲小管。精曲小管随后汇合为精直小管，然后进入到睾丸纵隔内，交织形成睾丸网，睾丸网中发出 12～15 条睾丸输出小管进入附睾（图 1-2-8）。

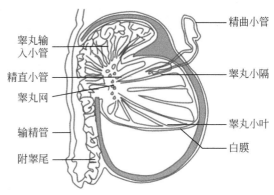

图 1-2-8 睾丸解剖示意图

睾丸后缘有血管、淋巴管和神经出入，并与附睾和输精管睾丸部相连。睾丸血供主要来源于腹主动脉分出的睾丸动脉、输精管动脉和提睾肌动脉，三者相互吻合形成睾丸动脉循环。睾丸动脉在睾丸后外上方分出两支，其中一支于睾丸上方发出分支构成包膜动脉；另一支向下行至睾丸纵隔后分支进入睾丸实质，形成睾丸内动脉，参与睾丸实质血供。输精管动脉主要保障附睾及输精管血供，提睾肌动脉供给阴囊壁和提睾肌。

睾丸静脉和附睾静脉共同在精索内形成蔓状静脉丛，经精索、腹股沟管后形成左、右睾丸静脉，与动脉伴行。左侧睾丸静脉呈直角汇入左肾静脉，右侧睾丸静脉汇入下腔静脉。精索静脉异常（如曲张）时，导致静脉回流受阻，代谢产物及血流淤积，可造成睾丸内温度上升，影响睾丸生精功能。

## （二）附睾及输精管

附睾（epididymis）主要由曲折、细小的管道构成，其一端连接输精管，另一端连接睾丸曲细精管，为精子储存部位及运输管道。附睾外观呈细长扁平的新月形，紧贴于睾丸的后外侧及上端，分为附睾头（由输出小管弯曲盘绕形成）、附睾体（由附睾管盘曲形成）及附睾尾（末端汇合形成）。附睾尾向上延伸为输精管。

输精管（vas deferens）管腔细小，管壁坚韧，根据走行可将其分为睾丸部、精索部、腹股沟部和盆部。两侧输精管经过精索、腹股沟管后进入盆腔，于膀胱底后方膨大形成输精管壶腹部，其末端变细，与精囊排泄管汇合形成射精管。附睾和输精管的血液供应主要来自输精管动脉。有时可在睾丸上方、附睾头部观察到睾丸、附睾附件（图 1-2-9），此二者均存在发生急性扭转的可能。

## （三）精索

精索（spermatic cord）是一对柔软的圆索状结构，始于腹股沟管深环，走行较浅，

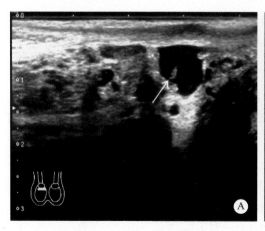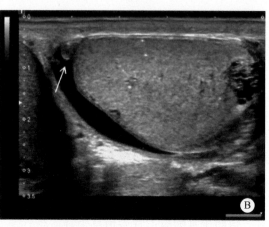

图 1-2-9　睾丸附件声像图（箭头所示）

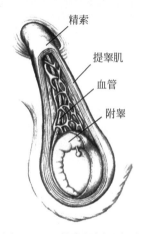

图 1-2-10　精索解剖示意图
包括输精管、睾丸动静脉、淋巴管、
神经及鞘韧带

其内包含输精管、睾丸动脉、蔓状静脉丛、淋巴管、神经及鞘韧带等（图 1-2-10）。精索静脉由精索内、外静脉和输精管静脉组成，三者相互交通、盘曲形成精索静脉丛。精索内静脉即睾丸、附睾静脉，精索外静脉由提睾肌静脉组成，在外环处进入腹壁下静脉、腹壁上静脉、阴部浅静脉和阴部深静脉，最后汇入髂外静脉。输精管静脉在内环处随输精管一起进入盆腔，汇入髂内静脉。

## （四）前列腺

前列腺（prostate）是由腺组织和平滑肌组织构成的实质性器官，具有外分泌及内分泌功能。其形态如同一颗倒置的栗子，上端膨大者为底部，下端尖细者为尖部。正常中青年男性前列腺大小约为 4cm×3cm×2cm，重 8 ～ 20g。McNeal 联合前列腺功能、病理与形态，将前列腺腺体分为周缘区、中央区、移行区及尿道周围腺（表 1-2-1）；Franks 根据前列腺病理及激素反应性将前列腺分为内腺区和外腺区：内腺区包括尿道周围腺和移行区，前列腺增生好发于此；外腺区包括周缘区和中央区，是炎症与肿瘤的好发部位。

表 1-2-1　McNeal 前列腺分区

| | McNeal 分区 | 部位 | 腺组织含量 | Frank 分区 | 临床意义 |
|---|---|---|---|---|---|
| 腺组织区 | 移行区 | 精阜近端尿道两侧 | 5% | 内腺区 | 前列腺增生好发部位 |
| | 尿道周围腺 | 尿道近端周围 | | | |
| | 中央区 | 基底部的锥体结构，有射精管穿过 | 25% | 外腺区 | 前列腺炎和肿瘤的好发部位 |
| | 周缘区 | 后方、两侧及尖部 | 70% | | |
| 非腺组织 | 前纤维肌肉基质区 | 前表面，呈盾形结构 | 无 | | 原发病少见 |

前列腺血供来源于阴部内动脉、膀胱下动脉、直肠下动脉等，其静脉引流经膀胱下静脉汇入髂内静脉。

### （五）精囊

精囊（seminal vesicle）是一双对称的囊性器官，为男性生殖系统附属腺体之一，位于膀胱底部后方、输精管壶腹下外侧，外观呈长椭圆形，内部由迂曲管状结构组成。精囊大小与年龄、充盈程度相关，左、右侧精囊存在大小差异。精囊的排泄管与输精管壶腹末端汇合形成射精管。精囊分泌物约占精液成分的 60%，且有增加精子活力的作用。

### （六）阴囊

阴囊（scrotum）位于阴茎后下方，其位置表浅，外观呈囊袋样。阴囊壁由皮肤和肉膜组成，阴囊内包含睾丸、附睾及精索下部等。阴囊皮肤薄而柔软，可有少量阴毛；肉膜为腹壁皮肤和浅筋膜的延续，其中富含的平滑肌纤维可随外界温度的变化而舒缩，从而调节阴囊内温度，为精子生成提供良好环境。阴囊皮肤下的肉膜与部分筋膜在中线处伸入阴囊深部，形成中隔，将阴囊分为左、右两侧。睾丸、精索被膜位于肉膜深层，其脏层贴附于睾丸、附睾表面，于睾丸后缘贴附于阴囊后壁并与壁层鞘膜延续。壁层与脏层之间为鞘膜腔，正常情况下鞘膜腔内可含有少量起润滑作用的液体。

阴囊血供丰富，主要来源于阴部外动脉、阴囊后动脉及提睾肌动脉。阴囊静脉与动脉并行，流入阴部内静脉和阴茎背静脉。

### （七）阴茎

阴茎（penis）是男性的外生殖器，也是男性的性交器官。阴茎外形呈侧柱状，未勃起时长约 7cm，充血勃起时伸直、变粗硬。阴茎由两个阴茎海绵体（位于阴茎背侧，为阴茎的主要勃起组织）和一个尿道海绵体（位于阴茎腹侧）组成。海绵体由海绵体小梁形成的网状结构和腔隙（海绵体窦）构成，腔隙与血管相通。

阴茎可分为头部、体部及根部：头部呈圆锥状膨大，头、体交接处的凹槽为冠状沟，阴茎海绵体前端嵌入阴茎头，根部左右分离，形成两侧阴茎脚并固定于两侧耻骨下支及坐骨支。尿道海绵体包绕于尿道外，其前端形成膨大的阴茎头，后端形成尿道球，位于两侧阴茎脚中央（图 1-2-11）。海绵体外围均为纤维膜所包裹，即白膜。阴茎外包裹着筋膜和皮肤，筋膜向前延伸，至冠状沟处逐渐变薄消失；阴茎皮肤较薄，于阴茎颈前方形成游离的环形皱襞（即包皮），与阴茎头腹侧中线形成包皮系带。

阴茎的血供可分为浅、深两组（图 1-2-12）。浅动脉由阴部内动脉分出的阴茎背侧动脉及其分支组成，背侧动脉走行于阴茎深筋膜下，其分支进入海绵体，与海绵体内的阴茎深动脉分支形成网状结构，发出数条螺旋动脉与海绵体小梁相通。深动脉主要为阴部内动脉分出的阴茎深动脉。阴部内动脉自阴茎脚起贯穿于整个海绵体，是阴茎血供的主要来源；其还分出尿道动脉于两侧进入尿道海绵体，营养尿道海绵体。

阴茎静脉也相应分浅、深两组，分别回流入大隐静脉与阴茎背深静脉，阴茎背深静脉走行于阴茎深筋膜下方，将阴茎头及海绵体的血流引至前列腺静脉丛，最终汇入髂内静脉。

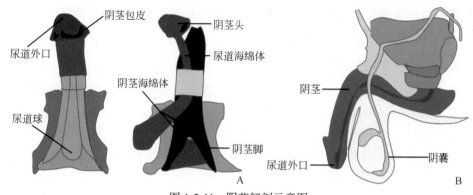

图 1-2-11　阴茎解剖示意图

A. 横切面 B. 纵切面

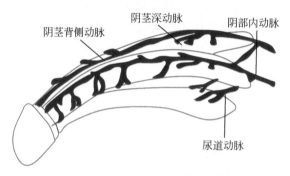

图 1-2-12　阴茎血供解剖示意图

阴茎血供包括浅、深两组动脉

## 四、下丘脑－垂体轴

人体的内分泌调节受下丘脑－垂体轴的支配,其可分为下丘脑－腺垂体系统及下丘脑－神经垂体系统两部分,分别参与激素调节及神经调节,二者联系密切。其中,生殖生理及功能主要受下丘脑－腺垂体的调节。

下丘脑位于间脑背侧底部、丘脑下方,是神经内分泌重要的调节器官(图 1-2-13)。下丘脑通过释放作用于腺垂体的激素释放因子及抑制因子,从而调节腺垂体激素的释放。下丘脑释放的因子主要包括促性腺激素释放激素(GnRH)、促肾上腺皮质激素释放因子(CRF)、促甲状腺激素释放因子(TRF)、促黑素释放／释放抑制因子(MRF/MIF)及催乳素释放／释放抑制因子(PRF)等。

垂体是机体重要的分泌腺,起总调控的作用。垂体位于蝶鞍处的垂体窝内,呈椭圆形,可分为前叶(腺垂体)、中叶及后叶(神经垂体)。前文提

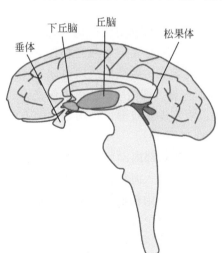

图 1-2-13　下丘脑－垂体解剖示意图

及的下丘脑释放因子作用于腺垂体，又分别对应各自的腺垂体激素，即 GnRH 对应的促性腺激素卵泡刺激素（FSH）及黄体生成素（LH），以及非促性腺激素如促肾上腺皮质激素（ACTH）、促甲状腺素（TSH）、生长激素（GH）、促黑激素（MSH）及催乳素（PRL）等。这些腺垂体分泌的激素作用于相应靶器官（如甲状腺、肾上腺、松果体等），以维持机体正常的内分泌。

下丘脑与腺垂体之间通过垂体门脉系统产生功能联系，因此常将它们看做一个整体。下丘脑 - 垂体系统是生殖功能发生的第一个环节，青春期该系统的成熟使大量的促性腺激素（FSH 及 LH）分泌入血，促使性激素分泌、卵巢成熟、卵泡发育，开启女性的正常生殖周期。当下丘脑 - 垂体系统功能障碍，影响下丘脑 - 垂体 - 性腺轴，或其他相关因素（如甲状腺、肾上腺轴）异常时，均可导致女性生理周期异常及生殖功能紊乱，引起不孕。

# 第三节 生殖系统的发育

超声工作者及生殖科医师应具备一定生理病理学基础，能够通过联合分析获取有效的诊断信息。生殖相关疾病病理在本书后续章节中有所涉及，本节主要就正常女性及男性生殖系统生理及发育进行阐述。

## 一、女性生殖系统发育

女性生殖系统主要包括卵巢、子宫及输卵管。生殖系统形成及发育起始于胚胎第 4 周，此时尿生殖嵴分化出内生殖嵴及中肾嵴，随着生殖嵴的分化，胚胎第 6 周时，体腔上皮增生形成细胞索（初级性索），此时仍属于未分化性腺，内含原始生殖细胞。性腺细胞中基因信息决定了性腺的下一步分化，若胚胎细胞中缺乏睾丸决定因子（testicular determining factor，TDF），则初级性索退化，残余部分形成卵巢网；随后体腔上皮再次形成新的性索（皮质索），皮质索细胞聚集形成包绕原始生殖细胞的原始滤泡。自胚胎第 12 周开始，原始生殖细胞逐渐增殖分裂形成初级卵母细胞及卵原细胞，而原始滤泡分化成颗粒细胞、卵巢皮质及表面上皮。性腺在发育过程中逐渐形成卵巢系膜，其中的间充质细胞逐渐演变为日后的卵巢髓质。

男、女性生殖系统发育均与中肾管密切相关。胚胎第 6 周时，生殖嵴间充质于体腔开口处内折形成生殖柱（盲管），即副中肾管（米勒管）。副中肾管在生长、发育及延伸过程中，逐渐分化成输卵管、子宫及阴道。左、右副中肾管逐渐向尾侧延长，在尾侧中线处融合形成子宫 - 阴道管，其上部形成子宫体及子宫颈。若在此融合过程中发生异常可致先天性子宫发育畸形。随后，子宫 - 阴道管下部逐渐连接于尿生殖膈背侧，其开口间形成米勒结节，至妊娠第 5 个月时形成阴道腔，与子宫相通。阴道腔下端与尿生殖膈间形成处女膜，于妊娠第 7 个月时形成小孔与阴道前庭相通。左、右副中肾管头端逐渐分化为左、右输卵管。

女性外阴的形成与泄殖腔间充质增生有关，妊娠 2 个月后，外生殖器逐渐趋向女性分化，形成阴蒂、阴道前庭、小阴唇、阴道口、尿道口、前庭大腺、尿道旁腺、大阴唇及阴阜等。

女性卵巢可随月经周期而产生周期性变化。胚胎第 6 个月时卵母细胞个数最多，约为 600 万个，至青春期前约有 40 万个，绝经时卵巢内剩余的卵母细胞约为 1000 个。正常女性一生中共排出约 400 余个卵子，从原始卵泡发育至窦前卵泡需要 9 个月，部分增长到 2mm 的窦前卵泡被募集，进入正常月经周期（即由次级卵泡发育至成熟卵泡再排卵的过程）。月经周期中子宫内膜及卵巢的生理及病理变化详见本书第四章"子宫内膜容受性超声评估"及第五章"卵巢储备功能超声评估"。

### 二、男性生殖系统发育

男性生殖系统在胚胎发育早期第 6 ～ 7 周时同样具有未分化性腺。男性性腺细胞内含有睾丸决定因子（TDF），因此由体腔上皮增生形成的初级性索不退化，并分化为睾丸小管，上皮细胞演变成睾丸支持细胞，性腺间质形成间质细胞（Leydig 细胞），表面上皮形成白膜或睾丸被膜。原始性索与中肾管相连形成睾丸网及附睾管。睾丸内部结构逐渐形成，生殖细胞开始进入睾丸小管。

精曲小管由复合上皮构成，包括基板、糖原 / 纤维层、肌样细胞层及成纤维细胞层 4 层结构。精曲小管内含生精细胞及支持细胞，支持细胞（Sertoli 细胞）是构成血 - 睾屏障的重要组成成分，内含有大量溶酶体、自噬体及线粒体，可促进细胞间的紧密联系、协助精子移动（血 - 睾屏障可通过浓度梯度阻止间质离子进入生精上皮，以保证精子生成的内环境稳态）。间质细胞（Leydig 细胞）由间充质细胞分化而来，间质细胞内含有睾酮合成酶，是睾酮合成的主要部位。睾丸网即各叶曲细精管汇聚成直细精管后，在纵隔内相互吻合形成的网状管道，其管壁由扁平上皮或单层立方上皮构成，与输出小管相连，而输出小管管腔上皮对体液的吸收、纤毛摆动及平滑肌收缩均可促使精子进入附睾管。少数情况于睾丸上部、附睾头附近可见睾丸、附睾附件，属于副中肾管上端退化的残留物。

男性生殖系统疾病病理可参照本书第八章"男性生殖疾病超声诊断"。

# 第四节　生殖系统内分泌基础及功能

正常女性生殖周期、男性生殖功能及胚胎早期发育是获得临床妊娠的必要基础，涉及生殖器官的形态功能、垂体激素及性激素的变化规律。本节就以上内容进行系统性综合性回顾。

### 一、女性生理周期

女性生理周期性的变化受下丘脑 - 垂体 - 卵巢轴的调控，正常女性生理周期开始于青春期，即此时第二性征发育、生殖器官发育成熟，逐渐具备生殖能力。青春期前，下丘脑促性腺激素释放激素（GnRH）神经元发育不成熟，且卵巢激素对下丘脑反馈抑制作用敏感度较高，因此下丘脑 GnRH、腺垂体 FSH 与 LH 分泌水平均较低；青春期时，下丘脑 GnRH 神经元发育成熟，GnRH 的分泌增加促使 FSH 和 LH 分泌随之增加，腺垂体促性腺激素作用于卵巢，开启女性生殖周期，即卵泡生长发育、排卵和黄体形成，以及过程中子宫内膜和体内垂体激素、性激素的规律性改变（图 1-4-1）。

正常女性生殖周期一般为 21 ～ 35 天，可分为增生期、分泌期（排卵期）及月经期。增生早期，前一周期黄体退化，$E_2$、P 水平下降，负反馈至下丘脑使 FSH 水平升高，促使卵巢皮质内卵泡生长、发育、募集，卵巢分泌 $E_2$ 相应增多，内膜功能层受 $E_2$ 影响开始增殖；增生晚期 $E_2$ 达峰，正反馈作用于垂体使 LH 水平迅速升高，达峰后排卵发生，进入分泌期（排卵期），此时子宫内膜已明显增厚，可达 10mm 以上；排卵后卵泡塌陷形成血体，$E_2$ 水平下降。随着黄体的生成，$E_2$ 水平再次上升，同时 P 分泌增加，使内膜在原先基础上进一步增厚，回声均匀性增高。

若排出的卵子在输卵管中与精子相遇形成受精卵，则卵巢黄体转变为妊娠黄体，受精卵在输卵管的蠕动和纤毛的作用下逐渐向宫腔内移动，最终着床于增厚的子宫内膜上；若卵子未受精，垂体分泌 LH 水平下降，黄体萎缩，$E_2$、P 水平相应下降，反馈于下丘脑-垂体系统，使内膜螺旋小动脉痉挛、闭塞，内膜组织缺血、坏死、脱落，进入月经期。

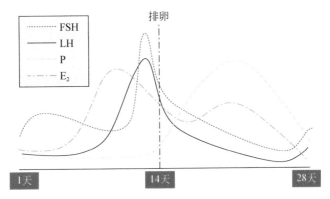

图 1-4-1 女性生殖周期各激素水平变化示意图

除了 $E_2$、P 之外，卵巢外层细胞还在 LH 刺激下分泌雄激素，生成的雄激素在 FSH 作用下芳香化形成雌激素，对卵泡发育具有一定调节作用。

## 二、男性生殖功能

男性生殖过程主要包括精子的生成、发育、成熟、储存、获能、运输及排出，受下丘脑-垂体-睾丸轴神经内分泌调控。下丘脑-垂体系统通过 GnRH 调控 FSH 和 LH 的分泌，并作用于睾丸。睾丸既是男性重要的生殖器官，也是分泌器官。LH 促进睾丸间质细胞合成，促进睾酮分泌，当睾酮水平达到一定程度后，对下丘脑-垂体产生负反馈作用，从而抑制 LH 合成；而 FSH 作用于睾丸支持细胞，通过抑制素的生成、分泌对支持细胞及精子生成进行调节。下丘脑-垂体-睾丸轴通过激素正、负反馈作用，维持正常男性生殖功能稳态。

高质量精子的生成、发育及成熟是获得有效临床妊娠的重要保障，生精小管是精子生成的场所，生精小管管壁上的生精细胞生长发育除了与睾酮有密切关系外，也与睾丸内温度有关。睾丸内温度取决于睾丸血供，温度过高是影响精子生成的因素之一。生成的精子暂时储存于附睾中，一般停留 3 周左右可初步获得运动能力及受精能力，即精子的成熟。精子成熟后可在附睾中存活 10 余天，若精子未及时排出，多数将被分解并随尿液排出体外，少部分可被吸收。精液由精子及多种分泌腺的分泌物形成的精浆组成。当性冲动产生时，首先排入尿道的是起润滑作用的尿道球腺及旁腺分泌物，随后是前列腺液，前列腺液是精液的重要组成成分，可将睾酮转化为有助于精子活化的成分；接下来在神经支配下，输精管和精囊平滑肌收缩，精子及附睾分泌液经输精管进入尿道。会阴肌群的强烈收缩使精囊排空，最后精囊内液体将尿道里的精子及其余分泌液混合一起排出体外。

正常精液一般呈乳白色或灰白色，为黏性液体。在精囊结构蛋白的作用下，射出的精子可在短时间内发生网格状凝固，固定精子并保护精子不受阴道酸性环境的影响。约30 分钟后精液开始液化，整个过程大概持续 10～20 分钟，由于 pH 可影响蛋白降解程度，故精液液化程度与 pH 有关，当 pH 为 6.8～7.8 时液化最完全。

## 三、胚胎早期发育

受精后胚泡着床，卵巢内黄体转变为妊娠黄体，妊娠黄体在 hCG 作用下继续分泌 P，维持子宫内膜的稳定、抑制母体对胚胎的免疫排斥。

受精卵受精后的 24～48 小时内，在透明带的包裹下发生第一次卵裂，第 3 天形成桑葚胚（16～32 个细胞），并逐渐移向宫腔，第 4～5 天早期胚泡形成。受精后第 7 天透明带消失，胚泡开始在子宫内膜着床，约在受精后第 11～12 天完全植入。内膜充足的血供为胚胎的发育提供足够的营养，包蜕膜处胚泡滋养层细胞逐渐变薄，而底蜕膜处胚泡滋养层细胞发育旺盛，该处将形成胚盘。受精后第 9～10 天胚泡开始向外周扩张生长。卵黄囊形成于受精后第 11 天，在妊娠第 12 周后缩小并逐渐消失。羊膜囊出现于卵黄囊之后，直到妊娠 14 周左右胚外体腔消失时，羊膜囊才逐渐与绒毛膜靠近融合。受精后第 14 天三胚层的胚盘开始形成，随后逐渐分化为胚胎雏形，至第 8 周可初具人形。胎盘于妊娠第 6～7 周左右形成，其可分泌 hCG、胎盘泌乳素、P 及 $E_2$；妊娠第 12 周外生殖器开始发育，第 24 周末各脏器均已发育。

## 参 考 文 献

曹文丽，叶玲玲，陈美，等．2003. 抗精子抗体与人工流产后继发不孕的相关因素分析．中国计划生育学杂志，11（8）：477.

常才．经阴道超声诊断学．第 3 版．北京：科学出版社，187-197.

陈乐真．妇产科诊断病理学．第 2 版．北京：人民军医出版社，1，11-29.

程丹玲，朱辉．2004. 雌激素在男性生殖系统中的作用．中国男科学杂志，18（6）：61-64.

邓晓惠．2004. 生殖医学技术及其彩色图谱．济南：山东科学技术出版社，64-67.

梁业丽，李海生，张飞凌．2005. 抗精子抗体与抗子宫内膜抗体在女性不孕中的检测价值．中国妇幼保健，20（8）：932-934.

刘晃，郑厚斌，庞韬，等．2015. 输精管结扎术后附睾液抗精子抗体的研究．中国男科学杂志，29（11）：49-52.

乔杰．2017. 生殖医学临床及生殖生物学基础研究促进精准辅助生殖技术发展．生殖与避孕，37（1）：1-4.

乔杰.2013.辅助生殖技术:从基础到临床的转化医学.北京大学学报(医学版).45(6):835-837.

吴洁.2014.再论甲状腺功能与女性生殖.生殖医学杂志,21(5):345-350.

徐金锋,毓星.计划生育超声诊断学.第4版.北京:人民军医出版社.269.

徐秋华.2008.浅表器官超声动态图鉴.上海:上海交通大学出版社,150-174.

杨冬梓.2010.卵泡刺激素/黄体生成素比值变化的临床意义.生殖医学杂志,19(a01):9-12.

岳林先,陈琴.2013.阴囊超声诊断.成都:四川出版集团·四川科学技术出版社,1-22.

张缙熙.2009.浅表器官及组织超声诊断学.第2版.北京:科学技术文献出版社,162-200.

赵晶,朱虔兮.2016.我国常见生殖系统疾病流行概析.生殖与避孕,36(7):589-595.

庄广伦.2005.现代辅助生育技术.北京:人民卫生出版社,150-226.

Christopher P. Crum Kenneth R. Lee. 2007. 妇产科诊断病理学.回允中译.北京:北京大学医学出版社.

Jonathan S. Berek. NOVAK 妇科学.段涛,丰有吉译.北京:人民卫生出版社.

Laurel A. Stadtmauer,IlanTur-Kaspa. 2012. Ultrasound Imaging in Reproductive Medicine. New York:Springer.

Messinis IE,Messini CI,Daponte A,et al. 2016. The current situation of infertility services provision in Europe. European journal of obstetrics & gynecology and reproductive biology. S0301-2115(16):30952-30956.

# 第二章 辅助生殖技术

历经 40 余年的发展，人类辅助生育技术取得了长足的进步。辅助生育技术主要包括体外受精与胚胎移植（in vitro fertilization and embryo transfer，IVF-ET）、人工授精（artificial insemination）、卵泡浆内单精子显微注射（intracytoplasmic sperm injection，ICSI）及胚胎植入前遗传学诊断（preimplantation genetic diagnosis，PGD）等。

## 第一节 体外受精 - 胚胎移植

IVF-ET 技术是指将女方的卵子和男方的精子取出于体外，放置于培养皿内进行体外受精，将获得的受精卵继续培养为早期胚胎或囊胚，再将其移植入女方子宫内继续发育。随着技术水平的持续发展并改良，IVF-ET 术后妊娠率不断提高，已被广泛应用于多种原因所致不孕症的治疗中。

### 一、适应证及禁忌证

#### （一）适应证

1.输卵管性因素：常见致输卵管性不孕的原因主要包括有输卵管炎症、输卵管妊娠术后、输卵管结扎、输卵管发育不良或化学药物黏堵等，该类因素均可影响输卵管的正常功能。输卵管阻塞可选择手术治疗，但病变程度较严重时难以有再次手术治疗的机会。IVF-ET 技术适用于输卵管阻塞、输卵管切除、盆腔重度粘连、输卵管结扎术后手术再通失败等输卵管已丧失正常功能者，其治疗效果满意。

2.子宫性因素：子宫性因素如子宫腺肌症等，在常规手术或药物治疗无显著效果时，可优先考虑 IVF-ET 治疗。

3.排卵性障碍：对于排卵障碍、多囊卵巢综合征患者，经多次（＞3 次）促排卵治疗后（尤其是促排卵联合宫腔内人工授精仍未成功受孕者），可选择 IVF-ET 治疗。但若患者排卵障碍是由于存在正常卵子缺乏相关疾病（如卵巢缺如、卵巢早衰、遗传性疾病等），则 IVF 治疗同样难以起效。

4.男性因素：由于体外受精时所需的精子悬液浓度较低（100 万～2000 万 /ml），所需的精子总数也相应较少，故 IVF 技术能有助于提高受精的成功率。IVF-ET 适用于少、弱、畸形精子或复合因素男性不育症，经精子洗涤富集后宫腔内人工授精或结合超促排卵技术后仍未能获得妊娠者。

5.不明原因性因素：原因不明性不孕症及免疫性不孕症患者，表现为多种机体检测指标正常，但经精子洗涤富集后宫腔人工授精或联合超促排卵技术仍未获得妊娠者，可采用 IVF-ET 治疗。值得注意的是，IVF 作为一种治疗手段的同时，对部分患者而言也具诊断意义，即在实施过程中可同时发现患者配子内在缺陷或受精障碍等问题。

**（二）禁忌证**

1.任何一方患有严重的泌尿生殖系统急性感染、性传播疾病、精神心理疾病。

2.患有《母婴保健法》规定的不宜妊娠者，目前尚不能行胚胎植入前遗传学诊断的遗传性疾病患者。

3.女方患有严重的机体疾病或传染性疾病，不适合妊娠者。

4.任何一方接触致畸剂量的毒物、射线、药物并处于作用期。

5.任何一方存在吸毒等严重不良嗜好。

## 二、方法及流程

### （一）超促排卵及监测

IVF-ET 治疗后获得妊娠至少需要 2 项基本要素：一是有一定数量的高质量胚胎用于移植；二是具有良好的子宫内膜容受性。高质量的胚胎与获取高质量的卵母细胞有关，而控制性超促排卵技术是获取高质量成熟卵母细胞的重要手段。在 IVF-ET 中需要控制 10 ～ 15 个卵泡同步生长发育，为保证良好的治疗效果，常需要回收 10 个左右的成熟卵子。

### （二）卵子回收

卵子的回收起着承前启后的纽带作用，它基于前期控制性超促排卵效果，为下一步胚胎移植和妊娠奠定基础。需要注意的是，超促排卵时收集的卵泡并不是越多越好，卵泡过多常见于卵巢过度反应，且过高的雌激素水平也会影响内膜容受性及胚胎正常发育。因此，操作医师应尽可能通过提高卵子回收率来增加收集卵子的数目。

因阴道壁靠近卵巢，经阴道超声检查在近场内操作时可清晰观察卵巢结构（图 2-1-1），且较传统腹腔镜下取卵而言，经阴道超声引导穿刺取卵术更安全、简便、有效、经济实惠、重复性好，且患者无需住院，现已为广大生殖医师所接纳，成为 IVF-ET 卵子收集的常用方法。

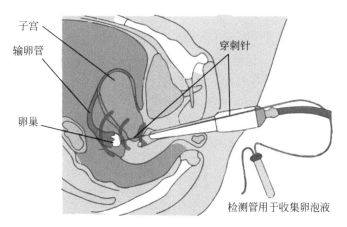

图 2-1-1　IVF-ET 周期卵子回收示意图

经阴道超声引导穿刺取卵术以收集卵子

### （三）体外受精

体外受精包括精子洗涤、精子悬液准备、卵母细胞预处理、受精、观察受精结局及观察胚胎发育等步骤。

### （四）胚胎移植入宫腔

不同生殖医学实验室在取卵术后胚胎移植的具体时间上存在差异。常规来说，胚胎移植进入宫腔时间可选择在体外受精后的 42 ～ 45 小时内进行，此时期胚胎多已发育至 2 ～ 4 个细胞阶段。也有部分实验室会在囊胚培养至第 5 天时才进行移植（图 2-1-2）。

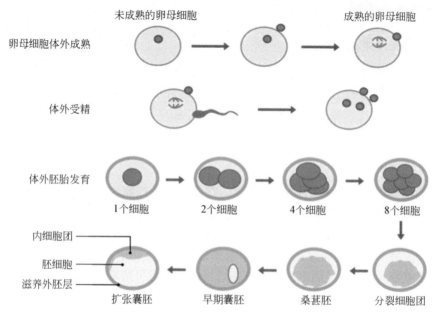

图 2-1-2　早期胚胎发育示意图

### （五）术后妊娠监护

在胚胎移植术后的第 14 天进行尿 hCG 检查，或于胚胎移植后第 14、16 天检测血清 hCG 水平以判断妊娠是否发生。如结果为阳性则可于 2 ～ 3 周后行超声检查以明确妊娠。取卵术后应留意是否出现多种并发症，如卵巢过度刺激综合征、出血及感染等，当出现少量的阴道流血时，须进行持续观察。应重点关注宫内外同时妊娠发生的可能，一旦确诊应及时按相关治疗原则处理。若是三胎及以上的多胎妊娠，建议患者行选择性减胎术。

## 三、并发症

### （一）卵巢过度刺激综合征及多胎妊娠

详见第五章第四节。

**（二）流产和异位妊娠**

详见第七章第六节。在 IVF-ET 妊娠患者中，流产的发生率为 13% ～ 29%，这可能与胚胎质量不佳、胚胎遗传缺陷及黄体功能不全等有关。近年来，随着 GnRH-a 降调节的广泛应用，流产率较前有所下降。此外，在 IVF-ET 妊娠患者中异位妊娠的发生率为 3% ～ 5%，部分胚胎因进入功能异常的输卵管而无法返回宫腔，从而形成输卵管妊娠；因盆腔粘连或输卵管因素行 IVF-ET 的不孕症患者，异位妊娠发生率会相应上升。

## 四、影响因素

自 IVF-ET 广泛应用以来，临床妊娠率已得到大幅提升，然而，其中逾 50% 的治疗周期仍未能获得成功妊娠，可能的影响因素如下。

**（一）年龄因素**

随女性年龄增长，获卵数相应减少，胚胎的种植率及临床妊娠率逐渐下降，其可能原因有：

1. 卵子质量下降：卵子质量与女性年龄呈负相关，这可能与卵子染色体异常增多、卵胞质 ATP 含量下降、卵子线粒体数量减少及卵子细胞凋亡有关。

2. 子宫内膜容受性降低：子宫内膜容受性主要受内膜厚度、组织结构及血流等多因素影响。随着年龄的增加，形态上内膜胶原含量增加，内膜细胞中雌激素受体减少；功能上子宫血流量和可产生蜕膜的容积相应减少。相关研究中高龄组患者的妊娠率明显降低，提示可能与子宫内膜容受性降低有关。

**（二）IVF-ET 周期**

随着 IVF-ET 周期次数的增加，IVF-ET 种植率及妊娠率相应下降，其可能原因包括：

1. 卵子或胚胎质量变差：卵子质量差，胚胎质量不佳及遗传因素缺陷均可影响 IVF-ET 妊娠率。研究发现，在 IVF 囊胚培养及移植过程中，随着移植周期次数的增多，卵母细胞的受精率、囊胚形成率、胚胎质量、囊胚种植率及临床妊娠率均有所下降。

2. 子宫内膜容受性不良：与胚胎着床困难密切相关。随着对受精机制及胚胎着床机制的了解，IVF-ET 的妊娠率将逐步提高。

**（三）移植胚胎数**

随着移植胚胎数的增加，临床妊娠率增加的同时，多胎妊娠发生率也相应增加。在 IVF-ET 过程中可通过提高胚胎的质量和子宫内膜容受性，从而增加胚胎的植入率，减少移植胚胎的数目，减少多胎妊娠率，改变"通过增加移植胚胎数而提高患者妊娠率"的做法。

## 五、安全性

尽管辅助生殖技术已在解决人类生育问题中发挥重要的作用，但人为增加大量非自然操作步骤，在生命形成最关键的胚胎早期发育阶段对生殖过程进行干预，这是否存在更大的健康风险已成为全球范围内关注的重点。多项研究分析显示，IVF-ET 后的新生儿围生期并发症发生率有所增加。此外，也有研究显示早期早产、自发性早产、前置胎盘、妊娠期糖尿病和新生儿重症监护入院在 IVF-ET 组中更普遍。

# 第二节 人工授精

人工授精发展历史悠久。随着医学助孕技术的迅猛发展，诱发排卵药物的持续改进、精子处理技术的提高及处理液的更新换代，使得人工授精在临床上的运用有了长足的进步。

人工授精是将体外优化处理的精液注入女性生殖道，辅助不孕不育夫妇生育的技术。根据精液来源不同，人工授精可分为夫精人工授精（artificial insemination by husband，AIH）与供精人工授精（artificial insemination by donor，AID）。采用新鲜精液或精子库冷冻精液在体外进行处理，使精子优化、获能，然后用导管将精子悬液注入宫腔，称为宫腔内人工授精（intrauterine insemination，IUI）。也可将精液注入宫颈管或阴道内，但成功率低，多不采用。

IUI 的单次治疗周期的妊娠率约为 9%，妊娠率范围波动于 5% ~ 25%。妊娠率波动范围较大可能与多变量有关，如病源人群的差异、IUI 和卵巢刺激方案不同等。了解这些变量对临床医生预测治疗成功率具有重要意义。

## 一、适应证及禁忌证

### （一）适应证

1. 男方因素

（1）AIH（夫精人工授精）

1）丈夫精液实验室检查指标大致处于正常范围内，但不能正常射精，如患尿道上裂、下裂、逆行射精及严重早泄。

2）少精症、弱精症、精子活动力低下、精液量过少或液化不良等。

3）因精神/神经因素所引起的性行为异常如阳痿、早泄及不射精。

（2）AID（供精人工授精）

1）丈夫患无精症，如先天性睾丸发育不全、双侧隐睾等；或各种原因导致双侧输精管阻塞，不能复通或复通失败者。

2）严重少精、弱精症患者。

3）男方家族有不宜生育的遗传性疾病。

4）夫妇 Rh 或 ABO 血型不合，不能得到存活新生儿者，如男方为 Rh 阳性，女方为 Rh 阴性，为避免先天性溶血性贫血患儿出生（自第二胎起），可采用 Rh 阴性男性精液进行人工授精。

5）男方患严重的性传播疾病，如艾滋病。

6）男性免疫性不育，如创伤、感染、阻塞或突发性因素致使血睾屏障受到破坏，并诱发自身免疫抗体产生。

2.女方因素

（1）阻碍精子在女性生殖道输送：如宫颈狭窄、子宫高度屈曲、性交时阴道痉挛等。

（2）异常宫颈黏液：在不孕不育夫妇中占5%～10%，主要为宫颈黏液量少或不充分、黏液细胞成分增多、pH＜7等。

（3）女性免疫性不孕：女性对精液的免疫反应可能是细胞介导或抗体介导，这是一种机体局部免疫反应，如补体介导的精子细胞毒性、精子在宫颈黏液中的制动、抗精子抗体干扰顶体反应与获能等，直接妨碍受精。

3.不明原因不孕　即男女双方经常规的不孕不育临床检查均未发现异常，且符合以下条件者。

（1）女方有规律的排卵周期：①性激素水平正常，有正常的排卵期LH高峰等，基础体温呈双相；②黄体期≥12天；③黄体期P＞35nmol/L；④超声检查证实排卵。

（2）性交后试验（post-coital，PCT）阳性。

（3）两次精液分析正常，免疫珠试验或混合抗球蛋白反应试验（MAR）阴性。

（4）腹腔镜检查盆腔正常：无输卵管粘连及阻塞。

**（二）禁忌证**

1.女方患有不宜妊娠的严重遗传、躯体疾病或精神疾病。

2.男方或女方（AID则为"女方"）患有生殖泌尿系统的急性感染性疾病或性传播疾病。

3.男方或女方（AID则为"女方"）近期接触致畸量的放射线、有毒物质，或服用有致畸作用的药品、毒品等并处于作用期。

## 二、方法及流程

1.早期的不洗精后穹窿注射法：即将整份精标本注入阴道穹窿部，本方法无需暴露子宫颈，无需洗精，操作简便易行。

2.宫颈周围或宫颈管内人工授精（intracervical insemination，ICI）：将0.5～1ml处理后的精液缓慢注入宫颈管内，剩余精液放于阴道前穹窿处（图2-2-1）。该法主要用于宫腔内人工授精困难者。

3.加用宫帽人工授精（intracervical insemination with cap）：将精液缓慢注入宫颈管内，原位放置宫帽并保留6～10小时，以延长精液与宫颈黏液的接触。

4.宫腔内人工授精（intrauterine insemination，IUI）：宫腔内人工授精是人工授精中较为常用的方法之一，成功妊娠率较高。将0.5～2ml经洗涤优化后的精液经导管通过宫颈插入宫腔内，并将精液注入宫腔（图2-2-2），术后须保持仰卧位10～15分钟。

5.直接经腹腔内人工授精（direct intraperitoneal insemination，DIPI）：将0.5～1ml精液进行洗精处理后，使用22cm 19G长针经阴道后穹窿处注入子宫直肠陷凹内。本法操作难度系数较大，成功率较低，适用于宫颈狭窄、IUI宫颈插管操作困难的患者。

6.经输卵管人工授精：使用经宫腔配子输卵管移植导管，将精子悬浮置于输卵管壶腹部。适用于输卵管伞端轻度粘连，但又无IVF施行条件的患者。

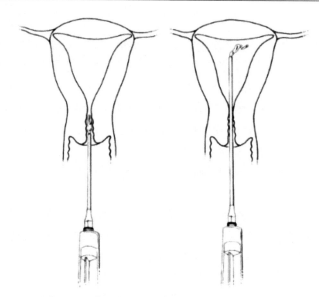

图 2-2-1　宫颈管内及宫腔内人工授精示意图

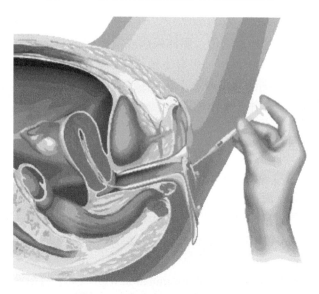

图 2-2-2　宫腔内人工授精示意图

## 三、并发症

1.卵巢过度刺激综合征（ovary hyperstimulation syndrome，OHSS）：在 IUI 中行促排卵治疗时，存在并发卵巢过度刺激综合征（OHSS）的可能，严重 OHSS 发生率约为 1%。预测 OHSS 的发生可借助超声监测卵泡发育及血液雌二醇（$E_2$）水平检测。在使用促排卵药物时，必须根据患者病史、年龄、体重及卵巢储备状况等情况调整用药剂量。

2.异常妊娠结局：促排卵行 IUI 合并多胎妊娠发生率可高达 20%，异位妊娠发生率为 2%～8%，自然流产率为 20%～30%。

3.盆腔感染：在 IUI 过程中，需将导管放入宫腔内并注入精液，该过程会增加子宫及输卵管感染的机会。鉴于人工授精的精液无法保证绝对无菌，同时精浆内含有多种免疫抑制物质，因此采用洗涤后精液，选择活力强的精子进行宫腔内授精，有利于提高妊娠成功率。为预防盆腔炎症的发生，在采集精液及授精时需要注意无菌操作，受精者术前需要排除多种阴道炎症性疾病。

4. 疾病传染：需要注意的是，进行 AID 时存在疾病传播的潜在风险，尤其是性病传染，因此需对供精者进行详细的检查。

5. 出血和损伤：常因宫腔插管困难或操作粗暴所引起。应首选软硬适度的授精管，操作时需轻、稳、准，避免损伤宫颈管及子宫内膜造成出血，影响授精成功率。

## 四、影响因素

人工授精成功的关键在于精液的质量及适当的授精时机。此外，治疗周期、不育年限及受精者年龄等也对成功率有一定影响。

### （一）授精时机

排卵前 48 小时至排卵后 12 小时内授精可获得较高成功率。目前，临床上常用预测排卵的方法为测定 LH、$E_2$ 水平，行宫颈内人工授精（ICI）应在 LH 峰出现当天进行，而 IUI 可稍后 1～2 天。若通过注射 hCG 控制排卵时间，IUI 则应在 hCG 注射后 24～36 小时进行，此刻正是卵子从卵泡释出的时间。

### （二）治疗周期的控制

人工授精（AID）过程中，受精者易出现心理波动，影响下丘脑垂体 - 卵巢轴的调节，导致排卵紊乱。因此，当连续 3 个周期 AID 仍失败后，应重新检查受者的内分泌水平，以排除精神紧张因素导致受孕失败可能。一般连续 6 个治疗周期后，妊娠率开始显著下降，故通常以 6 个治疗周期为宜。

### （三）年龄

随着女性年龄的增长，卵巢储备功能、卵细胞质量和子宫内膜容受性都会相应下降。一项回顾性研究结果显示，< 26 岁、26～30 岁、31～35 岁、36～40 岁、41～45 岁及 > 45 岁的患者妊娠率分别为 18.9%、13.9%、12.4%、11.4%、4.4% 和 0.5%。当受者年龄超过 30 岁时，妊娠率逐渐减低；当受者年龄超过 35 岁时，胎儿畸形发生率提高。

### （四）精液

与冷冻精液相比，新鲜精液的 AID 妊娠率较高，但存在一定的感染风险。目前普遍认为 AID 采用冷冻精液为宜，因为在精液冷冻的过程中同时参与选择，质量不佳的精子无法忍受超低温环境而死亡，健康精子得以保留，此类精子复苏后将更有利于优生优育。

## 五、安全性

AIH 的安全性已为大多数人所认可，而 AID 的安全性则仍遭受质疑。若 AID 所用的冷冻精液来自于经过国家批准、且已获得审批证书的人类精子库，则其安全性基本能得到保障。低温冷冻及复苏过程在精子遗传方面是否会损害精子的 DNA，目前尚缺乏此类研究报道。部分研究结果证实，冷冻储存 75 周以上的精子 DNA 未发现有重大改变，认为冷冻复苏过程不会伤害精子的 DNA。国外多项大型流行病学调查研究表明，借助 AID 技术助孕后子代出生缺陷率（包括新生儿和引产的胎儿）为 0.9% ～ 5.4%，与正常人群比较无显著性差异。国内一项研究表明 AID 组双胎出生率显著高于对照组。与自然妊娠相比，AID 妊娠可能导致早产和新生儿先天性畸形率升高。

# 第三节　卵泡浆内单精子显微注射

针对部分原因不明性不孕及严重男性因素不孕症的治疗，常规的 IVF 技术已不能完全适应最新的临床需求。在大量临床需求的推动下，精子显微注射技术逐渐发展成熟。常规的显微授精技术主要包括透明带部分切除（partial zona dissection，PZD）、透明带下授精法（subzonal insemination，SUZI）及卵泡浆内单精子显微注射（ICSI）等，其中多项研究表明，在精子显微注射技术中，ICSI 的应用优势较为明显，主要在于：①与 SUZI 及 PZD 比较，ICSI 法的受精率、胚胎移植率及妊娠率均有明显的提高；② ICSI 无需发生顶体反应，对于常规 IVF 技术、PZD 和 SUZI 无法受精的严重男性不育患者，采用 ICSI 受精可获得妊娠；③ ICSI 适应证广泛，适用于冷冻精子、精子数目极少、无顶体圆头精子、无法与卵母细胞顺利融合或穿越透明带的顶体后鞘精子等；④显微注射前，精子一般不需要特殊处理；⑤ ICSI 受精结果可不受精子浓度、精子活动度和精子形态所干扰。

## 一、适应证及禁忌证

### （一）适应证

有如下情况之一者可以采用 ICSI。

1. 严重的少、弱、畸精子症。

2. 不可逆的梗阻性无精子症。

3. 生精功能障碍（排除遗传缺陷疾病所致）。

4. 免疫性不育。

5. 体外受精失败。

6. 精子顶体异常。

7. 需行植入前胚胎遗传学检查者。

### （二）禁忌证

1. 任何一方患有严重的精神疾患、泌尿生殖系统急性感染或性传播疾病。

2. 患有《母婴保健法》规定的不宜生育的，目前无法进行胚胎植入前遗传学诊断的遗传性疾病。

3. 任何一方具有吸毒等严重不良嗜好。

4. 任何一方接触致畸量的射线、毒物、药品并处于作用期。

5.女方子宫不具备妊娠功能或严重躯体疾病不能承受妊娠者。

## 二、方法及流程

### （一）卵母细胞和精子的处理

1.在显微注射操作之前需对卵母细胞进行处理。为了达到精确注射，常用"酶结合机械法"去除卵子周围的颗粒细胞以暴露卵子。

2.不同精液样本质量存在差异性，对精液的处理方法也存在不相同之处。当精液标本只有小部分（约15%）质量较好时，可以采用上游法；对于精液质量一般的标本，可选用密度梯度离心法，以获得尽可能多的活动和形态正常的精子；而对于严重少精的标本常采用PureSperm离心法。当PureSperm梯度离心没有得到足够数量的精子时，可改用简单洗涤法减少精子损失，但此法要求处理后马上进行ICSI，否则精子活力将在短时间内下降。在非阻塞性无精子症中，精子的获取可采用开放活检技术（图2-3-1）。

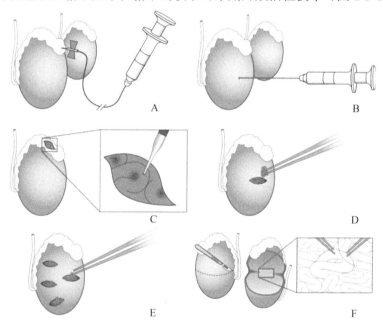

图 2-3-1　精子的获取方式

A.经皮附睾取精：在附睾头小管中插入一根细蝶针，负压吸取精子；B.睾丸实质针吸：细针插入睾丸组织中；C.显微外科附睾取精：显微镜下打开附睾管后，附睾液被细针吸进；D.睾丸活检及精子提取：通过在白膜上的小切口，取出部分睾丸组织；E.睾丸多点取精：通常通过多个微小的睾丸切口，随机取多块睾丸组织；F.睾丸显微取精：主要针对非梗阻无精子症。横行切开睾丸白膜，选取半透明扩张饱满的曲细精管分离精子

### （二）显微注射

1.显微操作针装置：将显微操纵系统固定在工作台上，固定针连接于显微操纵系统左侧，而注射针或活检针连接于右侧，控制装置（微量注射器）放置于对侧。这可有效避免操作中双手的交叉使用。先在低倍镜（4×）下调节并固定针和注射针的位置，使之处于合适的高度和角度，以便在操作过程中调节至同一水平位置。

**2. 显微注射过程**

（1）精子的制动：在显微操作皿中，每一滴 HEPES-HTF 溶液中加入一个 M Ⅱ期卵母细胞，然后将显微操作皿放置于 37℃ 恒温的显微操作平台上，调整显微镜的放大倍数（目镜 10×，物镜 20×）。选择一条活动的形态正常的精子作为目标，适当将注射针调高，垂直放于活动精子尾部的中点，缓慢下压，随即将注射针快速拉过精子尾部。已制动的精子被吸入显微注射针内，随后转至含有一个卵母细胞的 5μl HEPES-HTF 溶液小滴。

（2）卵浆内单精子注射：首先用显微固定针固定卵母细胞，卵母细胞需要与培养皿底部密切接触，以确保在精子注射过程中，培养皿可从底部支持卵母细胞。将显微注射针与卵母细胞均调节至最清晰状态。使注射针对准卵母细胞的正中 3 点处，将精子推至注射针尖端，垂直穿越透明带及卵母细胞胞质膜进入胞质内，回吸部分胞质至胞质膜破裂，然后将回吸的胞质连同精子及尽量少的 PVP 一起注入胞质，最后撤出注射针，将精子留在胞质内。注射后，卵母细胞质膜将缓慢恢复正常形态（图 2-3-2）。此时检查精子是否留在胞质内，如果精子被注射到卵周间隙，则需要重复注射一次。

（3）受精卵和卵裂受精后还需再培养 24 ～ 48 小时，观察整个胚胎的早期发育情况（图 2-3-3）。根据卵裂球的数量、大小和无核细胞碎片的有无给予相应的胚胎评分，再经阴道宫腔内移植质量优良的胚胎 2 ～ 3 个，剩余胚胎冷冻保存。移植 2 周后进行妊娠试验检查。

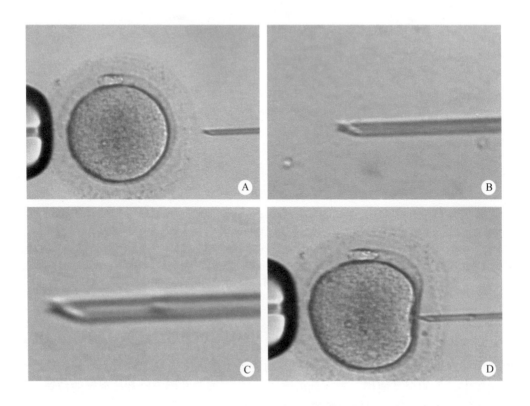

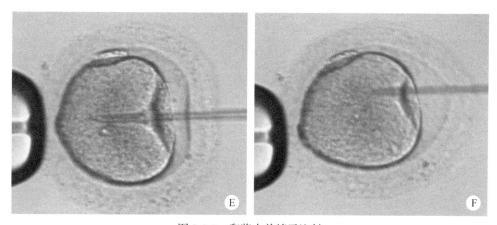

图 2-3-2 卵浆内单精子注射

A. 准备成熟的卵母细胞、显微固定针（左）及显微注射针（右）；B、C. 将精子吸入注射针内；D、E. 将精子注入卵母细胞；F. 取出注射针［引自 Merchant R，Gandhi G，Allahbadia GN. 2011. In vitro fertilization/intracytoplasmic sperm injection for male infertility. Indian J Urol，27（1）：121-132.］

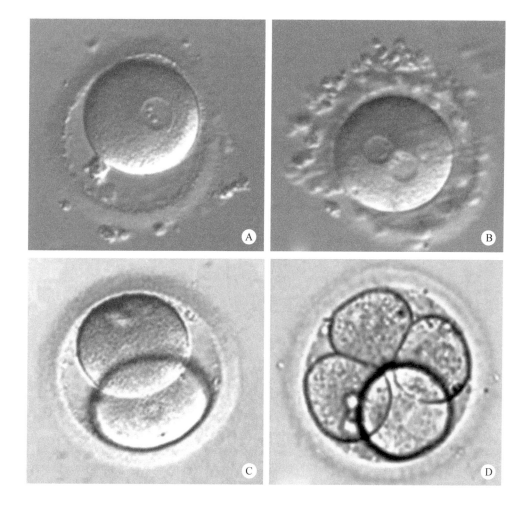

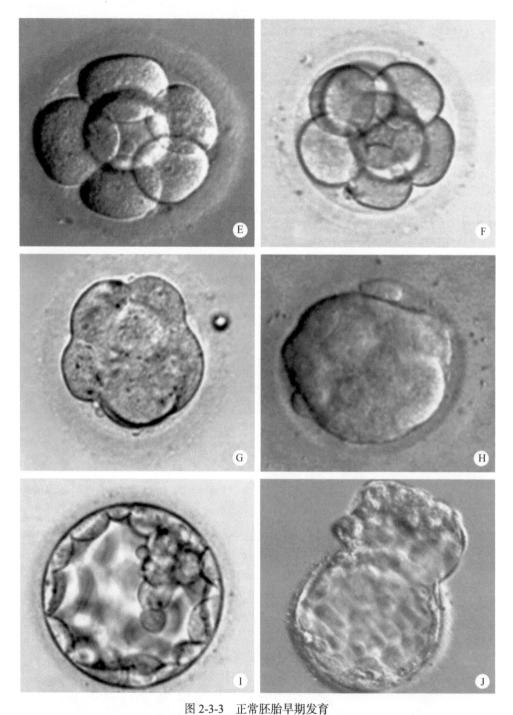

图 2-3-3 正常胚胎早期发育

A. 激活卵母细胞；B. 受精卵；C. 2 个细胞；D. 4 个细胞；E. 6 个细胞；F. 8 个细胞；G. 分裂细胞团；H. 桑葚胚；I. 囊胚；J. 孵化的囊胚 [引自 Sathananthan AH. 2013. Ultrastructure of human gametes，fertilization and embryos in assisted reproduction：a personal survey. Micron，44：1-20. ]

### 三、ICSI 的并发症

#### （一）ICSI 破坏卵子结构

注射过程可对卵子膜性结构及其他超微结构（如纺锤体）产生一定影响，甚至会破坏相应的结构。除此以外，注射过程中培养环境的变化（如温度、培养液的改变）也会导致纺锤体产生不可逆的损伤。

#### （二）遗传学的风险

ICSI 技术为男性不育患者的治疗带来革命性的突破，成为严重少精子症、梗阻性无精子症和一些非梗阻性无精子症患者生育需求的首选途径。然而，该技术用于治疗男性不育过程中，有可能将携带染色体畸变、缺失或基因突变的精子注入卵泡浆内，卵子受精后，将上述各种遗传缺陷传给下一代。鉴于 ICSI 技术的应用时间较短，未能对后代进行长时间的跟踪随访，因此对这一技术的推广应用需持谨慎的态度，需要明确 ICSI 治疗男性不育所伴随的遗传学风险及其可能产生的妊娠结局。

### 四、影响因素

1. 精子因素：多项研究结果表明，治疗时精子的来源、数量、活动力、形态等对 ICSI 后的受精率、胚胎质量和妊娠率均无显著影响。但也有研究认为使用严重畸形的精子进行 ICSI 时，尽管卵子可正常受精，但随后形成的胚胎着床率却显著下降。

2. 女方因素：影响 ICSI 治疗成功的女方因素主要为年龄，妊娠率随着年龄增加而下降。当女方年龄超过 40 岁时，胚胎非整倍体的发生率明显上升。

3. 卵子激活：自然受精过程中，精子与卵膜表面特异性受体相互结合，完成精卵融合过程，从而成功激活卵子。而 ICSI 时精子被直接注入卵泡浆中，未经历自然激活过程，卵子能否激活成为影响 ICSI 受精率的重要因素。

4. ICSI 治疗风险：人工操作将精子直接注射入卵子内受精，失去了自然受精对精子的筛选过程，使自然情况下无法受精的少、弱、畸形精子完成受精。ICSI 在帮助这些患者生育时，难免将遗传缺陷传给下一代。部分接受 ICSI 治疗的患者，其不育是由遗传缺陷引起，如在男性不育患者中染色体异常的发生率较高，尤其是性染色体的非整倍体的发生增多。若用这些非单倍体精子进行 ICSI，其后代就可能出现非整倍体。

另外，注射过程可能会将杂质成分（如 PVP、纤维素、油滴及气泡等）注入卵子，还可能会造成卵子结构（纺锤体、细胞微管等骨架结构）的破坏。由于 ICSI 技术应用的时间相对较短，其远期疗效及危险性有待进一步观察。进行 ICSI 治疗时，要重视遗传咨询及产前诊断，以避免遗传病的发生。

### 五、安全性

自开展以来，ICSI 技术的安全性受到广泛关注。多数研究支持 ICSI 具有较好的安全性，对儿童的先天性畸形风险、听力、视力、认知及运动功能发育等方面无明确影响。

但也有部分研究认为 ICSI 可能增加儿童严重异常发生概率。鉴于研究随访工作困难，大部分随访时间集中在新生儿出生后几年进行，对于儿童的远期生长发育的研究报道甚少。欲明确 ICSI 是否会因卵子的机械刺激对新生儿体格及智力发育产生严重影响，仍需大样本长期随访研究证实。

# 第四节　胚胎冻融技术

胚胎冻融是利用低温使暂不使用的胚胎细胞中止代谢，使用前通过复温让胚胎恢复生机状态的胚胎保存方法。胚胎冻融包括冷冻、保存及解冻复苏三个过程。

## 一、适应证

1. 保存 IVF 周期中的多余优质胚胎。

2. 有重度 OHSS 倾向者，可将胚胎冻存，留待适宜时期再移植。

3. 胚胎移植时插管入宫腔困难者。

4.PGD 后等待诊断结果。

5. 接受赠卵周期。

6.IVF-ET 周期中移植时患有感染发热、严重腹泻等内科并发症。

7. 肿瘤患者在治疗病情控制后保存生育功能。

8. 保存患者年轻时胚胎，供年龄大时移植（时控生育）。

## 二、方法及流程

对于胚胎冻融而言，冷冻保护剂决定降温操作的方法，也决定胚胎解冻的程序、解冻的配方，以及冷冻过程中胚胎的包装。胚胎冷冻有两种方法：一是程序冷冻，属于缓慢降温方法，依赖于特制的设备；二是速冻法，又称玻璃化冷冻。本节主要介绍常用的程序冷冻法。

胚胎的程序冷冻方案众多，但原则相同，即在降温程序上，不同的温度范围采用不同的降温速率，目的是使胚胎外周逐步结冰。其中，保护剂是重要的一环，其作用在于避免胚胎细胞周围和细胞内冰晶形成，达到冷冻过程中保护胚胎的作用。可采用的保护剂包括细胞外保护剂（如蔗糖、血清蛋白、聚乙二醇等）和细胞内保护剂（丙二醇、二甲亚砜等）。胚胎在冷冻过程中伴随着相应的形态改变，随着保护剂浓度逐步升高，最终胚胎细胞脱水（图 2-4-1）。

于室温下将脱水后的胚胎包装后，立即投入液氮保存并登记放置的位置。保存期间，须时常检查液氮罐内液氮水平，确保胚胎浸泡于液氮内。尽管没有明确限定胚胎可以保存的最长期限，但一般不超过 5 年。如需使用胚胎，则需按特定程序将胚胎解冻。在解冻过程中同样可观察到胚胎形态发生相应改变（图 2-4-2）。胚胎移植通常在解冻 2 小时后进行。

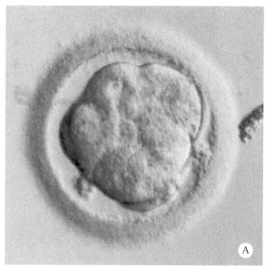
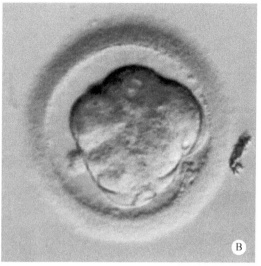
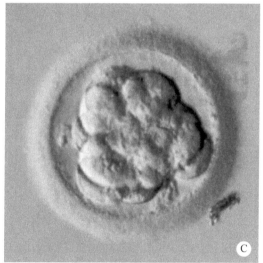

图 2-4-1　冷冻过程中桑葚胚的形态变化

A. 冰冻前的桑葚胚；B. 冻结过程中；C. 装入低温瓶前，显示单个细胞可见［引自 Tao J，Craig RH，Johnson M，et al. 2004. Cryopreservation of human embryos at the morula stage and outcomes after transfer. FertilSteril，82（1）：108-118.］

## 三、并发症

### （一）冷冻复苏过程中的冰晶损伤

　　胚胎冷冻复苏过程中产生的冰晶是胚胎最主要的冷冻损伤。随着温度逐渐下降，细胞内的水结冰，形成细胞内冰晶。微小的细胞冰晶对细胞无明显损伤作用，但若形成体积较大的细胞内冰晶，则会对细胞产生损伤，冰晶越大，造成的损伤也越严重。冰晶对细胞膜及内部细胞器的膜性结构造成损伤，并产生挤压作用。这些机械性损伤会对细胞造成致命性打击，严重者甚至引起细胞死亡。

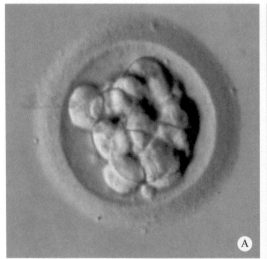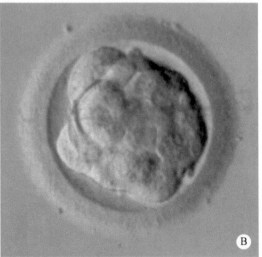

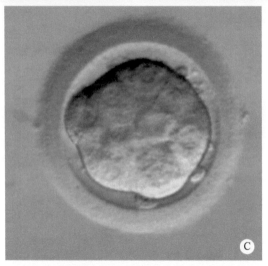

图 2-4-2　静止于桑葚胚阶段的胚胎在解冻恢复前、中、后的改变

A. 从低温小瓶中取出后，胚胎呈现早期桑葚胚多个细胞卵裂球分离的特征；B. 解冻后，卵裂球再次开始融合；
C. 解冻 1 小时后，胚胎恢复冰冻前的状态［引自 Tao J，Craig RH，Johnson M，et al. 2004. Cryopreservation of human embryos at the morula stage and outcomes after transfer. FertilSteril，82（1）：108-118.］

### （二）溶质效应

细胞外水溶液渗透压的增加，会对细胞的结构和功能造成损伤，即所谓的"溶质效应"。细胞膜是一种生物半透膜，如果细胞膜内外渗透压存在显著差异，水分子将从渗透压低的一侧流向渗透压高的一侧，以使膜内外渗透压保持平衡。

为了尽量减少冰晶损害，通常采用较高浓度的细胞外溶液进行缓慢降温。在降温过程中，随着温度的持续降低，溶液中的水逐渐形成冰晶，使溶液中的水分减少，溶质浓缩，渗透压升高，胚胎内的细胞暴露于渗透压越来越高的环境中；随着细胞外离子浓度的增高、渗透压的增高，溶液的其他一些物理化学参数如气体溶解度、黏滞度和 pH 等也会发生改变，偏离细胞正常的生理环境，上述将进一步加重细胞的受损程度。

### （三）破碎损害

由于冰的密度小于水，水形成冰晶后体积增加，因此在水溶液中，随着温度逐渐下降至冰点以下，冰晶的产生会使冰水混合物的总体积增加，而大多数冷冻容器在温度降低的过程中容积会有微弱的减小。因此而产生的压力作用可能导致细胞结构受到机械性损害。这种损害常发生于 -130℃时。

### （四）渗透性休克

细胞在冷冻前需经过高浓度溶液的脱水阶段，脱水后的降温过程中，由于细胞外液冰晶形成，导致细胞内渗透压增高，可达 2000 ～ 3000mOsm/L。如果将胚胎直接置于相当于人体组织液渗透压的等渗培养液中，细胞外的水分将快速进入细胞，而细胞内冷冻保护剂渗透速度远比不上水进入的速度。这将导致细胞体积急剧增大甚至破裂，由此产生的损伤称为渗透性休克。渗透性休克常发生在冷冻胚胎复温时。

### （五）冷休克

冷休克损伤即温度下降对哺乳动物细胞产生的细胞结构和功能损伤，也称为"寒冷损伤"。冷休克的发生与细胞膜蛋白质和细胞骨架在低温下发生改变有关。此类损伤有细胞特异性和种属特异性，在人类精子和胚胎的冷冻过程中并不显著，而在人卵母细胞冷冻、卵巢或睾丸组织冷冻中尤为突出。

## 四、影响因素

### （一）胚胎的质量

胚胎的质量好坏影响着胚胎的冷冻复苏率。质优的胚胎，解冻后的受孕率也较高。相关研究认为，发育快的胚胎冷冻复苏后妊娠率较发育缓慢的胚胎更高。此外，胚胎卵裂球大小、均匀性、碎片所占比例等因素也会影响胚胎的冷冻复苏效果。

### （二）母体因素

母体年龄因素也是影响胚胎冻融技术的因素之一。有数据显示，年龄大于 35 岁的患者胚胎存活率显著低于 35 岁以下人群，证实胚胎存活率与年龄显著相关。部分研究结果表明患者的年龄和基础 FSH 水平对解冻周期的成功率有一定影响。

### （三）胚胎培养条件

良好的胚胎培养条件可显著提高解冻周期的临床妊娠率。优化胚胎培养液，寻找适宜的培养条件，是新鲜的移植胚胎获得较高临床妊娠率的保障，同时还有助于改善冷冻胚胎的质量，提高冷冻胚胎的发育潜力。

### （四）冷冻保护剂的选择

冷冻保护剂对胚胎及其发育有着一定的影响，其影响大小与理化性质、使用浓度及作用时间有关。冷冻保护剂的选择应该以高效、低毒或无毒为原则。不同发育阶段的胚胎，其细胞膜的通透性和对冷冻保护液的敏感性不同，因此需要因地制宜，选择适合的冷冻保护剂和相应的冷冻方案。了解和掌握胚胎冷冻保护剂的保护效果和毒性剂量，根据胚胎卵裂期的不同时间段选择合适的冷冻保护剂，是胚胎冻融技术中重要的步骤。

**（五）冷冻和解冻速度**

胚胎细胞内的水在 -30 ～ -40℃这个温度区间内容易形成冰晶，是造成胚胎冷冻和复苏损伤的最大因素之一。冷冻和解冻过程中，温度上升和下降的速率对胚胎有着显著影响。

**（六）技术因素**

在冷冻过程中，胚胎需要在不同浓度的冷冻保护剂中平衡一段时间。这要求操作人员在从上一个液滴转移到下一个液滴时，应尽量少携带上一个液滴的液体；而在同一个液滴中也往往需要转移 2 ～ 3 次，保证胚胎获得充分的洗脱和平衡。因此，胚胎冷冻复苏操作对操作人员有较为严苛的要求。在冷冻麦管存取的过程中，应尽量缩短麦管暴露在空气中的时间，避免麦管内液体复温、融化和反复冷冻导致胚胎的损伤和死亡。此外，在培养液配制、胚胎操作、胚胎转移和设备维护方面也需进行质量控制，以减少人为因素对胚胎冷冻造成的影响。

## 五、安全性

辅助生殖技术中所使用的胚胎主要分为新鲜胚胎和冷冻胚胎。Koch 等研究结果显示，在第一次冷冻和第二次冷冻的胚胎移植治疗周期中，与第一次冷冻胚胎相比，第二次冷冻胚胎具有较低的解冻后存活率。Roque 等研究结果表明，与新鲜胚胎移植相比，通过行冷冻胚胎移植可改善 IVF 的结局，这可能与子宫内膜准备周期充足，从而获得更好的胚胎 - 子宫内膜同步性有关。Pelkonen 等报道了一项冷冻胚胎移植后出生的儿童身体健康的研究，该研究在 3 年随访期间发现冷冻胚胎移植和新鲜胚胎移植儿童的健康指标大部分相似。Wong 等研究证据表明，冷冻胚胎和常规 IVF/ICSI 间新生儿活产率无显著性差异。与常规 IVF/ICSI 相比，冷冻胚胎的 OHSS 患病率较低，冷冻胚胎技术常与低流产率、高妊娠并发症发生率有关。上述研究为胚胎冷冻保存的安全性提供了一定的支持证据。然而，由于缺乏更长期的儿童生长发育研究状况报道，胚胎冻融的安全性仍有待继续随访观察。

# 第五节　胚胎植入前遗传学诊断

目前，已发现的遗传性疾病有 6000 多种，这个数字还在以 100 余种 / 年的速度增长。然而，至今绝大部分的遗传病仍缺乏行之有效的治疗方法，遗传性疾病成为人类面临的严峻挑战。因此，如何减少遗传性疾病患儿的出生，逐步降低遗传性疾病的致病基因在人口中的传递和出现频率，直至完全排除某些对人口素质影响较大的致病基因，是从事优生科学和所有相关工作的研究人员的重要课题。

普遍推行的产前筛查措施在此发挥着不可替代的作用。产前诊断的目的是在出生前判断出胎儿的染色体或基因是否正常，一旦诊断遗传性疾病或胎儿畸形，即可考虑采用选择性流产，防止遗传性疾病患儿的出生，达到优生的目的。产前诊断一般具备以下三个因素：①疾病严重，目前缺乏治疗方法或疗效不满意；②目前的技术能得出准确的产前诊断遗传病，如染色体数目异常或结构畸变、血红蛋白病等；③在特定的妊娠中发生遗传病的风险系数大。

纵观十几年来产前诊断技术的发展趋势，"早、快、准"和无创是主要特点。胚胎植入前遗传学诊断（PGD）就是一种更早期的产前诊断，是指在体外受精过程中，对具有遗传风险患者的胚胎进行植入前活检和遗传学分析，以选择无遗传性疾病的胚胎植入宫腔，从而获得正常胎儿的诊断方法，它取样于植入前的胚胎细胞。这种方法是产前诊断的延伸，可有效地防止遗传性疾病患儿的出生及探讨出生缺陷发病机制，同时避免了反复人工流产或引产给母体带来精神和身体上的重复创伤。随着技术的发展和完善，PGD 有望如产前诊断技术一样成为一种常规手段。

## 一、PGD 的适应证与禁忌证

随着单细胞分子生物学检测手段的不断完善，使得更多遗传性疾病的植入前遗传学诊断成为事实。除可诊断的单基因疾病和染色体疾病外，还可在不知父母疾病状态下，对一些动态突变的疾病（如强直性肌营养不良）进行 PGD；将 PGD 技术应用于人类肿瘤易感综合征的易感性分析及一些迟发性疾病的基因预测；甚至可应用 PGD 技术进行人类白细胞抗原（human leucocyte antigen，HLA）配型。

### （一）适应证

1. 染色体数目或结构异常的患者。
2. 夫妻一方为性连锁遗传病携带者（如血友病、假性肥大型肌营养不良）。
3. 可进行基因诊断的单基因病患者或携带者。
4. 用于解决骨髓移植供体来源困难时的 HLA 配型。

### （二）禁忌证

1. 患有《中华人民共和国母婴保健法》规定的不宜生育的疾病。
2. 目前无法进行 PGD 的遗传性疾病（如多基因和大多数单基因病）；复发率小于 10% 的遗传病。
3. 夫妻一方为严重遗传性神经、精神疾病或有严重智力、心理和精神问题。
4. 有 IVF-ET 其他禁忌证的夫妇。

## 二、PGD 的方法

PGD 不仅可防止遗传病的发生，还避免了选择性流产和多次流产可能造成的危害及伦理道德观念的冲突。该过程包括：激素诱导超排卵，获得卵母细胞，ICSI 受精，体外培养至 6 ～ 10 个细胞期，取 1 ～ 2 个细胞或胚胎发育到囊胚期取部分细胞，根据指征通过 PCR 或 FISH 进行相应的检测，再将 2 ～ 3 个经分析正常的胚胎移植入子宫。广义来说，PGD 还包括受精前配子的检测，如精子的分离，卵子取极体进行基因或染色体的检测（图 2-5-1）。

胚胎植入前遗传学诊断的实验室技术包括以下步骤：

1. 胚胎活检：选择合适的方法进行胚胎活检，目前国际上应用最广的方法是在受精后第 3 天，应用酸、PZD、激光打孔等方法活检获得单卵裂球。

2. 标本处理：检测植入前胚胎染色体是否异常的单卵裂球需经过固定处理。

3. 遗传学诊断：标本处理后，应用 FISH 或 PCR 技术进行诊断。FISH 主要针对染色体异常，PCR 主要针对单基因遗传病。

4. 选择正常胚胎移植：根据 PGD 的结果，选择正常的胚胎移植，移植方法与常规 IVF 相同。

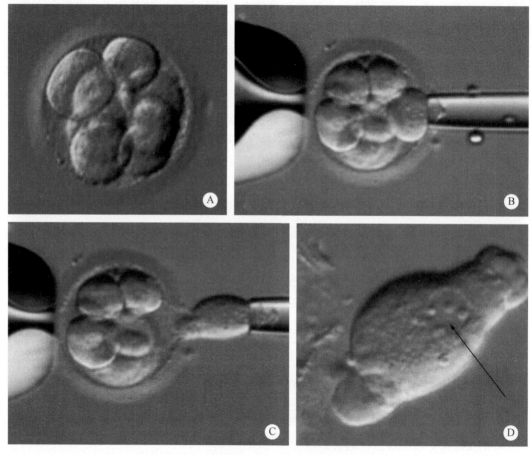

图 2-5-1　人卵裂期胚胎的胚细胞活组织检查

A. 受精后 3 天形成 8 细胞胚胎；B. 用显微固定针（左）固定胚胎，用显微注射针（右）刺破透明带；
C. 抽吸分裂球；D. 活检的囊胚内清晰可见单核（箭头所示）［引自 Khalaf Y. 2007. Pre-implantation genetic diagnosis. Obstetrics Gynaecology& Reproductive Medicine，17（1）：17-21.］

## 三、PGD 的并发症

PGD 技术本身属于一种有创伤性检查手段，在药物诱导排卵、胚胎活检及胚胎冷冻复苏等操作过程中会对胚胎产生额外的干预，同时也存在遗传学检查不可忽视的假阴性及假阳性。该技术是否对将来出生的婴儿产生影响仍有待进一步全面评估。因此，需对经 PGD 技术出生的孩童进行长期跟踪随访,以明确该技术的远期安全性。

## 四、影响 PGD 技术成功的因素

1. 扩增失败:由于 PCR 扩增的对象仅为单个细胞,模板量极少,因而扩增效率较基因组 PCR 低,并且会出现扩增失败的现象。其原因可能:①所选取的单细胞退化变形或细胞本身存在核的异常;②单细胞在转运过程中丢失;③细胞裂解不充分,DNA 未释放;④ PCR 本身的因素导致的扩增失败。另外在吸取细胞时如果所附带的细胞洗涤液过多,会导致整个体系中缓冲液浓度的改变,同样无法得到阳性结果。

2. 污染:单细胞的 PCR 只是一个模板,易受其他 DNA 的污染,从而影响最终的诊断结果。为了避免污染的发生,从试剂、仪器的准备到 PCR 反应,都应严格控制污染的发生。应分别建立 PCR 前区和后区,设立细胞洗涤液的阴性对照,并且要避免来自精子和卵丘细胞的污染。

3. 等位基因脱扣(allele dropout,ADO):ADO 是指扩增单细胞 PCR 时,杂合子的单细胞两个等位基因之一未被扩增。这是导致 PGD 误诊的主要原因。ADO 的发生可能会将杂合胚误认为是致病胚而影响妊娠率;但对于常染色体显性遗传病,ADO 的发生则可能导致将致病胚误认为正常胚胎,最终导致误诊的发生。

## 五、PGD 的安全性

流行病学结果显示 PGD 并不增加子代畸形的发生率。一项 581 例病例的研究发现,PGF 患儿出生体重、孕周及先天畸形比例等与 ICSI 患儿的子代无显著性差异($P > 0.05$)。然而,该技术是否会对出生的婴儿产生影响仍需要大样本数据评估分析。因此,对经 PGD 技术出生的孩童须长期跟踪随访,了解其生长发育情况,以明确该技术的远期安全性。

# 第六节 辅助生殖技术中的伦理问题及应对

辅助生殖技术的发展和应用在造福千千万万家庭的同时,也在不断出现许多新的问题,涉及社会、伦理、道德、法律等多个领域。首先,在辅助生殖的应用上,还存在着"应该与不应该""应该用多少""应该对什么人用"等问题的争论;其次,辅助生殖技术的应用打破了人们传统的自然生殖方式,对传统的伦理原则规范造成了冲击,使得传统的义务、权利、价值、家庭和社会都进行相应的改变;最后,在辅助生殖应用的过程中,相应的规章制度、法律规范还不健全,易造成在辅助生殖应用领域的混乱现象。这些亟待解决的新问题的出现,要求伦理学家、生物学家、医学家、哲学家、社会学家等各个领域的专家学者及社会全体成员共同行动起来,积极研究探讨可行的解决方案,并且通过实践来检验方案,从而促使辅助生殖技术的应用更加合情、合理、合法,使其能在更大程度上造福于人类。

辅助生殖技术是把双刃剑,在取得巨大发展的同时也伴随着诸多有待解决的伦理学问题。随着辅助生殖技术的进步和社会的发展,辅助生殖技术相关的伦理道德标准也必须审时度势、与时俱进，作出相应的调整。目前，我国辅助生殖技术法律条例还不尽完善，很多方面的立法尚处于空白状态。因此，我们更应明确医学规范，加强伦理监督，强化法制建设，为人类辅助生殖技术合情合理、安全有效的应用提供坚实的保障。

## 一、完善法律保障

2007 年，人类辅助生殖技术行政审批权调整至省级卫生行政部门，卫生行政主管部门组织实施多次人类辅助生殖技术管理专项整治行动，产生了积极的影响。但是，我国现行法律除《婚姻法》、《继承法》及《收养法》等法律和司法解释对其部分相关内容做出了相对简要的规定外，仅存在《人类精子库管理办法》、《人类辅助生殖技术管理办法》等少许行政规定，并没有一部翔实的针对辅助生殖技术管理、实施及后续权利保障等各个具体层面的法律规范。因此，进一步完善相关法律，从法律层面严控 ART 实施过程中的医疗行为，并明确非规范操作及衍生的医学、法律后果所应承担的法律责任具有重大意义。

## 二、修订管理规范

《人类辅助生殖技术规范》《人类精子库基本标准和技术规范》《人类辅助生殖技术和人类精子库伦理原则》的颁布在一定程度上明确了对 ART 实施过程的管理。但是，随着医学科学技术的发展和人类社会进步的需要，现有大部分规定已不能满足当下需求。如上述规定对超促排卵技术的适应证、异常受精卵、剩余冷冻胚胎的处置均没有细化的阐述，缺乏应用技术的具体临床路径，为后续应用埋下隐患。新的辅助生殖技术医学标准和管理规范应由行政主管部门、行业协会、生殖专家等结合临床实践，共同制订，需要与时俱进，结合中国实际及国际趋势，以便生殖医务人员有章可循。

## 三、强化伦理监督

ART 的从业机构和从业人员肩负着生育能力、家庭幸福、后代利益及社会稳定的责任，因此，开展 ART 技术的从业机构设置的生殖医学伦理委员会需切实履行教育培训、伦理审查、政策研究、伦理咨询等职责，依据一定的伦理学原则，论证、指导、建议在临床、科学研究、高新生命科学技术应用及生殖医学中心建设中的伦理问题与政策，比如对上述案例中出现的伦理问题应及时讨论、研究，从伦理层面提出应对之策，确保人类辅助生殖技术中伦理原则的实施，而不能让伦理监督流于形式。

## 四、深化行业自律

由于辅助生殖技术行业的特殊性，2003 年颁布的《人类辅助生殖技术规范》对从业人员的资质提出了具体的要求。然而，在实际工作中，ART 医务工作者仅仅拥有从业资质还不够，一方面，这个行业需要从业者兢兢业业、踏实钻研，在医疗实践中不断总结提高医疗技术水准，从医学层面突破伦理难题，如致力于单胚胎移植的研究与应用，降低多胎妊娠减胎风险，从而大幅度提高活产率，更有利于母婴的健康安全。另一方面需要从业者认真学习伦理知识，加强医德修养，增强伦理意识，积极参加医德教育、医德评价、医德监督，促使自己从客观他律走向主观自律，从而深化整个辅助生殖技术行业的自律。

综上所述，为了保证人类辅助生殖技术能够科学应用、健康发展，需从法律规制、规程管理、伦理监督、行业自律四个层面对 ART 技术实施进行综合的审查和保障，四者有机结合可有效推动我国生殖医学领域的进步与发展，促进社会稳定。

## 参 考 文 献

陈莉，孙琴，姚兵，等. 2016. 对辅助生殖技术实施中的伦理问题的思考. 中国医学伦理学，29（2）：261-264.

陈子江. 2005. 人类生殖与辅助生殖. 北京：科学出版社，832-843.

林飞鸿，郑毅春. 2014. 新编男性不育与不孕. 广州：暨南大学出版社，199.

谭小方，金华，邵骏，等. 2014. 辅助生殖技术中冷冻配子及胚胎处置的伦理探讨. 中国妇幼健康研究，25（1）：159-161.

杨刚，麦庆云. 2013. 人类辅助生殖技术的伦理思考. 中华临床医师杂志（电子版），7（9）：4045-4048.

庄广伦. 2005. 现代辅助生育技术. 北京：人民卫生出版社，132-345.

Bonduelle M，Liebaers I，Deketelaere V，et al. 2002. Neonatal data on a cohort of 2889 infants born after ICSI（1991-1999）and of 2995 infants born after IVF（1983-1999）. Hum Reprod，17（3）：671-694.

Coughlan C，Ledge WL. 2008. In-vitro fertilisation. Current Obstetrics & Gynaecology，12（5）：269-275.

Helmerhorst FM，Perquin DA，Donker D，et al. 2004. Perinatal outcome of singletons and twins after assisted conception：a systematic review of controlled studies. BMJ，328（7434）：261.

Hoy J，Venn A，Halliday J，et al. 1999. Perinatal and obstetric outcomes of donor insemination using cryopreserved semen in Victoria，Australia. Hum Reprod，14（7）：1760-1764.

Huang D，Song S，Liao A. 2016. Short-term safety evaluation of the offspring conceived by 7272 artificial insemination cycles with donor spermatozoon. Andrologia，48（7）：817-823.

Jackson RA，Gibson KA，Wu YW，et al. 2004. Perinatal outcomes in singletons following in vitro fertilization：a meta-analysis. Obstet Gynecol，103（3）：551-563.

Karin Hammarberg. 2010. IVF & Beyond FOR DUMMIES. New York：Wiley Publishing Australia Pty Ltd，76.

Khalaf Y. 2007. Pre-implantation genetic diagnosis. Obstetrics Gynaecology & Reproductive Medicine，17（1）：17-21.

Koch J，Costello MF，Chapman MG，et al. 2011. Twice-frozen embryos are no detriment to pregnancy success：a retrospective comparative study. Fertil Steril，96（1）：58-62.

Lansac J，Royere D. 2001. Follow-up studies of children born after frozen sperm donation. Hum Reprod Update，7（1）：33-37.

Leunens L，Celestin-Westreich S，Bonduelle M，et al. 2008. Follow-up of cognitive and motor development of 10-year-old singleton children born after ICSI compared with spontaneously conceived children. Hum Reprod，23（1）：105-111.

Liebaers I, Desmyttere S, Verpoest W, et al. 2010. Report on a consecutive series of 581 children born after blastomere biopsy for preimplantation genetic diagnosis. Hum Reprod, 25（1）: 275-282.

Ludwig AK, Hansen A, Katalinic A, et al. 2010. Assessment of vision and hearing in children conceived spontaneously and by ICSI: a prospective controlled, single-blinded follow-up study. Reprod Biomed Online, 20（3）: 391-397.

Mackenna A, Hitschfeld C. 2010. Intrauterine insemination. Revista Médica Clínica Las Condes, 21（3）: 433-439.

Markus EB, Weingarten A, Duplessi Y, et al. 2010. Lesbian couples seeking pregnancy with donor insemination. J Midwifery Womens Health, 55（2）: 124-132.

McGovern PG, Llorens AJ, Skurnick JH, et al. 2004. Increased risk of preterm birth in singleton pregnancies resulting from in vitro fertilization-embryo transfer or gamete intrafallopian transfer: a meta-analysis. Fertil Steril, 82（6）: 1514-1520.

Merchant R, Gandhi G, Allahbadia GN. 2011. In vitro fertilization/ intracytoplasmic sperm injection for male infertility. Indian J Urol, 27（1）: 121-132.

Parazzini F, Cipriani S, Bulfoni G, et al. 2015. The risk of birth defects after assisted reproduction. J Assist Reprod Genet, 32（3）: 379-385.

Pelkonen S, Gissler M, Koivurova S, et al. 2015. Physical health of singleton children born after frozen embryo transfer using slow freezing: a 3-year follow-up study. Hum Reprod, 30（10）: 2411-2418.

Roque M, Lattes K, Serra S, et al. 2013. Fresh embryo transfer versus frozen embryo transfer in in vitro fertilization cycles: a systematic review and meta-analysis. Fertil Steri, 99（1）: 156-162.

Sanchez-Albisua I, Borell-Kost S, Mau-Holzmann UA, et al. 2007. Increased frequency of severe major anomalies in children conceived by intracytoplasmic sperm injection. Dev Med Child Neurol, 49（2）: 129-134.

Sathananthan AH. 2013. Ultrastructure of human gametes, fertilization and embryos in assisted reproduction: a personal survey. Micron, 44: 1-20.

Tao J, Craig RH, Johnson M, et al. 2004. Cryopreservation of human embryos at the morula stage and outcomes after transfer. Fertil Steril, 82（1）: 108-118.

Tournaye H, Krausz C, Oates RD. 2017. Concepts in diagnosis and therapy for male reproductive impairment. Lancet Diabetes Endocrinol, 5（7）: 554-564.

Wennerholm UB, Bergh C, Hamberger L, et al. 2000. Incidence of congenital malformations in children born after ICSI. Incidence of congenital malformations in children born after ICSI. Hum Reprod, 15（4）: 944-948.

Wong KM, van Wely M, Mol F, et al. 2017. Fresh versus frozen embryo transfers in assisted reproduction. Cochrane Database Syst Rev, 3: CD011184.

# 第三章 生殖超声检查规范

"无规矩不成方圆"。超声检查是生殖医学的重要组成部分，只有规范生殖超声的理论及操作，降低操作医师依赖性，才能有效降低错误率、提高诊断效能，为临床提供更多有效的生殖辅助信息。本章将从生殖超声检查基本要求、使用检查技术、超声图像特点、图文报告书写及质量控制等方面对生殖超声检查规范展开阐述。

## 第一节 概 述

生殖超声技术经历了数十年的发展，在生殖医学日常诊疗中占据了不可或缺的重要地位。审视现况、发现与纠正问题是做好规范的首要关键。

### 一、现况

#### （一）超声在生殖医学的发展及应用

超声检查技术因其适用范围广泛、诊断准确性高、简便廉价、无特殊禁忌证等优势在临床医疗上广泛应用，现已成为生殖医学辅助检查的首选影像学诊断技术。生殖超声检查可以显示内、外生殖器的位置、结构、大小、形态学改变，以及周围器官情况，高频腔内超声探头较腹部探头更加接近盆腔脏器，能更清晰地显示器官内部结构和病变的特征性改变。超声常规技术（二维、彩色多普勒）及特殊技术（超声造影、弹性成像等）应用能更全面观察生殖系统组织结构、血流信号、软硬度等特征，还能根据超声图像对就诊者的生殖功能进行评估，更好地配合临床辅助生殖技术的开展，为其提供更高效、精确的辅助支持。

#### （二）超声在生殖医学的开展现况

在超声技术迅猛发展的同时，医师们往往忽略基础规范的重要性，尤其是在临床辅助生殖工作中，对超声技术的适应证、检查手法、检查指标、报告规范等没有权威而统一的标准，缺乏针对性的应用、评估规范，导致许多医生在进行生殖超声检查时，对检查时间、操作手法、参数测量等产生困惑，对学术交流、报告互认、临床价值评估等产生不良影响。

### 二、行业共识

#### （一）超声规范的重要性

由于各地区经济水平发展不一，医疗水平参差不齐，使得超声医学发展存在不均衡性。超声技术作为一种安全、有效、方便、价廉、无创的重要医学检测手段，其临床诊疗范围不断扩大，在基层卫生院也得到广泛应用。然而，各地区、各医疗机构间检查方法不一致，诊断标准及描述术语不统一，这是目前超声诊疗中面临的严重问题；另一方面，超声医师主要关注超声诊断结果，热衷于前沿热点及超声新技术，而对超声基础规范建设缺少足够重视。实际上，只有重视超声临床检查规范，统一制定权威的参照标准，让超声医师在实际工作中严格遵守执行，建立起完善全面的超声诊断质量控制体系，才能在提高超声医师的业务水平能力、为患者带来高质量的超声检查的同时，稳步促进超声业界的交流合作，方便不同医疗单位、科室群体之间的学术指导和工作评价，为超声医学的进一步发展提供可靠的基础。

### （二）超声规范在生殖中的重要性

随着不孕不育症就诊者的增加，为满足日益增长的生殖需求，越来越多的医疗机构纷纷开展不孕不育的诊疗及辅助生殖技术。在实际工作中，许多医院将生殖超声交予生殖中心医师或妇产科临床医师进行，临床医师能够胜任普通监测排卵操作，但是对于其他妇产科疾病的超声诊断及鉴别诊断方面不熟悉，操作手法不规范，易产生漏诊、误诊；而部分超声医师（尤其是资历不足的年轻医师）对生殖临床（包括生殖内分泌及生殖诊疗过程等）认识不充分，过度依赖声像图表现而脱离临床，容易与临床诊断意见产生矛盾。

20余年来，各种生殖新技术、新方法层出不穷，但在数量庞大的生殖人群需求及就诊压力下，这些新技术、新方法在短期内无法真正应用于临床诊疗，在短时间内仅适用于生殖方向的科学研究。目前生殖超声基础规范仍不完善，尤其是在临床工作中，对生殖超声检查的适应证、理论基础及规范化操作、报告书写规范等缺少一致性的标准，从而限制了生殖超声技术的进一步发展。

超声医学是一门经验性学科，而生殖超声要求从业医师对生殖系统解剖、临床相关知识有综合性的了解。即使是经验丰富的超声医师，若不能对生殖医学领域具有完整性、系统性的认知，也是无法从容应付该领域的相关工作。经验的积累需要时间，而目前从事生殖超声的大多是中青年医师。将生殖超声规范真正落实，形成一套临床-超声相结合的理论及操作体系，能够有效提升生殖超声理论及操作的普及，切实促进生殖超声的快速有序发展。

### （三）如何实现规范

生殖超声规范包括知识理论、实际操作、规章制度等多方面，只有将规范具体落实到每个细节上，才能形成有效合力，推动生殖超声诊断的稳步发展。具体表现为以下几部分。

1. 理论建设：规范、完善一套统一的生殖超声诊断标准，在这个标准的基础上进行修改，增加具有医院、科室特色的内容，并与临床相关科室进行沟通、达成一致意见，打造就诊者诊断、治疗的完整链条；定期安排相关生殖超声医师进行培训、考核，保证理论建设的持续性及新鲜性。

2. 检查仪器设备方面：合格的仪器才能获得合格的超声图像，性能良好的超声诊断仪是良好检查质量的基础。定期对仪器进行维护保养可有效减少仪器故障、延长仪器使用寿命，达到经济效益最大化。

3. 就诊者：就诊者的积极配合是高效完成超声检查的重要组成部分，做好检查前的知情同意，告知就诊者检查前准备事项，为什么要做检查前准备、如何准备，让就诊者能够在检查中积极配合，以便更好地完成检查；告知该项超声检查的优点与不足，使就诊者更好地理解超声医生，客观、科学地评价超声医师发出的检查报告。

4. 医生：超声医师要具备职业道德及责任感，对每一份报告、每一位就诊者负责，全心全意为就诊者服务，尽心尽力完成工作。过硬的专业素养和业务水平是确保检查质量的根本，工作中注重基本功的训练和经验的积累，通过自学、带教、轮转、进修等各种方式进行业务教育学习，以提高医生的业务水平与实际操作能力。

在实际检查过程中，检查前医师应仔细审核申请单，核对就诊者个人信息，了解其临床资料，做好准备工作。医师对仪器的熟悉程度决定了检查质量及速度，了解每一台仪器的具体操作、调节，合理使用，才能充分发挥仪器的最佳性能，如选择合适的探头，将仪器调节到最佳工作状态，使图像最优化，从而获得高质量的检查诊断。

熟悉超声分析内容和思路，掌握分析规范，才能正确、有条不紊地进行病例分析，这是进行精准化诊断的基础。超声分析应遵循"先灰阶后血流，先常规后特殊，从整体到局部，从中央到周边"的思路，对脏器或病变的位置、数目、大小、形态、边界、回声（内部、边缘、周边、后方、侧方、特征性回声等）及病灶与周围组织关系等进行全面观察分析，注意辨别真实图像及超声伪像。分析脏器或病变的血供情况，观察血流有无及其丰富程度，通过频谱多普勒分析血流速度及阻力情况。

# 第二节　生殖超声检查基本要求

为了保障生殖超声检查结果的可信度，需要对检查人员、仪器设备、安全性及隐私保护制度等提出一系列要求，只有满足这些基本要求，才能高效、有序地完成日常生殖超声检查工作。

## 一、人员资质

生殖超声检查者需要具备完善的临床认知、超声专业知识及熟练的超声检查手法，才能在保证诊断准确性的基础上，提高诊断效率，以应对目前庞大的生殖需求。因此，对独立进行生殖超声检查人员提出以下几点要求：

1. 出具生殖超声报告人员必须取得执业医师资格，获得《医师资格证书》及《医师执业证书》，方具备上岗资格（图3-2-1）。

2. 熟悉超声及生殖相关领域理论知识、操作规范，通过正规医师规范化培训并考试/考核合格。

3. 熟悉超声设备，能自主进行仪器操作、调节，根据就诊者实际情况及不同疾病情况进行思维转换，获得正确诊断，为临床提供切实有效的诊断信息。

4. 从事超声介入人员应符合以下要求：具有主治或主治以上专业技术职务资格、有3年以上临床诊疗工作经验、经2名具有临床介入超声技术资质及具有主任医师专业技术职务任职资格的人员推荐。

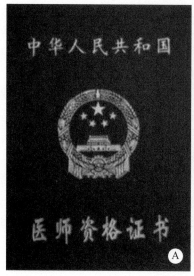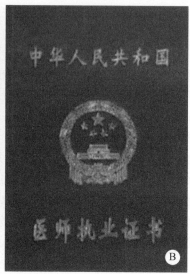

图 3-2-1　生殖超声医师资质认证

A. 医师资格证书；B. 医师执业证书

## 二、仪器设备

应选用兼有彩色多普勒血流检测功能的高分辨力超声诊断仪。女性盆腔超声检查仪器应配备经腹探头和腔内探头，必要时补充应用三维容积探头（图 3-2-2）。

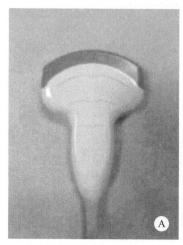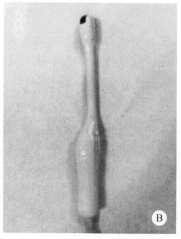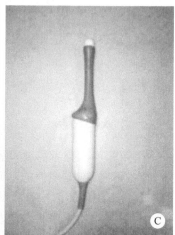

图 3-2-2　女性生殖超声检查使用探头

A. 经腹探头；B. 腔内探头；C. 三维腔内容积探头

男性生殖系统检查：对前列腺、精囊的扫查途径主要包括经腹部、经直肠及经会阴三种，使用经腹部或经直肠探头，必要时也可多种探头联合使用。经腹壁检查配用凸阵式或线阵探头；经会阴扫查可用凸阵探头；经直肠超声检查配备端扫式宽频或变频腔内探头，可为专用直肠探头或直肠／阴道两用探头，必要时可使用经直肠三维／双平面探头进行检查。

阴茎、阴囊及其内容物位置表浅，易于探测，根据实际需求选择使用高频（8～14MHz）线阵探头（图3-2-3），阴囊肿胀或阴囊肿物较大、超出线阵探头探查范围时，可选用较低频率的凸阵探头做补充扫查。判断精索静脉曲张、睾丸扭转及囊实性肿物鉴别时，需采用彩色多普勒超声评估目标血流动力学辅助诊断。

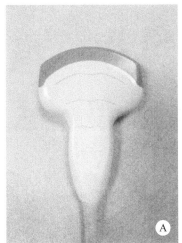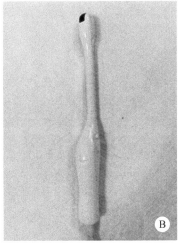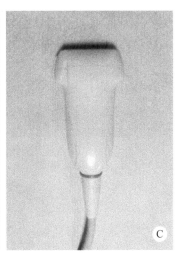

图 3-2-3　男性生殖超声检查使用探头

A.经腹探头；B.腔内探头；C.高频线阵探头

无论是哪种检查途径、使用哪种频率的探头、选择何种检查模式，为了获取最佳的图像，操作者应在检查时将仪器参数调整至合适状态，根据就诊者及病变的情况灵活调整仪器参数：调节适当的频率、深度（保证病灶显像不过小或过大），调节灰阶超声增益（gain）、时间增益补偿（TGC）使图像亮度一致，注意兼顾分辨力和穿透力。彩色多普勒增益调节以调到最大增益而不产生噪声为标准。

## 三、安全性

由于超声仪器输出功率的提高及潜在未知的生物学效应，在诊疗规范中应对超声检查的安全性进行详细阐述。生殖器官是人体重要而敏感的部位，因此在生殖超声检查中应尤其重视安全性问题。目前没有证据表明生殖超声检查对男性/女性生殖系统、生殖能力、早孕胚胎有不良影响，但考虑到扫查效率及就诊者感受，生殖超声检查应遵循“最小剂量”原则，即在保证诊断质量的基础上，尽可能使用最小超声能量、最少的时间完成检查，减少被检查者的超声暴露时间。这就要求操作医师对所用仪器及相关病种要有较高的熟练度，并应在检查前完成仪器初步调节。

采用经阴道、经直肠超声检查应注意定期消毒探头，检查时应使用一次性消毒隔离套（建议这一步骤在就诊者进诊室后进行，消除就诊者对卫生及安全性的顾虑）；操作时应注意卫生安全，隔离套要拉至足够的长度，避免探头柄直接接触就诊者大腿根部，防止交叉感染；操作者的手不要直接接触隔离套外层；操作时注意动作轻柔，防止隔离套于使用过程中破裂（图3-2-4）。

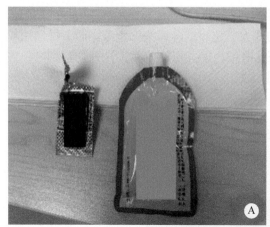
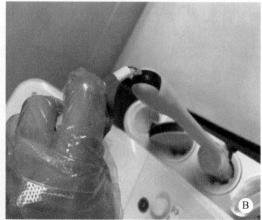
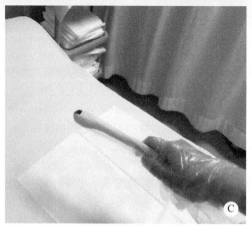

图 3-2-4　生殖超声检查安全

A.采用一次性隔离套及耦合剂；B.涂抹耦合剂；C.腔内探头正确握持姿势

某些特殊情况（如经期检查、阴道流血等）或经直肠超声检查时建议使用双重隔离套，为保证图像质量，应在两个隔离套间涂抹足量耦合剂，保证隔离套间、探头与隔离套间的紧密性。

经阴道、经直肠腔内超声检查时，还应在检查床上铺设一次性卫生材料，注意卫生，预防感染。

## 四、患者角度及隐私保护

随着法制社会的建设及相关法规的设立，对就诊者隐私保护成为了医疗行业的常态。在生殖超声检查中，检查医师需要接触就诊者隐私，这就要求检查者及其他医务工作者在诊疗过程中维护就诊者利益、保护就诊者隐私、避免纠纷发生。因此从事生殖超声的科室及医师应遵循以下要求：

1. 所有进行生殖超声检查的诊室均需要相对密闭，可用门、屏风或布帘进行遮挡。

2. 按照就诊者识别制度核对就诊者信息，门诊就诊者自述姓名，核对至少一项个人资料（如门诊号、身份证号、医保卡、电话号码等），不大声呼喊就诊者姓名，检查时不大声吆喝，不与无关人员谈论患者隐私。

3.检查前应了解就诊者相关病史情况，向就诊者适当解释检查操作过程及检查的必要性，获得就诊者的知情同意，并告知可能发生的特殊情况。

4.注意纸质资料、电子资料的保密性，相关废弃报告不随意摆放，应交予相关人员统一销毁，不随意向无关人员透露就诊者基本信息及诊断信息。

5.由于经腹检查子宫附件、前列腺/精囊常需患者充盈膀胱，应就近配备卫生间，便于就诊者检查后及时排尿。

## 五、注意事项

生殖超声检查医师应加强自我保护意识，男性医师检查女性就诊者，或女性医师检查男性就诊者时，相对应需有至少一位女性或男性医务工作者（助手、护士或者其他医务人员）在旁，避免不必要的医疗纠纷。

# 第三节　生殖超声检查及应用技术

超声作为一种非创伤性的检查手段广泛应用于生殖医学领域，超声医师在检查过程中需掌握检查适应证，严格执行检查规范，全面扫查，认真细致分析图像信息，得出符合质量标准的检查结果。

## 一、检查适应证

### （一）女性不孕症超声检查适应证

不孕症超声检查适用于具备妇科检查要求、有辅助生殖技术需求并自愿接受辅助生殖技术及相关检查的就诊者。

1.原发或继发性不孕病因寻找。

2.内分泌异常的评估及监测。

3.其他影像学检查发现生殖系统异常，超声进一步明确诊断。

4.因不孕就诊，存在相关部位症状（如腹痛、阴道出血）。

5.生殖不孕相关妇科疾病的诊断及随访。

6.辅助生殖技术前检查。

7.正常周期、促排卵周期卵泡监测。

8.生殖不孕相关手术或介入治疗的术前检查、术中监测及术后评估。

9.早期妊娠的诊断及鉴别诊断：证实宫内妊娠，评估妊娠囊个数，预测孕周，了解胚胎（胎儿）情况（存活或死亡），排除异位妊娠。

### （二）男性不育症超声检查适应证

1.原发或继发不育病因寻找。

2.因不育来诊、存在相关部位不适如疼痛、泌尿系症状。

3. 临床精液检查提示无精症、少精症、弱精症、精子形态异常等。

4. 其他影像学或临床检查发现异常，超声进一步诊断。

5. 梗阻性及非梗阻性无精症的鉴别。

6. 勃起功能异常，或存在阻碍正常勃起的因素。

7. 接受辅助生殖技术前生殖系统情况评估。

8. 男性生殖系统疾病的检出

（1）影响精液生成的因素

1）睾丸疾病：睾丸炎、睾丸囊肿、睾丸微结石、睾丸结核、睾丸肿瘤、睾丸先天性异常（隐睾、滑行睾丸）、睾丸发育不良、睾丸扭转、外伤。

2）前列腺疾病：前列腺增生、前列腺炎（急性、慢性）、前列腺结石、前列腺囊肿、前列腺结核和前列腺肿瘤等。

3）精囊疾病：精囊先天异常（单、双侧缺如等）、精囊炎症、囊肿、结石、肿瘤（多为转移性）等。

4）其他疾病：精索静脉曲张、鞘膜积液等。

（2）影响精子储存及运输

1）附睾疾病：附睾缺如、附睾炎、附睾囊肿、附睾结核、附睾淤积症与附睾肿瘤等。

2）输精管及射精管梗阻：先天性输精管梗阻（CBAVD）、输精管结核、射精管结石或囊肿等。

（3）勃起异常：阴茎硬结病、炎症、外伤、阴茎癌、阴茎勃起功能障碍等。

## 二、规范化检查

规范化检查能够缩小不同检查医师间、不同时间检查间及超声与临床结果间的差异，也是目前住院医师规范化培训制度的要求，其中包括理论知识的规范化、使用仪器规范化、检查途径规范化、检查技术规范化、操作手法规范化及正常值规范化等。规范化检查的推广不能一蹴而就，需要长时间的适应与调整，首要就是制定符合行业、医院及科室要求的规范化检查制度。

### （一）子宫、卵巢及输卵管

1. 探头选择：经腹部或经会阴超声扫查常规选用凸阵探头；经阴道或经直肠超声扫查时，选用腔内探头。必要时可辅以三维容积探头检查。

2. 检查前准备

（1）经腹部超声扫查：检查前应适度充盈膀胱（图3-3-1），可嘱就诊者于检查前1～2小时饮水500～800ml。

（2）经阴道超声扫查：检查前需排空膀胱。注意询问就诊者是否有性生活，以往无性生活的就诊者禁止进行该项检查。

（3）经直肠超声扫查：检查前需排空直肠，必要时进行灌肠。

3. 体位

（1）经腹部超声扫查：常规取仰卧位，双腿略微屈曲以放松腹肌。可根据就诊者实际情况调整体位。

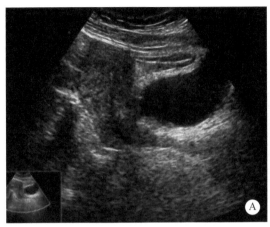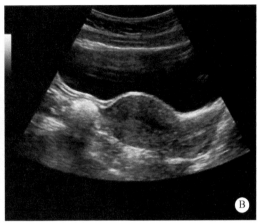

图 3-3-1　经腹子宫附件超声检查前准备

A.膀胱充盈不佳,宫底及附件区显示不清;B.膀胱适度充盈,子宫轮廓及附件区显示清晰

（2）经阴道超声扫查：多采用膀胱截石位，必要时需抬高臀部（可嘱就诊者双手握拳置于臀部下，或者用枕头垫高臀部），以改善观察角度。

（3）经直肠超声扫查：采用膀胱截石位，也可采用左侧卧位，左腿伸直，右腿屈曲，尽量暴露肛门，放松肌肉。

4.超声检查

（1）经腹部扫查：在探头与腹部皮肤间涂充足的耦合剂，以充盈的膀胱为透声窗，扫查过程中根据子宫、卵巢、输卵管解剖位置和走行,灵活移动探头,改变扫查方向和角度，进行多切面、多角度扫查，获得脏器和病灶的最佳图像。

（2）经阴道扫查：在探头顶端涂适量耦合剂，套入一次性保护套；轻而缓地将探头置入阴道，同时注意观察阴道情况；探头放置完成后，首先确定宫颈和子宫的位置，显示子宫纵切面及横切面，在横切面沿双侧输卵管、系膜结构追踪显示双侧卵巢。双侧卵巢多位于子宫两侧，盆腔侧壁髂内血管的中部或前部。适当调整探头角度，以显示卵巢最大纵切面及横切面；如卵巢或附件区病变位置较高，操作者需用手于就诊者腹壁加压，推开肠管，压低卵巢或病变使之进入阴道探头扫查范围内（图 3-3-2）。经阴道进行超声检查时注意检查的系统性，扫查基本顺序为"子宫、卵巢、双侧附件区及子宫直肠陷凹"，探头置于阴道穹窿部，注意放置探头过程中手法轻柔，顺应阴道由后向前走行的特点。

5.观察内容：经阴道超声常规观察子宫及卵巢位置、内部回声，子宫及卵巢的移动度及有无子宫直肠陷凹积液、盆腔粘连带、钙化灶等，依照顺序常规观察以下内容：

（1）阴道内、阴道壁及宫颈情况。

（2）子宫（包括宫体肌壁及内膜）大小、形态、回声、位置，宫腔线是否清晰（图 3-3-3），内膜是否回声均匀，宫腔有无占位或异常血流，双侧宫角回声是否清晰（图 3-3-4）。

（3）双侧卵巢及卵泡的大小、形态、回声；输卵管是否显示。

（4）子宫、附件区（卵巢及输卵管）是否存在异常回声或占位性病灶，描述其位置、数目、形态、大小、边界、内部回声及与周围组织的关系等。

（5）子宫直肠陷凹有无积液、占位及粘连带。

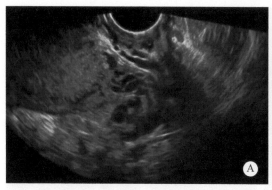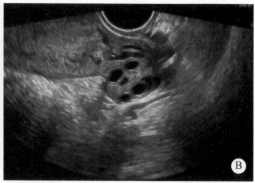

图 3-3-2　腹部加压对经阴道超声检查的影响

A. 受肠气遮挡卵巢显示不清；B. 用手于就诊者腹壁加压后，肠管被推开，卵巢进入阴道探头扫查范围内，显示清晰

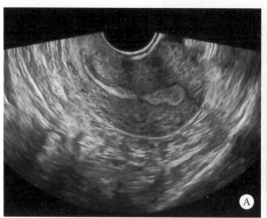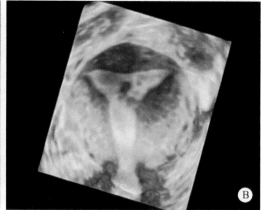

图 3-3-3　宫腔粘连二维及三维声像图

A. 宫腔线不清晰，内膜厚薄不均，连续性中断；B. 腔内三维超声显示内膜局部粘连

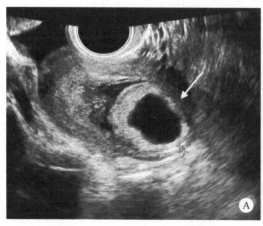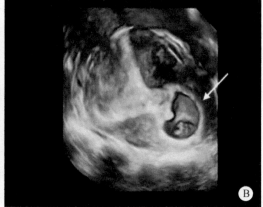

图 3-3-4　经阴道超声观察宫角

A. 左侧宫角妊娠（箭头所指）合并宫腔积液；B. 腔内三维超声显示子宫后位，左侧宫角妊娠（箭头所指）

　　（6）应用彩色多普勒超声观察脏器及病灶的血流分布及走行特点，必要时应用频谱多普勒测量相应血流参数。

（7）早期妊娠观察妊娠囊的位置、个数、形态，卵黄囊的大小与形态，测量胚胎或胎儿头臀长度，观察胎心搏动。

女性盆腔常规检查上述内容，对于病变或宫腔、输卵管等特定部位可联合超声特殊技术（如弹性成像、超声造影等）进一步检查。

### （二）阴囊

1. 探头选择：由于阴囊位置较表浅，故常规使用高频线阵探头，选择预设阴囊模式，必要时（如阴囊重度肿大）可选用凸阵探头辅助扫查；需要寻找腹盆腔内隐睾、疝时可加用凸阵探头联合扫查。

2. 检查前准备：检查前嘱就诊者放松情绪、积极配合，并做充分的情况告知；就诊者取仰卧位，褪下裤子至膝盖以下，充分暴露阴囊；阴囊睾丸过分下坠者，需用纸巾或治疗巾将阴囊适当托起；隐睾就诊者检查前适当充盈膀胱，有助于隐睾的寻找。

3. 体位：常规采用仰卧位，检查睾丸下降异常（如隐睾、滑行睾丸等）及斜疝时，应加用坐位、立位辅助检查。

4. 超声检查：检查时，嘱就诊者以手将阴茎向上提拉并固定于下腹壁，用纸巾或衣物遮盖；进行阴囊横切面及纵切面扫查，多平面、多角度显示阴囊皮肤、双侧睾丸、附睾头/体/尾部、鞘膜腔及睾丸附睾附件，观察上述结构声像特点及是否有异常病变表现。由于阴囊内容物活动度较大，在检查时应注意手法技巧，避免因睾丸、附睾等滑动造成成像效果不佳或测量偏差。

5. 观察内容

（1）阴囊：形态是否完整、壁有无增厚、回声及血流信号。

（2）鞘膜腔：内壁是否光滑；有无积液及其透声、形态、积液量的多少；有无疝气及结石等。

（3）睾丸：位置、数目、形态、对称性、大小、边界、内部回声；了解睾丸纵隔、白膜情况；评估睾丸内部血供是否异常。

（4）附睾：位置、数目、形态与大小、边界、内部回声、内部血供情况。

（5）阴囊壁、鞘膜腔及睾丸附睾病变时，观察病变及占位的位置、数目、形态、边界、内部回声、周边组织及血供状态等。

除了上述常规检查内容，对于临床要求或特殊情况（如睾丸扭转要求评估血供情况等）可联合超声特殊技术（如弹性成像、超声造影等）进一步检查。

### （三）精索

1. 探头选择：常规使用线阵高频探头，设置阴囊模式。

2. 检查前就诊者准备：同阴囊超声检查。精索静脉曲张检查前，需让就诊者掌握Valsalva试验的动作要领。

3. 体位：受检者常规取仰卧位或站立位，必要时加用坐位。

4. 超声检查：将探头纵置于附睾区、阴囊上方进行延长扫查，取精索最大切面，测量管腔最大直径。切换彩色多普勒模式，观察精索内结构的血流情况。可疑精索静脉曲张时，嘱就诊者做Valsalva动作，而后缓慢放松，观察此过程中彩色多普勒血流情况的变化，以及是否存在反流信号。

5. 观察内容

（1）精索的位置与睾丸、附睾的关系，有无增粗，血管是否扩张。

（2）精索内有无病灶及病灶位置、数目、大小、形态、边界、内部回声、血供状态、与周围组织间的关系等。

（3）静息状态及做 Valsalva 动作时，精索内静脉、蔓状静脉丛及精索外静脉是否扩张，测量静脉内径大小，观察在不同的状态下（静息状态及 Valsalva 动作）有无反流及反流程度。

**（四）前列腺及精囊**

1. 探头选择：常规使用凸阵探头和腔内探头，选择腹部或前列腺模式。

2. 检查前准备

（1）经腹部扫查：就诊者需适度充盈膀胱（一般膀胱内存有半量尿液即可），膀胱过度充盈易使前列腺受压，影响探查及测量，且易致使就诊者不适。

（2）经直肠扫查：检查前需排空直肠，便秘者可服轻泻剂或用甘油灌肠，膀胱轻度充盈有助于观察。检查前，就诊者需脱尽内外裤，充分暴露肛门。

（3）经会阴扫查：多用于经腹壁扫查有困难的就诊者（包括肥胖、腹壁瘢痕及膀胱无法充盈等），其图像优于经腹扫查，但不及经直肠扫查。检查前就诊者需适度充盈膀胱。

3. 体位

（1）经腹部扫查：常规采取仰卧位，充分暴露下腹部至耻骨联合区域。

（2）经直肠扫查：一般采取左侧卧位，左腿伸直，右腿屈曲，暴露臀部和肛门。对于身体短小或肥胖就诊者可采用膝胸位，双膝屈起俯卧于检查床，臀部抬高，脊柱与床平面呈约 45°。

（3）经会阴扫查：就诊者前身下伏卧跪于检查床上，双腿适度分开，臀部上翘充分暴露会阴部位。不适于上述体位者，可采取左侧卧位或截石位。

4. 超声检查

（1）经腹部扫查：首先于耻骨联合上缘行横断扫查，将探头向就诊者足侧倾斜，显示膀胱深处双侧精囊，调整角度，测量双侧精囊最大厚径；进一步将探头向足侧转动，可显示呈"栗子形"的前列腺冠状面。然后将探头向足侧倾斜进行纵切面扫查，显示前列腺正中矢状面和射精管壶腹部，测量前列腺横径；在此切面分别向左、右偏转扫查，可显示前列腺双侧叶和部分精囊，必要时可结合直肠前列腺指检，以清晰显示前列腺脓肿、硬结或精囊肿瘤。

（2）经直肠扫查：清洁探头后，在腔内探头表面涂以耦合剂并套上一次性隔离套，排空气泡后，将涂满耦合剂的探头沿着直肠方向缓缓插入肛门，推进 4～6cm；待探头通过肛门括约肌后阻力感消失，可边插入边观察，直至出现膀胱和精囊回声。自上而下做前列腺横断扫查，然后旋转探头行正中、正中旁切面扫查。由于经直肠超声探头属于高频探头，因此在前列腺体积显著增大（如前列腺增生、前列腺癌）时应适当降低频率，以观察前列腺的全貌。

（3）经会阴扫查：检查时探头罩上隔离套，在隔离套与探头间、隔离套外层涂适量清洁耦合剂；将探头置于肛门前缘，适当加压向前上方扫查。后会阴区适用于前列腺扫查，可在肛门前缘和膀胱之间探及前列腺，显示其纵断面和斜冠状面；前会阴区适用于双侧精囊扫查，自前列腺斜冠状面向背侧部扫查可较清晰显示。然而由于此法获得图像清晰度欠佳，现基本不采用。

### （五）阴茎

1. 探头选择：常规应用高频线阵探头，选择小器官模式。

2. 检查前准备：就诊者检查前需将内、外裤脱下，检查前应做好充分告知，安抚就诊者情绪，使就诊者在平静状态下完成检查。对于勃起功能障碍的就诊者，检查前应准备好血管活性药物（如罂粟碱等）及相关注射器材。

3. 体位：常规取仰卧位，充分暴露外阴部，将阴茎上翻并嘱就诊者将其固定于腹前正中线，在阴茎腹侧进行多角度扫查。

4. 超声检查：对阴茎进行纵切面及横切面扫查，分别观察阴茎皮下组织、阴茎海绵体、尿道海绵体、白膜及尿道的结构和内部回声。为了避免遗漏小病灶，也可将探头置于阴茎背侧进行补充扫查。切换彩色多普勒模式，观察阴茎血管的分布及血流方向，纵切面观察阴茎深动脉、阴茎背深动静脉等，尽可能显示其全程。应用脉冲多普勒检查各血管的血流动力学参数。

5. 观察内容：观察阴茎海绵体及尿道海绵体的位置、内部结构、回声，观察阴茎表皮及海绵体内是否存在占位性病变，以及病变的位置、数目、大小、形态、边界、回声及周围组织关系等。应用彩色多普勒观察阴茎正常动静脉血供，存在病灶时检查病灶内血供情况，勃起功能异常者应尤其注意了解其阴茎深动脉及静脉的内径、血流速度及时相。

## 三、检查技术

### （一）彩色多普勒

多普勒成像是通过多普勒技术得到的物体运动速度在某一平面内的分布，并以灰度或彩色方式形成图像，投射于显示屏上。彩色多普勒（color Doppler flow imaging，CDFI）是在二维声像图的基础上、以彩色图像实时显示血流方向和相对速度的超声诊断技术。彩色血流图以红、蓝、绿三基色组成，红色代表朝向探头运动血流，蓝色表示背离探头方向运动血流。单纯红色或蓝色表示层流，绿色表示湍流，故正向湍流接近黄色，反向湍流接近深蓝色。颜色越明亮，提示血流速度越快，越暗淡则血流速度越缓慢（图3-3-5）。

除了彩色多普勒外，多普勒超声中的脉冲多普勒（pulsed wave doppler，PW）也可用于定量观察盆腔脏器和病灶的血流动力学特征，辅助鉴别良、恶性病变。

频谱多普勒超声的纵坐标（$y$轴）代表血流速度，横坐标（$x$轴）代表时间。多普勒信号的振幅（$z$轴）以频谱灰阶度表示：振幅高，则灰阶度高、亮度大，反映红细胞数量多；振幅低，灰阶度低，反映红细胞数量少。

超声多普勒技术在生殖诊断中的应用日益突显，其对血流信号的直观显示为生殖相关疾病的诊断及鉴别诊断、器官生理功能的判定提供了血流动力学及血流形态学方面信

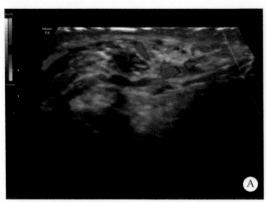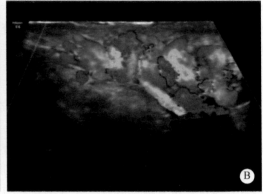

图 3-3-5　精索静脉彩色多普勒超声声像图

A.正常精索静脉，彩色血流暗淡；B.精索静脉曲张（Valsalva 状态下），彩色血流溢出、色彩明亮

息，不仅显示血管的数目、形态，还可以较好地显示血管结构。不同疾病的病理基础不同，其血流性质也不一致：根据 CDFI 表现不同，可以观察女性生理周期内膜及卵巢不同时段特征性血流声像表现，结合临床检查结果，可间接预测辅助生殖技术中临床妊娠率及胚胎移植率；判断子宫血管、卵巢血管的 PW 参数有助于对内膜容受性及卵巢储备功能的了解，以指导临床进行介入干预及辅助生殖技术（图 3-3-6）；CDFI 在男性生殖勃起功能障碍中具有较好的诊断作用，通过观察药物诱导实验不同时相的血流及血流参数改变，可有效诊断血管性阳痿并对疾病进行分型。越来越多研究证明 CDFI 及 PW 在良恶性病灶中的重要鉴别诊断价值：良性病灶因血管形成缓慢，超声显示为无血管或少量血管、血流信号稀少；而恶性病灶生长速度快，血管生成密集，新生血管丰富，血流阻力低且分布紊乱，血流显示率极高。

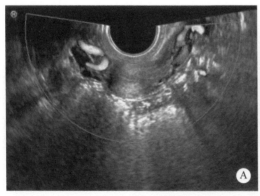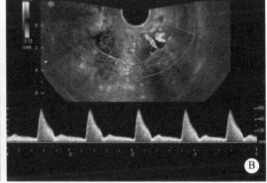

图 3-3-6　子宫动脉彩色及频谱多普勒声像图

A.子宫-宫颈交界处横切面可探及子宫动脉彩色多普勒声像图；B.子宫动脉频谱多普勒
声像图可探及高速高阻血流信号

## （二）能量多普勒

能量多普勒（power Doppler imaging，PDI）成像原理是利用血流中红细胞的密度、

散射强度或能量分布，即单位面积下红细胞通过的数量及信号振幅的大小进行成像，故能量多普勒所显示的不是速度，而是血流中与散射体相对应的能量信号。

能量多普勒与血流方向和速度无关，具有不受声束与血流间夹角影响、可探测到低速血流、无混叠现象、血流连续性好、信噪比高等优点，其敏感性为普通 CDFI 的 3 ～ 5 倍，对细小低速血流更为敏感，成像更为清晰，可显示完整的血管网或血管树，特别是对微小血管或迂曲的血管显示效果明显。对于显示生殖系统血流灌注如睾丸、卵巢内血管、子宫螺旋动脉及内膜下血流，以及生殖系统病灶内微小血流等，能量多普勒有其优越性（图 3-3-7）。

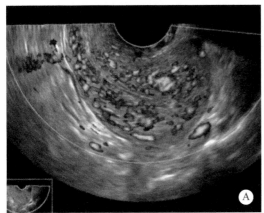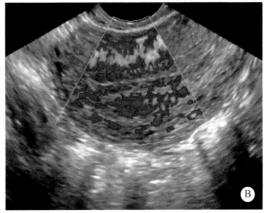

图 3-3-7　子宫肌层及内膜血流能量多普勒超声声像图

A. 子宫肌层血流能量多普勒声像图；B. 子宫内膜血流能量多普勒声像图

### （三）三维超声

三维超声成像（three-dimensional ultrasound，3D-US）目前在生殖超声的应用主要包含 4 种成像模式：表面成像、透明成像、多平面成像（即断面成像）及壁龛成像。3D-US 应用于子宫及卵巢疾病的诊断，包括评估宫腔形态、肿块与宫腔的位置，以及观察盆底结构等。主要采用多平面成像法，可获取二维超声不能得到的冠状面信息（图 3-3-8A），并可对诊断标准进行量化，如应用 3D-US 测量子宫内膜的容积，有助于对子宫内膜性质及容受性的判断；应用 3D-US 测量卵泡容积，可判断卵泡成熟度（图 3-3-8B），辅助临床进行超声定位下卵泡穿刺术。3D-US 与 PDI 相结合的三维能量多普勒能为子宫、内膜和卵巢的血供情况提供三维成像信息，对判断内膜容受性和卵巢储备功能提供有效的帮助。

### （四）超声造影（contrast-enhanced ultrasound imaging，CEUS）

常用宫腔及输卵管声学造影剂有双氧水、生理盐水、声诺维（Sonovue）等。可用于观察子宫内膜及宫腔内病变情况，也可同时了解双侧输卵管通畅程度及与周围粘连情况，对某些盆腔肿块与子宫 / 输卵管关系不清时也可提供有效辅助诊断信息（详见本书第六章"输卵管通畅性评估"）。

经外周静脉注射的超声造影剂可通过肺循环到达全身组织，以增强多普勒血流信号

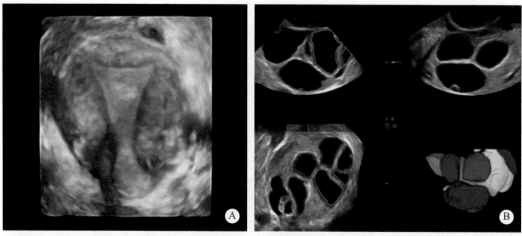

图 3-3-8 女性生殖系统三维成像超声声像图

A. 正常宫腔三维成像；B. 卵巢三维超声自动容积测量

或灰阶信号，能够进一步明确病变位置、范围及血流灌注特征，提高妇科疾病良恶性的鉴别能力。

### （五）介入性超声

介入性超声（interventional ultrasound）可应用于某些致不孕的盆腔肿块、促排卵周期穿刺取卵、梗阻性无精症就诊者微创治疗及取精术等。可通过介入性超声进行细胞学或组织学检查以明确盆腔肿物性质，也可通过抽液、给药对囊性肿物进行局部治疗，为某些疾病的微创治疗提供新的方法。卵巢非赘生性包块如卵巢子宫内膜异位囊肿、卵巢冠囊肿及盆腔局限性积液或盆腔脓肿可在超声引导下穿刺、抽吸并注药治疗（图 3-3-9）。未破裂型输卵管妊娠可行妊娠囊穿刺并注入 MTX 等治疗。妇科恶性肿瘤晚期或术后复发者可在超声引导下穿刺明确诊断。

此外，一些疑难的宫腔手术可在超声引导下进行，如人工流产、复杂性宫腔粘连术等，以提高手术的成功率及安全性。

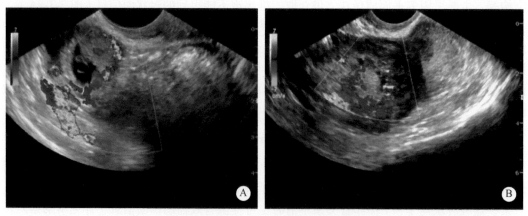

图 3-3-9 超声引导下异位妊娠介入治疗

A. 附件区异位妊娠包块，CDFI 可见胚芽内胎心搏动血流信号；B. 治疗后包块缩小，胎心搏动消失

# 第四节 正常声像图、测量方法及正常值

了解生殖超声的正常声像图，掌握规范的测量方法，同时熟悉不同脏器的正常参考值，这是生殖超声检查的基本功。以下就女性及男性生殖系统超声正常表现进行阐述。

## 一、女性生殖

### （一）宫体

1. 超声表现：正常子宫前与膀胱、后与直肠相邻，宫体形态规整，轮廓清晰，由外至内分别可见高回声浆膜层、均匀等回声肌层及内膜层。宫体纵切面呈倒置梨形，横切面时宫底呈倒三角形、宫体呈椭圆形。子宫底部两侧可见宫角。标准矢状切面时可清晰显示与宫颈管线相连的宫腔线（图3-4-1）。

彩色多普勒超声检查，横切面宫体与宫颈交界处可显示双侧子宫动脉。子宫肌层内见点条状的弓状、放射状动脉彩色血流信号，血流分布均匀。

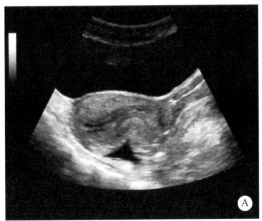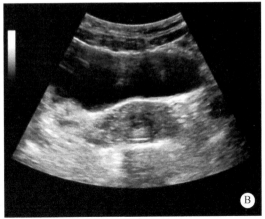

图3-4-1 正常子宫宫体超声声像图（经腹部探查）

A.纵切面；B.横切面

2. 测量内容：测量宫底部浆膜层至宫颈内口的距离为子宫长径；测量与宫体长径相垂直的最大前后距离为前后径（图3-4-2A）；于子宫底部横切面显示宫腔线最宽处，沿两侧宫角处稍下方，能清晰显示子宫边界的位置，测量宫体横径（图3-4-2B）。

3. 正常参考值：育龄期女性子宫长径为5.0～7.5cm，前后径为3.0～4.5cm，横径为4.5～6.0cm。正常育龄期女性宫体三条测量径线之和＜15.0cm。正常育龄期妇女子宫动脉频谱呈高速高阻动脉频谱，PI ≥ 3.0，RI 约为0.8（见图3-3-6）。

### （二）内膜（endometrium）

1. 超声表现及正常测量值：育龄期女性子宫内膜功能层可受激素影响，随月经周期而发生周期性改变，以内膜厚度的变化最为显著。子宫内膜随月经周期声像改变可分为3期。

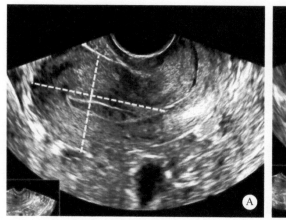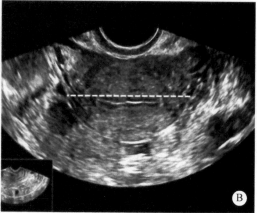

图 3-4-2　正常子宫宫体测量图（经阴道探查）

A.纵切面宫体形态规整，呈倒梨形，在此切面测量子宫长径及厚径；B.横切面宫体呈椭圆形，
在此切面测量宫体横径

（1）月经期：为月经周期第 1 ～ 4 天。此时内膜较薄，厚为 2 ～ 3mm，多呈均匀线样回声（图 3-4-3A）。

（2）增生期：为月经周期第 5 ～ 14 天。此时内膜厚为 5 ～ 10mm，基底层呈线状高回声，功能层呈低回声，与宫腔线的强回声一并形成"三线征"（图 3-4-3B）。

（3）分泌期：为月经周期第 15 ～ 28 天，内膜回声较前明显增强，"三线征"逐渐消失，呈全层中高回声；内膜厚度较前增厚，一般不超过 12mm，偶尔可达 15mm（图 3-4-3C）。

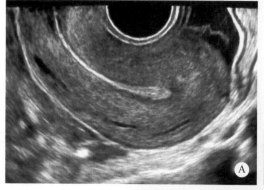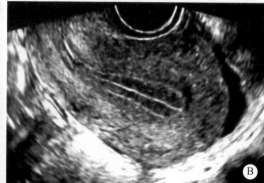

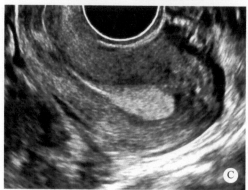

图 3-4-3　正常子宫内膜周期性变化超声声像图（经阴道探查）

A.月经期；B.增生期；C.分泌期

常规彩色多普勒超声检查，内膜在增生晚期及分泌期可显示点状或短条状血流信号，通常增生晚期可见内膜下血流信号，分泌期可见内膜及内膜下血流信号。

2.测量内容：在子宫正中矢状面测量前后两侧双层内膜的厚度，测量点应落在内膜与肌层的交界处（图3-4-4A）；若存在宫腔积液，应分别测量前、后壁内膜的厚度（图3-4-4B），根据具体情况判断是否需要两者相加，液体厚度不计算在内膜厚度范围内。月经期测量应排除血块对内膜厚度的影响。

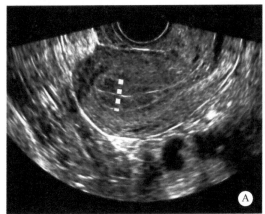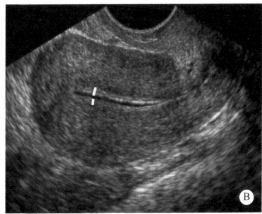

图 3-4-4　正常子宫内膜测量示意图（经阴道探查）

A.正中矢状面测量双层内膜的厚度；B.宫腔积液时，分别测量内膜前后壁厚度

### （三）宫颈

1.超声表现：正常宫颈位于宫体与阴道之间、膀胱处腹膜反折下方，宫颈纵切面呈圆柱形（图3-4-5A），横切面呈椭圆形，边缘清晰，内部回声均匀。宫颈可分为前唇及后唇，其中央为梭形管腔，黏液较少时呈线状，黏液较多时可表现为少量无回声区。宫颈由外至内可见线状稍强回声外膜层、均匀等回声肌层及稍强回声黏膜层。

彩色多普勒提示正常宫颈内点状或小条状血流信号，宫颈与宫体交界处可见双侧子宫动脉（图3-4-5 B）。

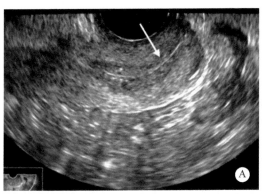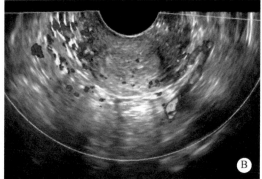

图 3-4-5　正常宫颈超声声像图（经阴道探查）

A.纵切面宫颈呈圆柱形；B.横切面宫颈呈椭圆形，可见宫颈 - 宫体交界处的子宫动脉

2. 测量内容：同样在正中矢状切面测量宫颈长径，即宫颈内口至外口的距离；测量垂直宫颈管长径的最大前后距离为前后径（图 3-4-6A）；测量宫颈横切面最大宽度为横径（图 3-4-6B）。

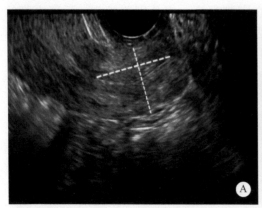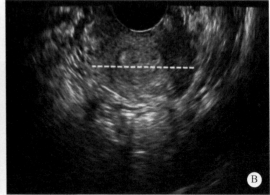

图 3-4-6　正常宫颈测量示意图（经阴道探查）

A. 测量宫颈长径、前后径；B. 测量宫颈横径

3. 正常测量值：正常育龄期女性宫颈长度一般为 2.5 ～ 3.0cm，宫颈病变时需要测量增大宫颈的宽度及厚度。

**（四）附件**

1. 卵巢：卵巢是女性重要生殖器官及内分泌器官，女性不孕的评估第一步是确认卵巢状态。正常卵巢位于髂内血管前方、宫体侧面。

（1）超声表现：正常卵巢呈扁椭圆形，由外至内分为皮质及髓质，皮质内可见多个大小不等的卵泡无回声，髓质通常呈低回声或等回声。卵巢及卵泡可随着月经周期发生周期性改变，根据时期不同分为月经期、增生期及排卵期（图 3-4-7）。自然周期卵巢随优势卵泡发育而相应增大，卵泡增长速度为 1.7 ～ 3.0mm/d，排卵前卵泡增长速度约 2.0mm/d；随着优势卵泡增大，卵巢相应增大。

经阴道彩色多普勒超声检查可较准确评价正常月经周期卵巢、卵泡及其血供的周期性变化：月经第 1 ～ 7 天时，卵巢皮质内可见多个窦卵泡，尚无 10mm 以上卵泡；仅卵巢髓质基底部可见少量血流信号；月经第 9 天开始进入卵巢活动期，优势卵泡（＞10mm）发育，卵泡周围可见点状、短条状血流信号，基质血流稍丰富；排卵前，优势卵泡成熟，卵泡周围回声降低，向卵巢表面移动，卵泡壁不规则，部分成熟卵泡可在一侧内壁上探及卵丘细小点状高回声。成熟卵泡直径可达 18 ～ 25mm；排卵后卵泡消失或缩小，内壁塌陷（图 3-4-8 A），缩小的卵泡腔内可见细弱光点回声，继而出现较多高回声；子宫直肠陷凹可见少量积液（图 3-4-8 B）；内膜进入分泌期，"三线征"消失，代以较为均匀的中高回声。

（2）测量内容：在卵巢最大切面测量其长径、宽径；需要进行卵巢容积测量时，可同步测量卵巢横径，即将探头旋转 90°，在上述切面的垂直面进行测量。

（3）正常参考值：育龄期女性卵巢大小 = 40mm（长）×30mm（宽）×10mm（厚）。

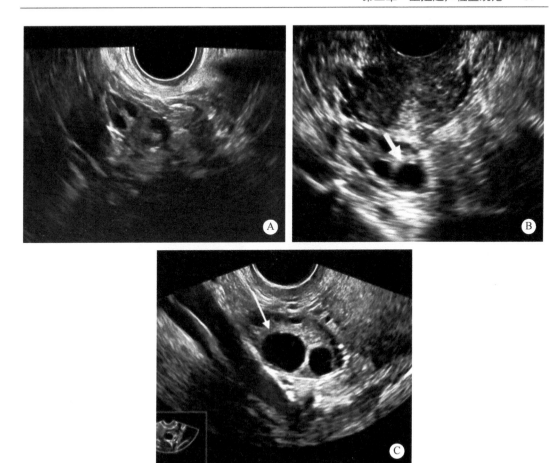

图 3-4-7 正常卵巢及卵泡周期性变化声像图（经阴道探查）

A.月经期，卵巢内仅可见＜10mm窦卵泡；B.增生期（粗箭头示优势卵泡）；C.排卵期（细箭头示成熟卵泡）

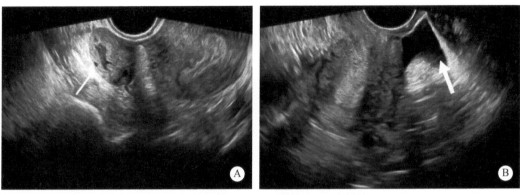

图 3-4-8 正常排卵后超声声像图（经阴道探查）

A.卵泡塌陷（细箭头）；B.内膜呈较均匀中高回声，子宫直肠陷凹积液（粗箭头）

2.输卵管

（1）超声表现：输卵管位于卵巢上方，自两侧宫角发出，由外至内分为浆膜层、菲薄的肌层及黏膜层，由于腹腔内容物干扰，常规超声扫查一般不能显示；当盆腔积液增多时，超声可能显示正常的输卵管，表现为回声稍强的弯曲管状结构，末端呈伞形，漂浮于积液中，其下方常可见卵巢回声。当输卵管积水、积脓，或发生占位性病变时，超声可显示（图3-4-9 A、B）。

正常输卵管壁上可见少许短条状血流，探及低速中等阻力动脉血流频谱。输卵管超声造影可清晰显示输卵管的走行及通畅性。

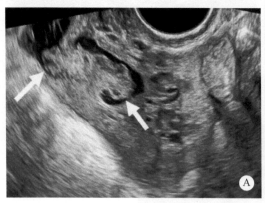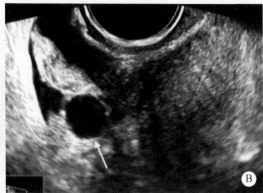

图3-4-9　输卵管及其病变声像图（经阴道探查）

A.可见漂浮在积液中肿胀的输卵管及其伞端（粗箭头）；B.输卵管壁见系膜囊肿（细箭头）

（2）测量内容：因常规超声下双侧输卵管不显示，故无需特殊测量。当输卵管发生病变时，需要测量病变大小及输卵管管径大小。

（3）正常参考值：见第六章第一节。

**（五）子宫直肠陷凹**

1. 超声表现：子宫直肠陷凹是腹膜在直肠与子宫之间移行形成的陷窝，生理情况下可存在少量积液，排卵后超声检查可观察到子宫直肠陷凹积液，需要对积液量进行记录；积液量正常范围时，非排卵后监测、无临床症状及体征者可不予超声提示。附件来源肿瘤可能合并子宫直肠陷凹血性积液，超声表现为积液量增多、回声不均匀伴其内多发点絮状回声；子宫直肠陷凹积液合并粘连带形成时超声见积液内带状高回声（图3-4-10）。

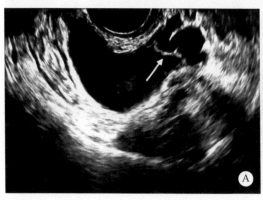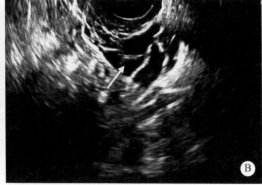

图3-4-10　子宫直肠陷凹粘连带超声声像图（经阴道探查）

子宫直肠陷凹积液内可见多发漂浮带状高回声

2. 测量内容：常规生理性积液一般不予测量。排卵后监测需要测量子宫直肠陷凹积液深度（图 3-4-11），以供临床结合激素评估排卵情况。

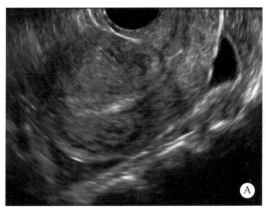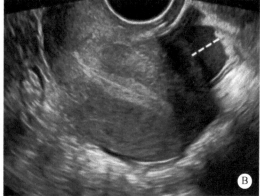

图 3-4-11 子宫直肠陷凹积液测量示意图（经阴道探查）

A. 子宫直肠陷凹可见液性暗区；B. 积液量测量（测量其最大深度）

### （六）阴道

1. 超声表现：阴道前与膀胱尿道、后与直肠相邻，内与宫颈相连。经腹部超声扫查纵切面可显示阴道上 1/3 图像，典型声像图表现为阴道前后壁双线低回声，中央为强回声阴道气体线（图 3-4-12 A）；经阴道超声扫查时，探头自插入阴道口至宫颈外口时，可清晰观察探头两侧低－等回声阴道壁的情况（图 3-4-12 B）。

常规彩色多普勒检查时，正常阴道常无明显血流信号。

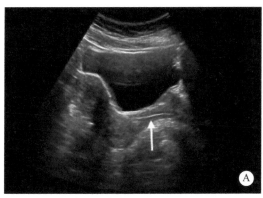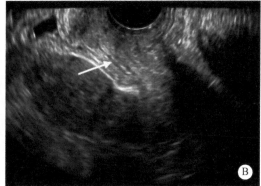

图 3-4-12 正常阴道超声声像图

A. 经腹部扫查可见阴道双线低回声及气体线强回声（箭头所示）；B. 经腔内超声显示阴道图像（箭头所示）

2. 测量内容：常规经阴道超声扫查不做特殊测量；出现阴道壁占位时（图 3-4-13）需要测量占位大小，必要时测量占位离阴道口的距离以明确定位。

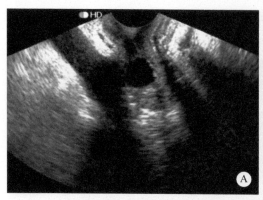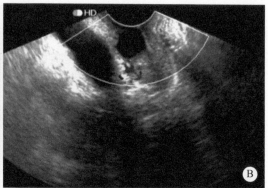

图 3-4-13　阴道壁囊肿超声声像图（经阴道探查）

A. 阴道壁上可见一类圆形无回声区；B.CDFI 示阴道壁无回声区内无血流信号

## 二、男性生殖

### （一）阴囊及睾丸

1. 超声表现：阴囊壁呈左右对称的连续性等 - 高回声光带，回声、纹理清晰，一般不显示组织层次结构。鞘膜分为脏层与壁层，呈两条光滑平行的高回声细线。鞘膜腔是一个潜在腔隙，正常情况下腔内可有少量起润滑作用的无回声液体包绕在睾丸周围。

睾丸纵切面呈椭圆形或卵圆形（图 3-4-14B），横切面呈圆形（图 3-4-14A），包膜光滑，内部呈光点细密、分布均匀的中等回声，边界清晰光整，可显示睾丸内血管无回声带。睾丸表面有一层厚而坚韧的纤维膜，即白膜，于睾丸后缘上部凸入睾丸实质内形成睾丸纵隔，超声下可见白膜回声清晰、光整平滑，纵切面呈条索状，横切面可呈圆形，睾丸纵隔回声较强，后方不伴声影。有时在附睾头附近可见睾丸网回声，表现为多房性无 - 低回声暗区。

睾丸附件位于睾丸上极，通常不易显示，鞘膜腔积液明显时可见睾丸附件漂浮于其中，一端悬垂于睾丸，边界清晰。睾丸附件偶可发生扭转。

CDFI 对睾丸血管的观察主要有以下三方面。

（1）睾丸包膜动脉：睾丸横切时于两侧睾丸边缘可见显示。

（2）睾丸穿隔动脉：穿行于睾丸实质内，与包膜动脉相延续，常有静脉伴行。

（3）向心动脉 / 离心动脉：表现为点状、短条状或条状的血流信号（图 3-4-14C）。

2. 测量内容：阴囊超声检查需测量阴囊壁厚度，即皮肤至睾丸鞘膜壁层的垂直距离。注意当鞘膜腔内液体较多时，要测量其最大深度。在睾丸最大纵切面和横切面分别测量其长径、厚径和宽径（图 3-4-15）；观察到睾丸附件或睾丸附件病变（如扭转）时，可测量附件或肿物的大小。评估睾丸血供、精子生成状态时可测量睾丸包膜动脉血流动力学参数；阴囊、睾丸内存在肿物时，要注意测量肿物的血流动力学参数，以提供良恶性鉴别诊断信息。

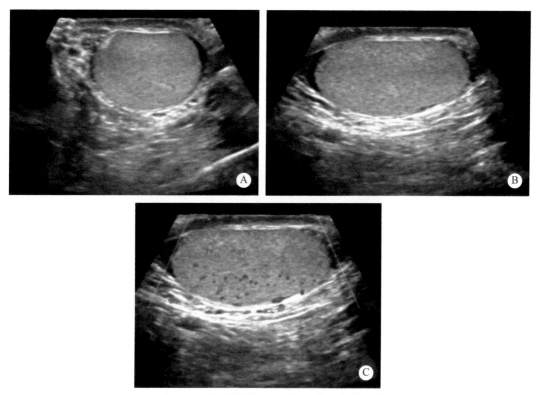

图 3-4-14 正常阴囊壁、鞘膜腔及睾丸超声声像图
A. 横切面显示正常阴囊壁、睾丸；B. 正常睾丸鞘膜腔内可见少量液体无回声；
C.CDFI 见正常睾丸内点状及短条状彩色血流信号

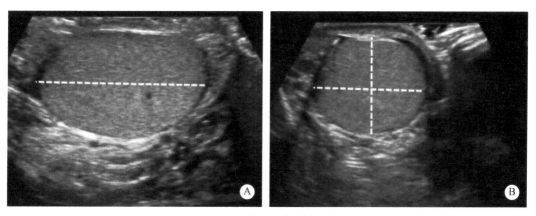

图 3-4-15 阴囊超声测量示意图
A. 正常睾丸长径测量；B. 正常睾丸宽径及厚径测量

3. 正常参考值：正常阴囊壁厚度为 $0.3 \sim 0.5$cm，睾丸纵隔 0.5cm（宽）$\times$0.3cm（厚）$\times$（$2.0 \sim 3.0$）cm（长）。正常鞘膜腔内液体深度 $< 0.2$cm。睾丸长径 $3.5 \sim 4.5$cm、宽径 $2.0 \sim 3.0$cm、厚径 $1.8 \sim 2.5$cm；睾丸附件长径 $< 1.0$cm，厚径 $< 0.5$cm。

**（二）附睾**

1. 超声表现：附睾位于阴囊内、睾丸旁，形态规则，边界清晰，分头、体、尾三部分，通常很难在一个切面上将三者完整显示。附睾头部附着于睾丸上极，体部常见于睾丸前方，尾部位于睾丸下极。附睾头部较圆钝，纵切面类似三角形或新月形，呈与睾丸相似的均匀等回声（图3-4-16）；体、尾部由附睾管高度盘曲形成，其尾部细长似条状，呈较低回声，与输精管相连。同睾丸附件一样，附睾附件通常不易观察到，鞘膜腔积液较多时可显示，悬垂于附睾上，偶可发生扭转。

正常附睾头部和尾部可显示点状、小条状彩色血流信号，体部的血流信号常不易显示。

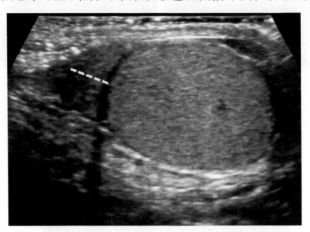

图 3-4-16　正常附睾头超声声像图及测量

2.测量内容：取附睾最大纵切面，分别沿头部、体部和尾部表面最厚处作一垂直切线，测量其厚径；观察到附睾内病变或占位时，在最大切面测量垂直两条径线描述病灶大小或范围；测量附睾附件或附睾附件病变（如扭转）时，可测量附件或肿物的大小。

3.正常参考值：正常附睾头部厚 0.5 ～ 1.0cm，体部厚 0.2 ～ 0.5cm，尾部厚 0.4 ～ 0.8cm；附睾附件长径通常为 0.1 ～ 1.0cm。

（三）精索

1.超声表现：精索主要由输精管、睾丸动脉、蔓状静脉丛及其他结构组成，显示于阴囊根部、睾丸后上方。精索纵切面显示为多条管状结构，管腔内可见缓慢移动的"云雾状"回声；横断面呈圆形或椭圆形，可见数个管腔断面。输精管与附睾尾部相延续，可分为睾丸部、阴囊部、腹股沟管部和盆底部，输精管壁厚，管腔狭小，无明显扩张时声像图不易显示。正常输精管起始段走行弯曲，延续于附睾折返部；阴囊段走行平直，横切面呈同心圆状低回声或无回声区。蔓状静脉丛呈多条迂曲的管状结构，体位改变或 Valsalva 试验时可见管腔内"云雾状"回声移动加快。CDFI 可较直观、准确评估精索内血管情况。

（1）睾丸动脉位于蔓状静脉丛内侧，呈低阻型动脉血流；精索外动脉位于其后方，呈高阻型动脉血流；输精管动脉分布于管壁，显示为弯曲的高阻型血流束；精索外动脉位于蔓状静脉丛后方，走行平直，血流方向与睾丸动脉相一致。

（2）蔓状静脉丛呈网格状分布（图3-4-17A），位于睾丸动脉周围。精索外静脉位于精索内静脉及静脉丛后方，走行平直。静息状态下，蔓状静脉丛、精索内静脉及精索外静脉均不易显示血流信号；深吸气或 Valsalva 动作时，静脉管腔内可见少量暗淡血流信号（图 3-4-17B）。

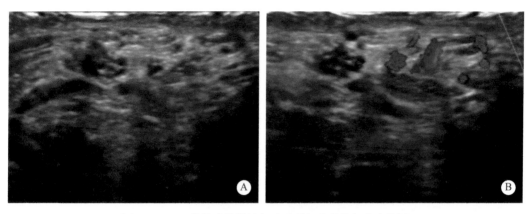

图 3-4-17　正常精索静脉丛灰阶及彩色多普勒超声声像图

A. 可见精索区管状静脉丛；B.Valsalva 动作时，可见少量血流信号

2. 测量内容：取精索最大切面，测量静脉腔最大管径（图 3-4-18）。存在精索内病变或占位时，可测量其大小或范围。

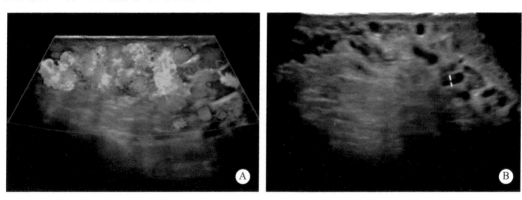

图 3-4-18　精索静脉曲张及其内径测量示意图

A. 精索静脉曲张 CDFI 声像图；B. 测量精索静脉最大切面最大管径

3. 正常参考值：精索横径＜ 10mm；输精管外径为 1.8 ～ 2.4mm，管腔内径＜ 1mm，输精管末段外径可达 10mm。正常精索静脉内径一般＜ 1.8mm。

（四）前列腺

1. 超声表现：正常前列腺的横切面呈左右对称的"栗子"形（图 3-4-19A），纵切面呈"慈姑"形（图 3-4-19B），正中线纵切面可见到尿道内口微微凹入前列腺。前列腺表面回声较高，内部呈均匀的中低回声，边缘光滑，轮廓清晰。

不同的前列腺超声扫查成像方法，其声像图各具特点。

（1）经腹部扫查：较难区分正常前列腺周缘区、移行区及中央区。

（2）经直肠扫查：能清晰显示正常前列腺的带区划分情况；横切面或斜冠状切面时，其背侧及两侧为中等回声的周缘区；在前列腺部尿道和周缘区之间为呈圆形、回声略低的中央区或移行区。纵切面上，其背侧为中等回声的前列腺周缘区，移行区位于腹侧。前列腺纵切面可观察前列腺段尿道回声，为弓状弯曲的纤细带状结构，自尿道内口至尿

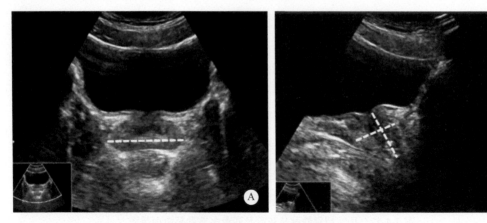

图 3-4-19 正常前列腺超声声像图及测量（经腹部检查）

A.横切面呈"栗子"形，在该切面测量前列腺横径；B.纵切面呈"慈姑"形，在该切面测量前列腺上下径及前后径

道膜部，其后方为周缘区，前方为纤维肌组织。

正常前列腺内部的血流显示与使用的超声仪器分辨率相关，如应用高分辨率彩色多普勒超声仪器，可显示前列腺内部血流情况。

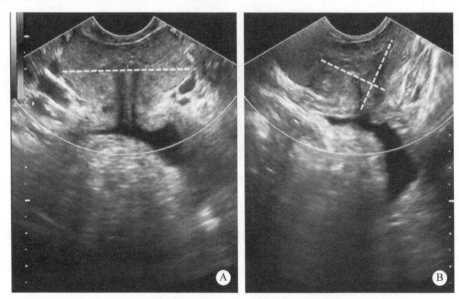

图 3-4-20 正常前列腺超声声像图及测量（经直肠检查）

A.横切面测量横径；B.纵切面测量上下径及前后径

2.测量内容

（1）经腹部超声检查：耻骨上横切面获取前列腺的最大横断面图，测量最宽处从右到左的连线为横径（图 3-4-19A）；旋转探头，在与横径测量切面垂直的最大纵切面上测量上下径和前后径（图 3-4-19B）。

（2）经直肠超声检查：在前列腺斜冠状切面图上取前列腺最宽处，测量从右到左的连线为横径（图 3-4-20A）；上下径及前后径测量同经腹部超声检查（图 3-4-20B）。

3. 正常参考值：正常前列腺大小为 40mm（左右径）×30mm（上下径）×20mm（前后径），内外腺比例为 1 ： 1。

**（五）精囊**

1. 超声表现：精囊位于前列腺两侧叶的后上方，经腹横切面呈左右对称的倒"八"字形（图 3-4-21），包膜纤细完整，内部呈低回声，其间可见条状等回声分隔。

正常精囊内血流信号一般较少。当超声仪器的彩色 / 能量多普勒血流信号的敏感性和信噪比较好时，其内部可见较丰富的血流信号。

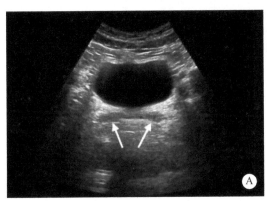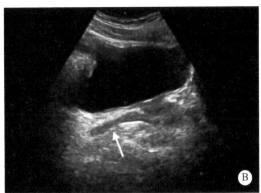

图 3-4-21　正常精囊超声声像图（经腹部检查）

A. 横切面呈倒"八"字形；B. 纵切面

2. 测量内容：正常情况下较少测量精囊大小，一般可进行双侧对比观察是否存在异常；必要时可于纵切面测量精囊最厚处的厚径。

3. 正常参考值：正常精囊厚径为 5 ～ 15mm，长径为 40 ～ 50mm。

**（六）阴茎**

1. 超声表现：横切面上，阴茎海绵体、尿道海绵体构成特征性"品"字形结构（图 3-4-22A）；纵切面海绵体呈条带中低回声，有薄包膜，边界清晰，内部呈分布均匀的低回声，可见双线样尿道壁高回声贯穿整个海绵体（图 3-4-22B）。

阴茎海绵体动脉血流频谱在阴茎充血的不同时间段可分为 0 ～ 5 期。

0 期：阴茎疲软状态下，呈收缩期单峰频谱。

1 期：阴茎勃起后收缩期及舒张期血流量及流速增加，呈连续血流频谱，RI ＜ 1.0。

2 期：PSV 持续增高，海绵体窦样间隙灌注增加，血流频谱出现下凹切迹，舒张期流速降低，RI 接近于 1.0。

3 期：PSV 持续增高，阴茎内压 = 舒张期血压，舒张末期血流消失，RI=1.0。

4 期：阴茎内压＞舒张期血压，PSV 保持高速，全舒张期血流翻转频谱，RI ＞ 1.0。

5 期：收缩期峰值流速降低，频带变窄。

2. 测量内容：在横切面或纵切面中，可测量阴茎背侧动脉、阴茎深动脉、阴茎背浅静脉、阴茎深静脉内径宽度，由于血管较细，需要采用高分辨率的仪器进行测量。应用药物诱导实验评估阴茎勃起功能时，应测量阴茎深动脉自疲软至勃起过程中的血流动力

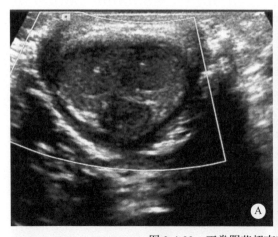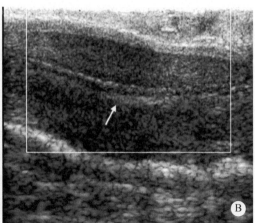

图 3-4-22　正常阴茎超声声像图（经腹部检查）

A. 横切面构成特征性"品"字形；B. 纵切面可见双线样尿道壁高回声

学参数变化。

（1）阴茎背侧动脉位置较浅，在皮下组织内位于阴茎背浅静脉的左右两侧，阴茎海绵体的背侧。

（2）阴茎深动脉走行于两条阴茎海绵体的中央。

（3）阴茎背浅静脉位于皮下，阴茎膨胀时可探及，检查测量时应避免给探头加压，以免压闭血管。

（4）阴茎背深静脉位于阴茎背面筋膜下。

（5）横切面上部分阴茎海绵体周边可显示弓形静脉。

3. 正常参考值：正常阴茎深动脉内径为 0.3 ～ 0.8mm，平均约 0.5mm；阴茎松软时，PSV 为 10 ～ 15cm/s，EDV 接近 0，RI 接近 1.0；阴茎勃起时，PSV > 35cm/s，舒张期血流消失，RI=1.0。

## 三、早期妊娠

孕妇妊娠达第 12 周末前称为早期妊娠。早期妊娠患者临床表现可有停经、恶心、呕吐等早孕反应及尿妊娠试验阳性等。

1. 超声表现：早期妊娠标志性声像图表现包括妊娠囊、卵黄囊及胚芽等。妊娠囊是超声首先可观察到的早期妊娠结构，经腹部超声最早在停经后 6 周、经阴道超声检查最早在停经后 4 周可观察到妊娠囊，超声检查内容包括妊娠囊的位置、数目、大小、形态等。妊娠囊早期表现为增厚的子宫蜕膜，内见圆形增强回声区，中央呈液性回声，位于宫腔一侧，两层蜕膜间见弧形低回声呈"双环征"（图 3-4-23）。注意早期妊娠囊需与宫腔局限性积液形成的"假孕囊"鉴别：假孕囊位于宫腔中央，形态不规则，壁厚薄不均，无"双环征"，内无胚芽和卵黄囊。

妊娠 5 ～ 10 周，妊娠囊内可观察到卵黄囊（图 3-4-24），是宫内妊娠的标志，呈高回声环状结构，中央为无回声区，大小为 3 ～ 8mm，平均 5mm，至孕 12 周时消失。妊娠 6 周经阴道超声检查可显示长度为 2 ～ 4mm 的胚胎，位于卵黄囊一侧，见到胚胎时多

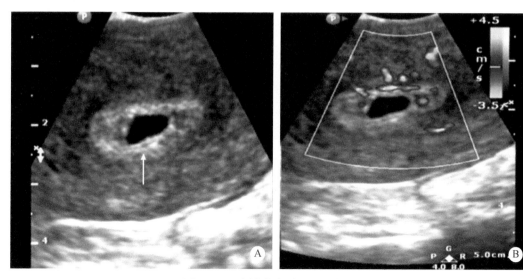

图 3-4-23　早期妊娠囊 "双环征"

A. 宫腔内可见无回声妊娠囊，周边两层蜕膜间可见弧形低回声；B.CDFI 示妊娠囊周边小条状血流信号

数可同时观察到胎心搏动。妊娠 8 周胚胎初具人形，可见肢芽及其运动，腹壁脐带附着处见肠管样结构，为生理性中肠疝，11 ～ 12 周回复到腹腔内。妊娠 9 周后胎儿各部分发育迅速，第 10 周超声能显示并区分手与足，胎儿形态略弯曲，颅骨开始骨化，脑室系统从前向后可以分辨为中脑、后脑和末脑。胚胎移植者在移植后 2 周、4 周、6 周分别进行早期妊娠超声检查。

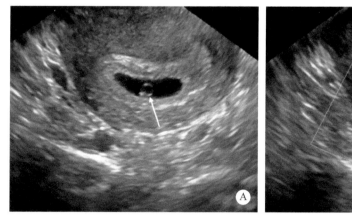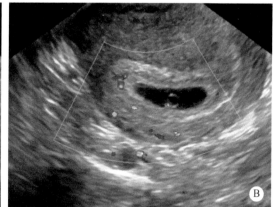

图 3-4-24　妊娠囊内卵黄囊声像图

A. 箭头所示妊娠囊内类圆形卵黄囊；B.CDFI 示妊娠囊内胚芽可见胎心搏动血流信号

2. 测量内容：在妊娠囊的最大纵切面和横切面上测量妊娠囊的内径（图 3-4-25），测量时从内壁至内壁，不包括外周强回声环。通过子宫系列横切面及纵切面对妊娠囊行全面扫查，观察胚胎或胎儿数目。在胚胎最大长轴切面或在胎儿正中矢状切面测量胚胎长度或胎儿头臀径，胎儿为自然伸展姿势（无过伸或过屈）时测量最优。

3. 正常值参考：早期妊娠孕龄估计：孕 7 周内（尤其是早期妊娠尚未见胚芽时）采用妊娠囊平均内径法估测孕龄，妊娠囊平均内径（mm）=（最大纵径＋横径＋前后径）/3，

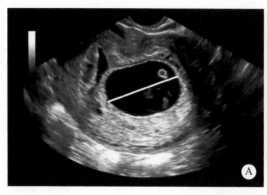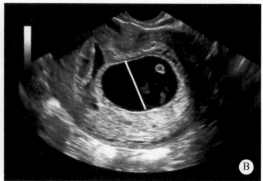

图 3-4-25　妊娠囊平均直径测量

A. 测量妊娠囊最大左右径线；B. 测量妊娠囊最大上下径线

即妊娠龄（天）= 妊娠囊平均内径（mm）+30。

妊娠 6 ～ 12 周，测量头臀长（CRL）是估计胎龄最准确的方法。取 3 次 CRL 测量的平均值，则妊娠龄（周）=CRL（cm）+6.5。此外也可通过头臀长与孕龄关系表查找相对应孕周。

# 第五节　质量控制

生殖超声的保质保量开展，依赖于相应的医疗质量控制体系的建立。学科可从图文报告书写、病例随访、病例讨论、临床沟通等多方面入手，采取针对性的措施，建立一套超声检查质量控制体系，保证生殖超声检查的进一步发展。

## 一、图文报告书写规范

超声报告作为临床参考的客观凭据，也是就诊者留存的诊断依据，更是纠纷处理中具有法律效应的参考资料，因此，规范化报告书写有助于简化超声医师与临床的沟通，也可有效降低医患沟通的复杂性。

超声图文报告单上的一般项目包含以下内容：就诊者姓名、性别、年龄、住院号（门诊号）、申请科室、床号、检查项目、检查方式、出具报告时间等。一份规范化报告的主要内容包含超声检查所见、超声诊断及建议、检查医师签名、图像储存及采集。要求超声报告中必须应用专业、规范且通用的术语用词。

### （一）检查所见

检查所见即检查医师对所观察到的超声征象进行总结、分析及描述，主要包括声像图描述及测量值。根据目标器官超声征象描述的相关规范化术语进行书写；根据正常参考值进行测量及分析。

1. 细致、全面描述：清晰记录目标器官的解剖定位、形态、边缘、回声、与周边组织关系等，目标器官描述完成后，再针对存在病灶的位置、形状、数量、边界、内部回声、后方回声、血流、周围组织及病灶的血供情况等进行具体描述，测量必要的数据。临床特别指出或重要的阴性所见也应据实描述，以供鉴别诊断参考。

2. 主次描述：检查医师要注意超声检查的目的性及针对性。根据就诊者的临床症状、体征、申请单信息可进一步分析疾病特征；超声检查部位如有多处局灶性病变，应区分主次加以详细描述，以利于临床医生对就诊者病情的充分评估。

3. 客观描述：保证报告中描述、图像具有科学性；检查所见为检查发现的客观描述，不应加入任何主观判断。在检查中应重视声像图的客观性，不能为了迎合临床诊断而脱离声像图表现。

### （二）超声诊断及建议

超声诊断意见是对检查所见及图像的总结所得，是超声医师根据专业知识对所见的主观判断，包括物理诊断和疾病诊断，对于不明确的诊断，还可根据实际情况给予相关的建议。一个完整的超声诊断主要由解剖学定位、病变物理性质诊断、可能的病理学诊断及相应建议措施四部分组成。此外，在超声诊断的拟写中，还应注意以下几点：

1. 明确有无病变及病变部位或性质。

2. 部分能从超声图像资料得出明确疾病诊断者，可直接提示疾病名称的诊断（如三维超声诊断子宫畸形）；如不能从图像资料做出疾病确切诊断者，不宜直接提出明确疾病诊断，而只是提供病变的物理性质（如囊性、囊实性、实性占位）；若疾病诊断倾向性较明显，但又不能单凭超声诊断时，经验丰富的检查医师可根据个人经验提示可能的疾病性质，如"未排除……""考虑为……可能性大"等。

3. 当发现多种疾病时，应将确定性高的诊断放于首位，余下依次排列。

4. 最后，根据超声所见及个人经验给予临床及就诊者必要的建议，如建议随访、其他影像学检查或实验室检查进一步明确诊断等。

### （三）检查医师签名

超声报告需有符合资质的医师签名方具有法律效应。由进修医师、技师等无签发报告权者进行检查及报告单书写，需有指定上级医师进行复核并签名才能发出报告，复核医师应认真细致进行操作检查及报告审核，避免发出虚假或错误的报告；检查医师及复核医师签名均应注意字迹清晰、工整，不可有涂改、修正的痕迹。

### （四）图像储存及采集

1. 图像采集基本要求

（1）探头应与皮肤充分接触，并且要在探头与皮肤间涂上足够的耦合剂，避免出现"漏气"现象，影响观察（图3-5-1）。阴囊内结构的活动性较大，尤其应该注意此点。

（2）图像的增益调节：图像增益调节包括总体增益、时间增益补偿及侧向增益补偿。增益过大，图像噪音干扰明显；增益过低则图像暗淡、显示不清。适当的增益表现为图像清晰、层次分明，近场、中场、远场图像的亮度均较均匀（图3-5-2）。

（3）调节图像的深度，使目标结构置于画面最大深度的一半左右处（图3-5-3），此时能在图像上清晰显示所要观察的结构；深度调节过浅，影响图像观察的全面性及细致性；深度调节过深，目标脏器结构、图像细节显示不清。此外，病灶应尽量置于图像的中央位置，便于更好观察。

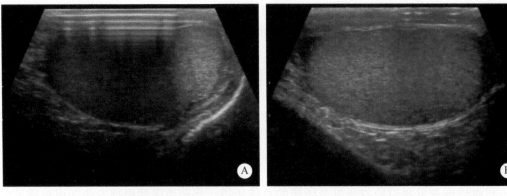

图 3-5-1  探头与皮肤接触不紧密产生"漏气"现象

A.探头与皮肤没有完全接触，致图像不完整；B.探头与皮肤接触充分，图像清晰完整

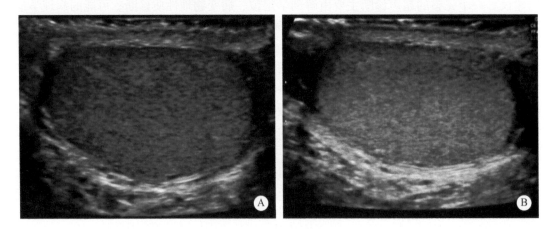

图 3-5-2  图像增益调节

A.增益调节过低，影响图像观察；B.增益适当，睾丸内部结构清晰，层次分明

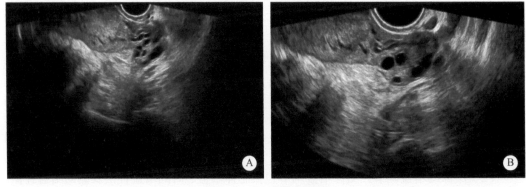

图 3-5-3  图像深度调节

A.深度过大，卵巢显示较小，结构模糊不清；B.深度适当，卵巢结构显示清晰

（4）图像的放大包括整体放大及局部放大（图 3-5-4），图像大小协调能够在保证图像完整性的同时保证一定的图像分辨率，不影响病灶细节的显示。整体放大会使图像失真、模糊；而局部放大不会引起图像失真，可以获得更好的图像质量。对于卵泡测量、

排卵前征象的监测、阴茎深动脉内径的测量等均需要结合整体放大或局部放大。

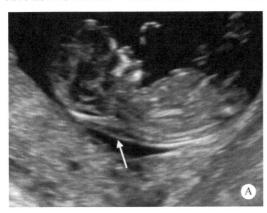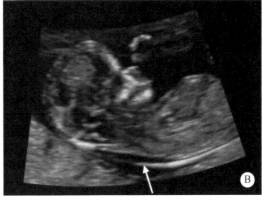

图 3-5-4　图像大小调节（观察颈项透明层）

A. 整体放大，图像显示模糊、失真；B. 局部放大，图像仍然保持清晰

（5）聚焦点的调节可提高图像的侧向分辨率，焦点位置放置适当，可改善图像分辨率，该处的细节显示更为清晰（图 3-5-5）；多个病灶同时观察时，可随检查病灶的深度适当调节焦点的位置；还可以采用多个焦点的方法，但焦点数目增多会降低帧频。

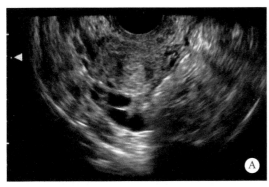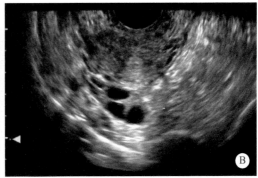

图 3-5-5　图像聚焦点调节

A. 聚焦点与观察点位于不同水平，卵巢边界模糊，内部结构显示不清；B. 聚焦点与观察点位于同一水平，

卵巢及内部卵泡边缘显示清晰

（6）彩色多普勒增益及速度量程调节（scale）适当，以不出现信号溢出、彩色混叠伪像的最大增益为准（图 3-5-6）。

（7）此外，还需要注意彩色取样框大小等调节，注意调节多普勒滤波，协调好 CDFI 图像清晰度与血流显示间的平衡。

2. 图像储存原则

（1）各部位超声检查均有不同的留图规范，当检查结果为阴性时，此时图像留取的原则是留取各器官典型切面、重要测量切面的清晰图像，如条件允许，应在超声工作站留存足够数量目标脏器或病灶的静态及动态影像资料，以供后续比对、审查及随访。

（2）当检查结果为阳性时，应留取病灶最大纵断面、横断面的灰阶及彩色多普勒声像图至少各一张；其次，应留取病灶的解剖切面图，明确显示病灶与周围标志性的器官、

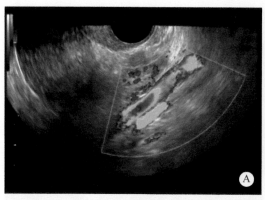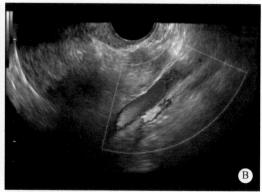

图 3-5-6　图像彩色多普勒增益及速度量程调节

A.CDFI 增益过高，髂外动脉出现彩色伪像；B.CDFI 增益适当，彩色血流显示清晰

组织结构关系（图 3-5-7），目的是为了治疗后复查及解剖定位，方便不同的检查者复查或前后对比病灶的变化情况。建议同时进行该病灶的体表标记，辅助定位。病灶血供丰富时，还应测量、留取病灶的典型频谱多普勒图像，以提供更多有效的诊断信息。早孕需要留取图像包括妊娠囊在内的子宫纵切面及横切面，以及测量胚胎长度或头臀长度切面的超声图像。此外，对疾病的鉴别诊断有重要意义的阴性征象图像也需要留取，以便鉴别诊断。

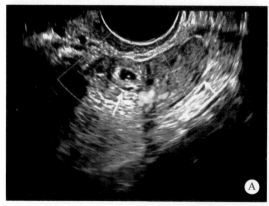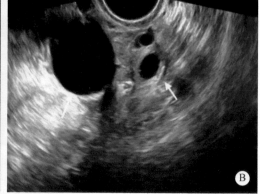

图 3-5-7　病灶解剖切面图的留取

A. 附件区异位妊娠包块与卵巢的关系；B. 附件区囊肿与卵巢的关系

（3）留取的声像图应能够支持超声报告所描述及提示的相应内容，对于部分重点细节结构图像需要适当放大，清晰显示。

（4）应准确、得当地插入图像的体表标志、探头位置和方向标记，便于临床医生分析图像；对感兴趣区及相邻的组织结构可用相应的字母缩写或通用词语进行标记，便于复查。

（5）超声检查过程中所留取的图像是重要的法律证据，一旦出现医疗纠纷，超声科医师需证实自己无过错时，超声图文工作站采集记录的图像即成为最有利的证据。因此，我们在日常检查工作中应做好规范留图的每一步。

## 二、检查过程中注意事项

在生殖超声检查过程中，有许多来源于检查者、就诊者、检查仪器等细节内容需要注意，细节决定成败，只有对这些细节问题抱以足够的重视、及时落实与实施，才能保证生殖超声检查过程的完整及结果的可靠。

具体总结为以下几点。

1. 生殖超声检查注意事项

（1）临床知识储备充分：超声医师必须熟悉相关生殖医学知识，如卵泡监测超声医师需熟知卵泡监测激素参考表、卵泡与月经周期关系表、内膜回声类型周期变化等，做好相应知识储备，掌握生殖器官的解剖，熟悉器官生理、激素生理及常见病的超声表现，了解其主要临床表现及实验室检查结果等。

（2）过硬的超声理论基础及扫查技术：检查医师要有扎实的相关生殖领域超声理论基础，过硬的操作技术本领有助于高效完成超声扫查，提高诊断准确性及检查效率。扫查技术欠佳易导致误漏诊的发生。

（3）无菌操作理念：对于腔内超声扫查，尤其要注意探头及个人的无菌操作。检查时双手需戴好手套（薄膜手套或一次性乳胶手套），使用一次性隔离套及一次性无菌耦合剂，降低机体感染及交叉感染的可能性。

（4）合格仪器条件：生殖操作仪器要求为具有彩色多普勒功能的中高档超声仪，每部仪器定期请有关质控部门进行检测，适当调节仪器，如仪器模式、采图方法等，也包括基本仪器调节如动态范围、对比度、增益等。购买新仪器需尽快安排厂家仪器工程师进行仪器的使用、保养、维修等相关内容的讲解。

（5）检查前的充足准备：充分的检查前准备有利于脏器或病灶的清晰显示（如经腹子宫附件检查前嘱就诊者憋尿）；如检查前准备不充分，将增加患者往返就诊的可能，耽误就诊者的及时诊疗。

（6）良好的人文关怀：超声医生时刻保持轻柔的动作及认真诚恳的工作态度，以温和的语言消除就诊者紧张心理，取得被检查者的信任及积极的配合；生硬的言语及粗鲁的动作，容易导致医患之间矛盾与隔阂的产生。

（7）清晰的诊断思路：超声医师清晰的诊断思路有助于快速、准确地诊断疾病。如果超声医师诊断思路模糊、无方向感，易导致误漏诊。

（8）扫查切面规范：扫查检查过程中需要规范、全面地扫查相应的脏器部位。检查医师必须严格按照超声操作规范进行。

（9）操作手法要熟练，按照测量标准进行测量，留下阳性征象及必要的阴性征象图像，并在图上标明体表标记及方位，以便后续医师了解就诊者病史、准确诊断。

（10）检查过程中探头移动不要过度用力，避免压瘪空腔/囊性结构、压迫组织产生形变（图3-5-8），影响图像留取及检查结果；注意避免两次超声检查间出现严重前后不一致、与临床相差明显的情况。

（11）秉持严谨、认真、细心、负责、客观的态度，根据专业知识自信下诊断，避免下一些模棱两可的诊断。检查过程要有耐心，不要心浮气躁；仔细操作，不宜太快，

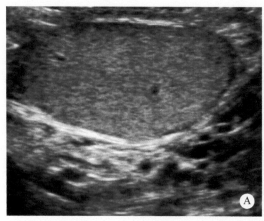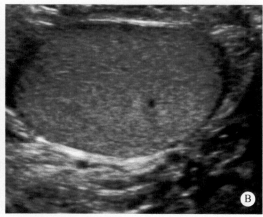

图 3-5-8　不同施力情况下阴囊声像图差异

A. 操作时过度用力，睾丸受压变形；B. 用力适当，睾丸形态自然

避免忽略一些细微结构的扫查；确保全面扫查目标，必要时可控制每小时的检查人数以保证检查治疗。

（12）重视超声报告书写规范，对病灶详细情况进行系统、完整的描述，让临床医生对就诊者病情充分评估。不规范的报告书写，容易导致超声与临床之间的误解，严重者影响就诊者的进一步诊疗。

（13）顺畅的临床沟通：在做好自身工作的同时，定期与临床有关生殖医学医师交流沟通，了解临床一线对生殖超声的直观看法及改进意见，得到有效反馈从而更好改进工作；超声与临床及时的互联互通，有利于快速解决问题，促进双方的和谐发展。不顺畅的沟通，容易导致双方矛盾重重，影响就诊者的诊治。

2. 女性生殖检查注意事项：详见本书第四章、第五章注意事项。

3. 男性生殖检查注意事项

（1）阴囊内组织游动幅度较大，检查时注意手法应轻巧。

（2）常规阴囊扫查时，除了纵断扫查外，还要结合横切及斜切扫查。

（3）精索静脉扫查时，应松开固定阴茎的手，避免局部血管受压变形，避免探头加压；做 Valsalva 动作时，阴囊结构随提睾肌向上牵拉，应同步调整探头位置及角度。

（4）怀疑睾丸肿瘤 / 精索静脉曲张，同步进行腹膜后检查（观察淋巴结、肝转移等）。

（5）阴囊外伤时，除了常规内容，还应评估睾丸附睾血供情况，了解是否存在破裂、扭转；评估可能存在的积液或血凝块。

## 三、质量管理规范

管理规范涉及国家、行业及科室的范畴，是质量控制的重要环节与步骤。超声检查持续贯穿于生殖诊疗中，因此，如何在管理层面做好生殖超声规范也是对开展相关领域的科室管理人员提出的相应要求。

结合学科多年来的经验，生殖超声管理规范主要应当做好以下几点。

## （一）病例随访

1.随访的必要性：随访工作是超声科室日常工作的一个重要组成部分，对于完善医学资料、加速经验积累大有裨益。

病例随访和讨论对提高超声诊断水平有重要价值。可结合本院的专业特色之处，对超声检查后的就诊者及其资料进行有选择、定期或不定期的随访。科内可依照行业、医院规范，以手术病理作为金标准，制定评价超声报告及图像留取的半定量超声诊断符合率标准、制度，每月或每季度对该时间段内病例情况进行汇总，利用好"前车之鉴"，以进一步提高、稳定超声诊断水平。

对于报告及申请单及时性进行抽样评估，有助于提高超声医师的诊断效率，避免报告迟迟不发、拖拉造成临床与就诊者的不便。住院部超声报告应在接到申请单后48小时内发出，门诊部超声报告应在接到申请单后24小时内发出，急诊超声报告应在接到申请单后30分钟内发出。报告的时效性直接关系到就诊者的疾病发展、临床处理方式，因此需要予以重视。

2.临床病例随访内容

（1）手术结果（术中所见）。

（2）病理结果。

（3）其他影像学资料如CT、MRI。

（4）实验室检查结果等。

3.随访分析：随访结果应与科室及时反馈、讨论和分析。超声随访资料必须定期进行统计分析，以手术或病理等作为对照，计算超声检查的病变定位诊断符合率和物理性质诊断符合率。对于合格的超声科室来说，超声定位诊断符合率及物理性质诊断符合率均应达到95%以上。对于误诊或漏诊的病例，应及时分析原因，总结经验教训。

4.随访的管理

（1）保证落实随访的具体工作，宜专人负责，定期随访。

（2）随访资料如文字、图像、视频等需要合理保存。

（3）超声随访有书面记录并存档管理。同时将随访资料电子化处理，这可显著提高保存、管理和检索的效率。

## （二）病例讨论

超声疑难病例讨论是提高超声医生业务水平，保证医疗质量安全的重要手段，应与日常超声医疗工作、会诊及随访等制度紧密结合，需根据超声工作特点与科室实际，定期开展超声医学科疑难病例讨论。

定期组织疑难病例科内集体讨论及科间讨论，可对疾病的发生发展、病理生理、超声影像特点及其他诊断、治疗进行梳理和总结，尤其生殖超声依赖于操作医师的经验水平，生殖医学依赖于多学科结合，而疑难病例讨论无疑是一种共同学习的重要手段。

病例讨论主要流程包含以下几点：

1.资料的收集整理：由住院医师或主治医师提前收集病例做好准备，负责相关临床资料和既往检查资料的收集，可以是一段时间内生殖主题相关的疑难、特殊病例，并做好发言的准备。

2. 开展讨论：由科主任或高年资医师主持，可邀请其他影像科室、临床科室、外院专家一起参与会诊讨论。住院医师介绍病史和基本影像表现及结论后，安排其他超声医师发言，进一步分析讨论病例，并负责介绍及解答有关病情、诊断等方面的问题，提出分析意见和考虑的诊断结论意见。

3. 总结经验：总结疑难病例在超声诊疗中的诊疗疑难点、鉴别诊断、注意事项等，同时做好相应的记录。

### （三）临床沟通

超声与生殖、临床等各学科的结合十分紧密，但目前普遍存在超声与临床科室"脱节"的情况，无形中增加了许多差异及矛盾。加强超声与临床的沟通，不仅能调节院内科室间的良好氛围，提高科室间的良性沟通，还能有效提高超声医师结合临床进行综合分析的能力，降低出错率、提高诊断效能。具体如下：

1. 定期与临床有关生殖医学医师交流，定期进行临床随访，了解临床一线对生殖超声的直观看法及改进意见。

2. 联络员的配备：科室应至少配备一名超声与临床沟通联络员，定期督导超声与临床的沟通事宜，加强双方联系，定期回访，做好相应沟通工作，及时传递双方意见、建议及分歧。

3. 沟通平台的组建：设立超声与临床沟通交流平台，如社交软件平台等，有利于为双方提供良好的沟通环境。

4. 业务讲座的开展：增加超声与临床相关的业务讲座，以提高双方对不同事物、不同角度的理解度，促进双方的和谐发展。

5. 定期安排科内年轻医师到临床进行轮转学习，深入一线了解生殖临床的诊断、治疗方法及流程，回科后组织轮转汇报，更好提高超声与临床的结合度，最终提高超声诊断率。

### （四）不良事件登记及上报

随着生殖需求的增加，另一个不容忽视的方面就是不良事件的发生。不良事件即临床诊疗活动及医院运行过程中，任何可能影响患者诊疗结果、增加患者痛苦和负担，并可能引发医疗纠纷/医疗事故，影响医疗工作的正常运行和医务人员人身安全的因素和事件，根据事件的严重程度可分为4级：Ⅰ级（警告事件）、Ⅱ级（不良后果事件）、Ⅲ级（未造成后果事件）、Ⅳ级（隐患事件）。在科室范围内发生的任何医疗不良事件均需要进行登记、主动上报，这是每一位科室成员需要做到的。

### （五）临床及就诊者意见反馈

超声科作为辅助科室，最终目的是服务于临床及就诊者。科室应定期收集临床科室对超声科的意见反馈，主要包括对超声诊疗技术、服务态度、危急值报告、报告及时性等，反馈回收后应及时组织科内讨论，对相关责任人进行具体情况了解、得出解决方案、落实具体细节，从而提高超声科的日常工作质量；此外，还需要定期调查就诊者满意度，主要是针对各项医疗服务、等候时间、工作人员态度、医疗过程及服务结果的满意度调研，可设计就诊者满意度调查问卷表，采取随机抽样问卷调查和现场访谈相结合形式，获得最新的反馈意见，针对临床及就诊者的反馈意见进行及时修改、更正。

　　无论是过去、现在还是将来，超声检查在生殖与不孕中都发挥着不可替代的作用，而结合生殖医学现况看来，"规范"还有很长的路要走。在超声新技术不断发展的同时，我们理应沉下心来思考，如何做好现有的生殖与不孕超声检查规范，合理使用超声技术，提高超声诊断水平，完善生殖与不孕超声规范化诊治。

## 参 考 文 献

北京协和医院.2012.超声诊断科诊疗常规.第2版.北京：人民卫生出版社，41，190.

曹铁生，段云友.多普勒超声诊断学.第2版.北京：人民卫生出版社，33，319.

陈倩.2016.妇产科疾病超声诊断路径.北京：北京大学医学出版社，180-181，

国家卫生计生委能力建设和继续教育中心.2016.北京：人民卫生出版社，76-79，149.

姜玉新，张运.2016.超声医学.北京：人民卫生出版社，262-264.

姜玉新.2012.超声科诊疗常规.北京：中国医药科技出版社，225-226，230-232.

李泉水.2013.浅表器官超声医学.北京：人民军医出版社，287.

李胜利，文华轩.2015.产前超声检查规范化应用.中国实用妇科与产科杂志，31（9）：818-822.

李胜利.2008.产科超声检查.北京：人民军医出版社，46.

林礼务.2001.直肠、阴道腔内超声与阴囊多普勒超声诊断.厦门：厦门大学出版社，20.

林岳先.2011.实用浅表器官和软组织超声诊断学.北京：人民卫生出版社，403.

刘望彭，袁光华，张武，等.2005.超声诊断基础与检查规范.第2版.北京：科学技术文献出版社，1.

鲁红.2012.妇科超声诊断与鉴别诊断.北京：人民军医出版社，3-47.

鲁红.2013.妇科超声检查.北京：人民军医出版社，16，22-23.

王正滨.2010.泌尿生殖系统疾病超声诊断与鉴别诊断学.北京：人民卫生出版社，255-257，279.

徐金锋，毓星.2015.计划生育超声诊断学.第4版.北京：人民军医出版社，7，269-272.

徐秋华.2008.浅表器官超声动态图鉴.上海，上海交通大学出版社，151.

杨益虎.2009.超声诊查规范实用参考手册.南京：东南大学出版社，360-361，371，384.

杨益虎.2009.超声诊查规范实用参考手册.南京：东南大学出版社，3-4，6-55，360.

毓星，董晓秋.2009.计划生育超声诊断学.第3版.北京：科学技术文献出版社，244-245.

中国医师协会超声医师分会.2017.中国妇科超声检查指南.北京：人民卫生出版社，1-192.

朱向明，谢明星.2012.临床超声测量指南.南京：江苏科学技术出版社，1.

# 第四章  子宫内膜容受性超声评估

## 第一节  概  述

子宫内膜是胚胎着床的部位，是女性生殖器官的重要组成部分，在生殖及妊娠等方面起着不可或缺的作用。子宫内膜容受性（endometrial receptivity，ER）是影响女性生殖两大重要因素之一，良好的内膜容受性有利于正常妊娠及辅助生殖中胚胎的种植。

与卵泡发育周期和雌激素、孕激素周期变化一样，正常子宫内膜同样会随着周期变化而变化，并一定程度上反映了内分泌水平的变化。无论是排卵障碍的患者还是需要接受辅助生殖技术助孕的患者，内源性激素水平异常或外源性激素的使用都会使子宫内膜暴露于异常激素环境，内膜的形态、血流将产生相应改变，从而影响胚胎着床。因此在不孕症的整个诊断治疗过程中，需要定期对子宫内膜的情况进行超声监测，追踪子宫内膜的发育和变化，检测子宫及内膜血流灌注，将月经周期中子宫内膜容受性的评价方法简单化、可操作化，为临床诊治不孕症提供及时可靠的视窗，正确指导用药及治疗，提高妊娠成功率。

### 一、子宫内膜容受性的意义

近年来，随着辅助生殖技术的迅猛发展，体外受精-胚胎移植（IVF-ET）的获卵率、受精率、优质胚胎率及妊娠率均有显著提高。胚胎移植需要胚胎生长发育与内膜容受性的严格同步化，否则即使是高质量胚胎，移植后也不一定获得良好的妊娠结局。

子宫内膜容受性即子宫内膜接受胚胎植入的能力，良好的子宫内膜容受性能在特定阶段允许胚胎黏附、穿入内膜并诱导内膜间质发生一系列改变，最终完成植入。这个时间段称为"种植窗"（即子宫内膜容受胚胎植入的时间），受严格的时-空限制。正常月经周期28天妇女，内膜"种植窗"通常为周期的第19～24天（排卵后6～8天），持续时间不到48小时，因此正确评估子宫内膜容受性在生殖辅助技术中具有重要意义。

正确评估子宫内膜容受性不仅可协助生殖科医生确定移植的最佳时间及移植胚胎的合适数目，而且可以指导临床用药，在提高临床妊娠成功率的同时减少多胎妊娠、卵巢过激综合征等严重并发症的发生。此外，临床可以根据"种植窗"的情况灵活调整方案：如内膜容受性良好，预示胚胎移植成功率高，可按照周期计划进行；若内膜容受性不良时，可取消新鲜胚胎移植周期，改用胚胎冻融技术，待内膜容受性改善后再进行移植，以提高胚胎利用率，增加临床妊娠成功率。

### 二、子宫内膜容受性评估方法

在 IVF-ET 周期中，内膜"种植窗"时间短，难以掌控，如何有效评价种植窗口期的子宫内膜容受性一直是生殖医学领域研究的热点和难点。临床对子宫内膜容受性的评估可通过内膜活检等直接方式，亦可通过检测血清激素水平等间接方式进行。

尽管如此，子宫内膜容受性的研究仍存在较大争议和重重困难。首先，不孕症患者子宫内膜活检通常为盲刮，其漏诊率可达到10%～30%；其次，活检会对内膜造成不同程度的损伤，不适用于需要进行胚胎植入的IVF-ET周期。而血清学激素检测如血清$E_2$和P水平无法精确预测子宫内膜的发育情况，目前亦未明确发现外周血中可精确反映子宫内膜容受性状态的特异性标记物。对IVF周期子宫内膜容受性的评估需要一种无创、直观、精确的方法。

随着超声技术的发展，经阴道超声（trans-vaginal ultrasound，TVS）逐渐应用于辅助生殖技术过程中内膜生长发育形态学的监测。TVS是一种简便易行、准确率高、无创且可重复性好的检查方法，可作为不孕患者宫腔镜检查前的首选筛查手段。但在既往研究中，由于缺乏特异性指标，超声评估IVF-ET周期子宫内膜容受性是否能有效预测妊娠结局仍存在争议。

随着生殖医学研究的广泛深入，各种超声新技术的不断发展，众多评估内膜容受性的超声指标逐渐出现，包括形态学指标（内膜厚度、回声、容积、蠕动性等）及血流动力学指标（子宫动脉、内膜及内膜下血流）等，其中内膜厚度及回声是最为常用的指标。此外，部分研究者还综合多种超声参数，建立超声评估子宫内膜容受性评分法，以求达到全面、精确评估。目前，超声因其无创性、良好可重复性、实时、价廉等优势已经成为临床动态监测子宫内膜容受性的重要方法。

虽然超声评估子宫内膜容受性对生殖不孕的结局的预测性已得到业界较为广泛的认可，但部分国内外报道的结果仍存在不一致。因此，我们需要更深入研究、规范统一理论及操作，才能合理分析不孕症女性子宫内膜容受性情况，从而达到预测胚胎移植的效果。

# 第二节　子宫内膜形态学评估

对于子宫内膜形态学评估，除了常规的内膜厚度、内膜回声分型外，本章节还纳入了对内膜容积、内膜蠕动征的超声评估方法。

## 一、子宫内膜生理

### （一）子宫内膜周期性变化激素及病理基础

子宫内膜从形态学上分为基底层和功能层（图4-2-1），功能层又分为致密层及海绵层。功能层受周期性卵巢激素调节，具有相应的周期性变化；基底层在月经后对子宫内膜创面进行修复，正常情况下不发生周期性改变。根据组织学可将子宫内膜周期分为增生期、分泌期和月经期，不同时期内膜形态、血流情况各不相同（图4-2-2）。

1. 增生期（月经周期5～14天）

（1）激素基础：月经来潮前2天，FSH开始上升，启动卵泡募集，进行卵泡优势化选择。随着卵泡进一步生长发育，血清$E_2$水平逐渐上升达峰，引起内膜功能层的再生及增殖。

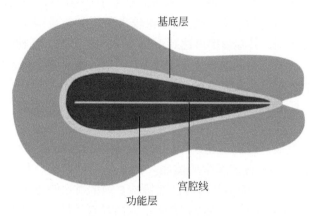

图 4-2-1　子宫内膜形态学分层

子宫内膜分为基底层及功能层

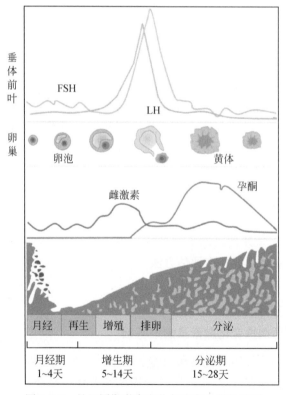

图 4-2-2　月经周期激素变化与子宫内膜的关系

FSH、LH、雌激素、孕激素及内膜形态均随月经周期呈周期性改变

（2）病理基础：在 $E_2$ 作用下，子宫内膜发生增殖性改变，内膜逐渐增厚，表面上皮、腺体、间质及血管呈增生性变化：增生早期，腺体散在分布，呈立方体或低柱状，间质较致密，细胞呈星形（图 4-2-3A）；增生中期，腺上皮及表面上皮细胞变为柱状，内膜

腺体增多，腺体腔呈管状，后期逐渐增多、变长、弯曲，间质水肿（图 4-2-3B）；增生晚期，增殖的腺上皮呈假复层，核分裂象增多，而腺上皮逐渐成高柱状，间质水肿、呈星网状增生，小动脉增生，动脉管腔明显增大、弯曲（图 4-2-3C）。

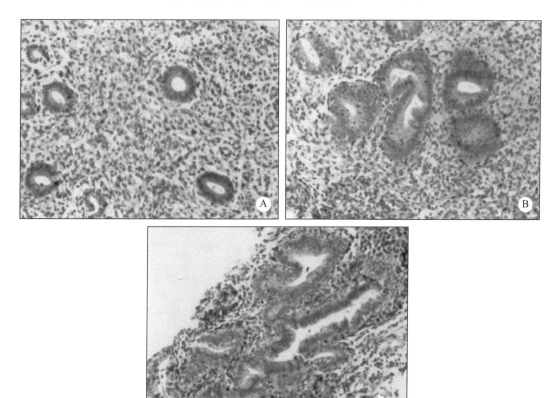

图 4-2-3　增生期子宫内膜病理切片图

A. 增生早期；B. 增生中期；C. 增生晚期

2. 分泌期（月经周期 15～28 天）

（1）激素基础：排卵后黄体形成，受其影响 $E_2$、P 分泌增多，P 协同 $E_2$ 正反馈作用，使增生期子宫内膜持续性增厚。

（2）病理基础：内膜腺体于分泌期进一步变长、弯曲，出现分泌现象，为着床做准备。分泌早期（第 15～19 天），假复层消失，代以腺上皮细胞糖原聚集的核下空泡（图 4-2-4A），是排卵的重要标志；分泌中期（第 20～23 天），内膜较前增厚并呈"锯齿状"，腺体内腺上皮细胞顶端胞质破裂，形成顶浆分泌，即细胞内的糖原溢入腺腔，间质高度水肿；LH 峰后 7 天，分泌现象达到顶峰，此时正是胚胎的"种植窗"期，有利于囊胚植入（图 4-2-4B）；分泌晚期（第 24～28 天），黄体退化，子宫内膜皱缩，呈"海绵状"，腺腔扩张、弯曲，间质细胞肥大，内膜进一步增厚（图 4-2-4C）。

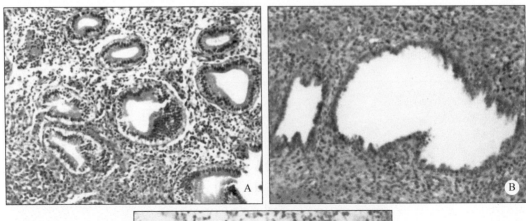

图 4-2-4　分泌期子宫内膜病理切片图

A. 分泌早期，假复层消失，出现核下空泡；B. 分泌中期，内膜增厚呈"锯齿状"，腺上皮细胞顶浆分泌，间质高度水肿；

C. 分泌晚期，腺腔扩张、弯曲，间质细胞肥大

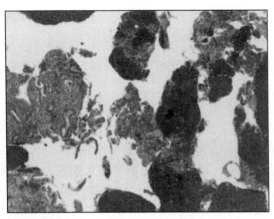

图 4-2-5　月经期子宫内膜病理切片图

子宫内膜螺旋动静脉扭曲，子宫内膜坏死，镜下可见碎片、血凝块

3. 月经期（月经周期 1～4 天）

（1）激素基础：分泌晚期至月经期，黄体退化，$E_2$、P 下降，对下丘脑、垂体产生负反馈。前列腺素的合成及活化刺激子宫平滑肌收缩，引起内膜功能层螺旋动脉痉挛，从而导致内膜缺血，组织变性、坏死，功能层剥离。

（2）病理基础：月经前 24 小时，子宫内膜螺旋动脉节律性收缩与舒张，进而呈痉挛性收缩，螺旋动静脉塌陷扭曲，血管平滑肌损伤致管壁变性，导致子宫内膜缺血、坏死（图 4-2-5），呈现假炎性改变。最后海绵层从基底层分离剥脱，子宫内膜碎片与血液一起排出，月经来潮。

### （二）子宫内膜周期性声像图改变

子宫内膜形态在月经周期不同时期可显示为不同的声像图特征。

1. 增生期：增生早期内膜较薄，厚 5～6mm，声像图表现为均匀的稍高回声，内膜内层结构欠清，宫腔线模糊，与肌层分界清晰（图 4-2-6A）；增生中晚期内膜回声偏低，可见内膜与前后壁肌层及宫腔线形成的高回声为"三线征"（由前壁内膜 – 肌层交界处、宫腔线及后壁内膜 – 肌层交界处高回声界线形成），内膜呈均匀性低回声（图 4-2-6B、C）。

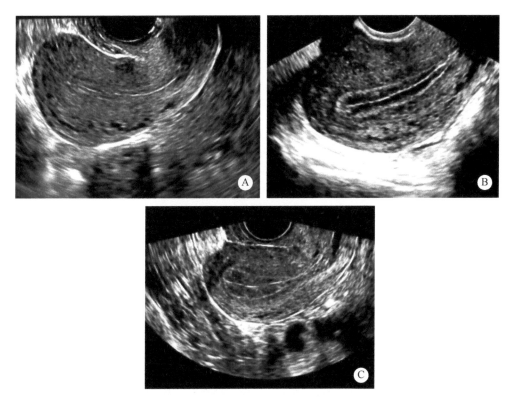

图 4-2-6　增生期子宫内膜超声声像图

增生期内膜回声较低，与肌层分界清楚，呈典型"三线征"

A. 增生早期；B、C. 增生中晚期

2. 分泌期：在 P 作用下内膜腺体和间质发生分泌反应，厚度持续增加，其厚度可 >10mm，回声均匀性增强，三线（尤其是宫腔线）结构模糊不清。声像图表现为内膜增厚，"三线征"消失，代以较均匀的中高回声（图 4-2-7）。

3. 月经期：增厚的子宫内膜功能层剥脱并随经血流出，内膜较薄（2～3mm）或呈线状，可存在宫腔积液。声像图表现为月经期内膜呈条带状均匀高回声（图 4-2-8A），合并宫腔积液 / 积血时可见宫腔线分离、宫腔内液性暗区（图 4-2-8B）。

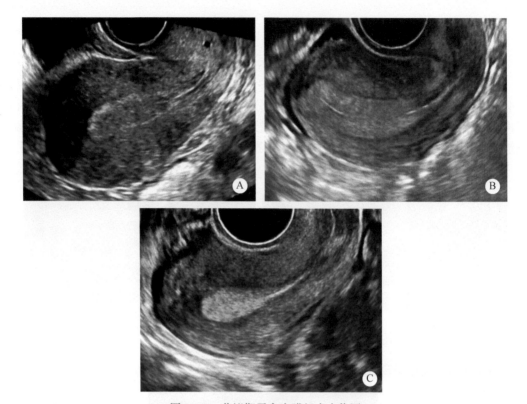

图 4-2-7    分泌期子宫内膜超声声像图

分泌期内膜持续增厚，"三线征"逐渐消失，代以较均匀的中高回声

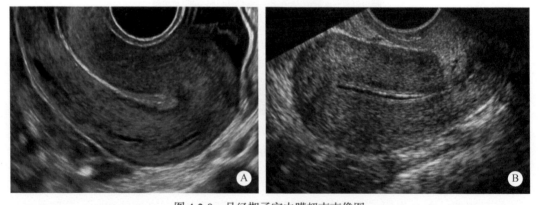

图 4-2-8    月经期子宫内膜超声声像图

A.月经期子宫内膜；B.月经期子宫内膜合并宫腔积液

## 二、子宫内膜厚度

子宫内膜厚度（endometrial thickness，EMT）与机体内激素水平密切相关，尤其是 $E_2$ 及 P。子宫内膜厚度与组织学子宫内膜成熟度具有良好的相关性，临床可通过了解子宫内膜的厚度变化，指导 IVT-ET 选择合适的移植时机，从而提高妊娠成功率。

## （一）内膜厚度超声测量标准及正常值

TVS 测量子宫内膜厚度应于子宫正中矢状面测量内膜前后两侧（自内膜与前壁肌层交界处测量至内膜与后壁肌层交界处）最厚处厚度，具体测量规范见本书第三章。

育龄期女性在卵巢分泌的雌激素、孕激素作用下，子宫内膜功能层出现周期性变化，其中内膜厚度变化较为显著。育龄期女性正常周期内膜厚度一般不超过 12mm，增生早期内膜厚度为 5 ～ 6mm，增生中晚期可达 7 ～ 8mm；分泌期内膜进一步增厚，厚度常可达 12mm，偶可达 15mm；月经期内膜厚度为 2 ～ 3mm。

## （二）内膜厚度评估内膜容受性

子宫内膜容受性与内膜厚度密切相关，TVS 监测内膜厚度变化可有效指导临床在 IVF-ET 周期中移植时机的选择，预测妊娠结局。

关于子宫内膜厚度与容受性的评估标准，国内外研究结论具有一定相似性，但尚未达成统一共识。

1. 适宜种植的内膜厚度：研究适宜胚胎种植的内膜厚度标准是生殖和超声工作者一直探索的课题。普遍研究认为子宫内膜厚度为 6 ～ 11mm 对胚胎种植有积极意义。

2. 内膜过薄：尽管目前对单一子宫内膜厚度评估容受性的可信度尚存在争议，但大多数学者认为适当的子宫内膜厚度是胚胎着床的必要条件，较薄的内膜难以获得良好临床妊娠率（图 4-2-9），当围排卵期内膜厚度小于某个数值，妊娠的可能性为零。然而关于内膜厚度临界值的界定，国内外研究结果并不十分一致：部分认为内膜厚度＜ 5mm 时，妊娠可能性为零；而另一部分研究则认为内膜过薄的临界值为 7mm。

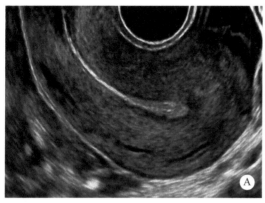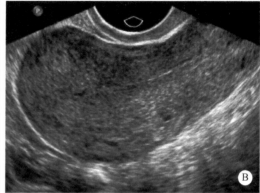

图 4-2-9　子宫内膜过薄超声声像图

A. 内膜较薄，呈条带状均匀高回声；B. 内膜较薄，回声不均匀

3. 内膜过厚：较薄的内膜难以获得良好临床妊娠率，这一观点已基本成为共识，但内膜厚度是否与妊娠率呈正相关仍存有争议。既往研究结果表明，子宫内膜厚度＞ 14 ～ 15mm（图 4-2-10）可能是妊娠失败的重要风险因素，此时周期移植率和妊娠率显著降低，可能与腺体增生和受体表达异常有关。

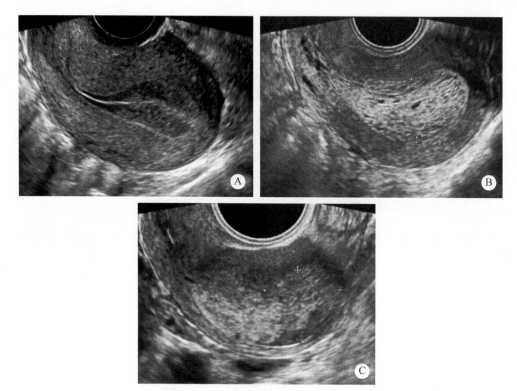

图 4-2-10　子宫内膜过厚超声声像图

A. 子宫内膜生理性增厚；B. 子宫内膜囊腺样增生；C. 子宫内膜癌

4. 内膜厚度与妊娠结局：内膜的厚度不仅与妊娠率有关，还影响自然流产及异位妊娠。既往研究发现 hCG 日子宫内膜厚度≥14mm 时妊娠率和移植率下降，且流产率相应升高。

异常内膜表现（如过厚或过薄、增生过长等）可能与异位妊娠及自然流产风险增高相关，其原理可能是异常的内膜不利于胚胎着床，导致胚胎离开正常移植位点或移出宫腔，引起异位妊娠或自然流产。因此对于具有异常内膜表现的患者，建议选择胚胎冻融方法，待下次月经周期内膜达到合适厚度及形态，容受性改善或内膜疾病缓解后再择期进行胚胎移植，降低不良内膜条件所致胚胎移植后异位妊娠率及流产率。

5. 在促排卵周期中，内膜厚度不是预测妊娠结局的主要因素：与自然月经周期不同，药物诱发排卵周期中由于大量卵泡的生长，体内雌激素的水平持续上升，此时子宫内膜的厚度、雌激素水平与卵泡发育无显著的一致性，仅依靠超声声像中子宫内膜厚度来判断受孕时机是不全面的。

尽管不多数研究认为诱导排卵周期 hCG 日子宫内膜厚度及回声是影响辅助生殖技术治疗结局的主要因素，但也有部分研究发现其预测价值有限，在辅助生育中仅是预测妊娠率的次要因素。上述研究结果存在的差异的原因可能在于样本量、检查周期、促排卵方案、超声检查途径、监测时间点选择、测量标准不同等。综合上述研究结果，适宜胚胎植入内膜厚度为 6～13mm，当内膜厚度＜5mm 时妊娠不会发生。内膜过厚（≥14mm）或过薄（＜5mm）可能会降低胚胎移植率及临床妊娠率，增加自然流产率和异位妊娠率。此外，内膜过厚时需要进一步排除内膜疾病。2017 年新版《中国妇科超声检查指南》中明确提出，排卵期适合胚胎着床的内膜最佳厚度≥10mm，当内膜厚度＜5mm则无妊娠发生（图4-2-11）。

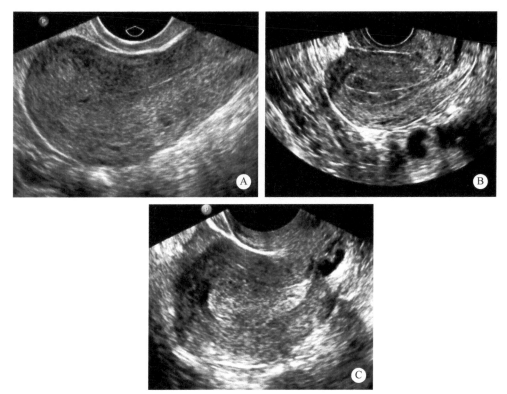

图4-2-11　薄型子宫内膜、正常厚度内膜、过厚子宫内膜超声声像图

A. 子宫内膜厚度＜5mm；B. 子宫内膜厚度8～12mm；C. 子宫内膜厚度≥14mm

## 三、子宫内膜回声

子宫内膜超声评价的另一重点在于内膜回声及分型。内膜回声同样也随着月经周期变化而产生相应改变。

### （一）内膜回声分型

Smith等首次报道了根据子宫内膜回声形态及厚度来指导使用hCG促排卵的时间，随后Gonen等对内膜分型超声表现进行了修订。此后，大多数学者开始沿用此内膜分型标准。该研究将子宫内膜分为三型。

（1）A型内膜：内膜表现为前壁内膜－肌层分界线、后壁内膜－肌层分界线与宫腔闭合线所形成宫腔线均表现为清晰的线状高回声，三线之间的两层内膜回声为均匀低回声，称"三线征"（图4-2-12A）。

（2）B型内膜：三线征隐约可见，内膜表现为均一的中等强度回声，宫腔线尚清晰（图4-2-12B）。

（3）C型内膜：内膜呈均匀性高回声，宫腔线显示不清（图4-2-12C）。

亦有部分国外研究者将内膜基底层与功能层分界的标志纳入标准，将内膜形态分型为"五线征"、"五线征"模糊及无分层。

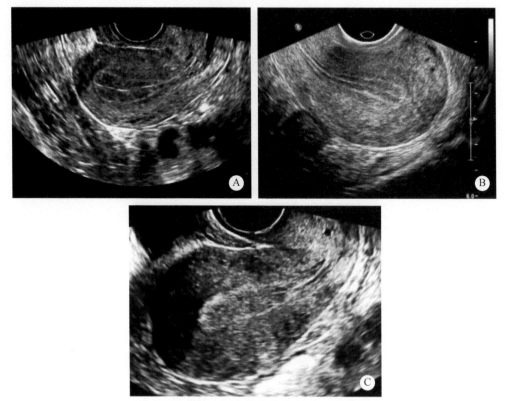

图 4-2-12　子宫内膜分型

A.A 型内膜；B.B 型内膜；C.C 型内膜

2017 版《中国妇科超声检查指南》中对内膜回声分型标准进行了更新：

A 型：月经后，子宫内膜为菲薄的带状高回声（图 4-2-13A）。

B 型：增生中期，内膜功能层和基底层分界清晰（图 4-2-13B）。

C 型：分泌前期，内膜功能层与基底层分界清晰，与宫腔闭合线一起呈典型的"三线征"（图 4-2-13C）。

D 型：分泌中晚期，子宫内膜腺体呈均质的高回声（图 4-2-14D）。

M 型：月经来潮，宫腔内可见流动回声（图 4-2-13E）。

### （二）内膜回声评估内膜容受性

尽管有研究认为超声评估内膜回声与病理分型无明显相关性，认为超声声像不足以评价 IVF 周期中的内膜容受性，但目前大多数学者认可超声监测内膜厚度及形态是评估内膜容受性的手段。超声声像图上显示内膜形态不良、回声紊乱或异常增厚等表现，表示内膜容受性可能已受到不同程度影响，此时胚胎着床率及受孕率有所降低，影响妊娠结局。

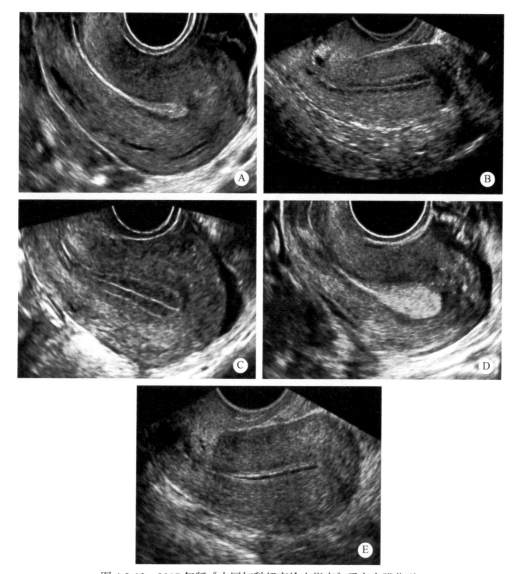

图 4-2-13　2017 年版《中国妇科超声检查指南》子宫内膜分型

A.A 型，内膜呈菲薄带状高回声；B.B 型，功能层和基底层分界清晰；C.C 型，内膜呈典型"三线征"；D.D 型，内膜呈均质高回声；E.M 型，月经期，宫腔内见流动回声，可合并宫腔积液

目前常用的超声评估内膜回声特征的时间点选择包括：促排卵周期第 3 天、hCG 日及取卵日。Zhao 等在研究内膜回声与 IVF 周期临床结局间的相关性时发现，hCG 日 A 型或 B 型内膜的妊娠率显著高于 C 型内膜。hCG 日出现"三线征"反映内膜处于增殖状态，可能与高妊娠率相关，"三线征"缺失是内膜分泌不成熟的表现，表明已经错过了最佳"种植窗"。因此，适当的内膜增长速度、hCG 日内膜"三线征"特征性表现均可能提示良好妊娠结局。

除了超声监测内膜厚度及三线征描述外，研究表明，对内膜形态不良（即内膜回声不均匀，如 C 型内膜、近排卵期 A 型或 B 型内膜伴高回声团块）的患者进行干预治疗（图 4-2-14），可显著改善此类患者的 IVF-ET 妊娠结局。

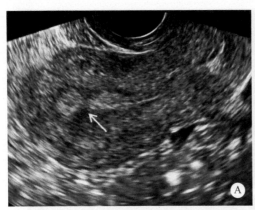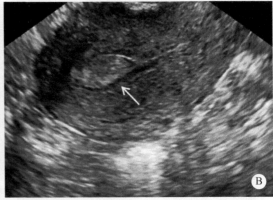

图 4-2-14　子宫内膜形态不良超声声像图

A.宫腔粘连（箭头所指为粘连带）；B.子宫内膜息肉

虽然 TVS 测量内膜回声评估子宫内膜容受性的方法仍存在争议，但大多数学者仍然认为子宫内膜回声分型比内膜厚度更有预测价值，即 A 型内膜代表良好内膜容受性，可预测较好的妊娠结局；而 B 型和 C 型内膜预示较低的妊娠率。此外，也有研究认为将内膜厚度和超声回声类型结合应用能更准确评价子宫内膜容受性。

综上所述，超声监测子宫内膜分型在月经周期中的变化对于妊娠结局的预测具有一定意义，即 hCG 日 A 型内膜与较高的移植率及妊娠率相关，而 C 型内膜及内膜形态不良可能预示不良妊娠结局。

## 四、子宫内膜容积

随着生殖医学迅猛发展及相关研究日益深入，临床对超声评估内膜容受性提出更高的要求。单纯二维超声检查只能提供二维信息，容易受检查医师经验和手法差异的影响。20 世纪 90 年代末，三维超声成像的应运而生，使超声诊断趋于立体化、精准化。三维超声现已成为高端成像系统的重要组成部分，为辅助生殖诊断开拓了新的视野。应用三维超声定量分析内膜容积及内膜血流情况，可有效评估内膜容受性，预测妊娠结局。

### （一）检查方法

目前对子宫内膜容积检查主要应用三维容积成像联合虚拟器官计算机辅助分析技术（virtual organ computed-aided analysis technique，VOCAL）。VOCAL 是一种三维超声体积自动测量技术，使用具有容积成像技术的腔内探头进行检查，能够在冠状面上显示子宫内膜，提供更丰富的诊断信息。该技术操作方法简单且准确性较高。3D-VOCAL 可以描记不规则物体的轮廓线，其测量具有连续性，因此可以较准确反映内膜的真实容积（图 4-2-15）。

检查具体步骤如下：

1.首先进行常规二维扫查，观察子宫位置，在子宫纵切面测量内膜厚度。

2.切换 3D 模式，所有预设均为统一条件。移动感兴趣区至子宫处，调整并设置扫描的区域及范围，容积取样框尽量将内膜完整包绕。

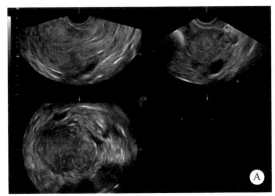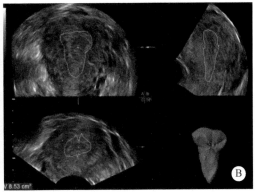

图 4-2-15　应用 3D-VOCAL 软件分析内膜容积

A. 以多平面成像方式显示子宫内膜；B.3D-VOCAL 显示重建后的内膜三维图像，并自动计算内膜容积

3. 设置图像提取过程中切面间的角度，调整图像的参考平面并确定图像参考点。

4. 操作者固定探头，并嘱患者屏气，尽可能减少探头与子宫间的相对移动，然后启动三维容积扫描，常规的扫描时间为 4 ~ 10 秒。获得三维数据后，以多平面成像方式显示子宫内膜，以确保已采集了完整的内膜，尤其是 C 平面（即冠状面，该切面提供的内膜信息最为丰富）。每个患者均采集三次数据。

5. 启动自动容积计算（VOCAL）功能，在每个平面进行角度及方位的微调；将两个游标放置在内膜腔的上下两端（上端设置在内膜宫底处，下端设置在宫颈内口处），对每一切面宫底部与宫颈内口内膜－肌层交界处进行手动描迹，勾画内膜边界。

6. 勾画结束后启动执行功能键，对勾画内膜区域进行三维重建、自动计算内膜容积并显示结果，储存图像。

子宫内膜基底层与子宫肌层有良好的声学对比，尤其在"种植窗"期更容易获取满意的内膜三维图像。3D-VOCAL 测量范围涵盖从宫颈内口至内膜宫底部、自左侧宫角到右侧宫角的内膜，其方法具有广泛性和全面性。

### （二）内膜容积评估内膜容受性

与二维测量内膜厚度相比，内膜容积对容受性诊断的特异度及灵敏性均更优，可更精确、更全面地提供内膜信息。既往研究通过临床试验比较辅助生殖周期妊娠组及未孕组子宫内膜容积，得出一个相对合理的诊断界值，即当内膜容积＜ 2ml 时，妊娠率和胚胎植入率显著降低（图 4-2-16A）；而内膜容积＞ 2.5ml 的患者具有较高临床妊娠率（图 4-2-16B）。内膜容积＜ 1ml 时，妊娠不能发生。

此外，部分研究认为内膜容积与移植率无相关性，但存在一个妊娠所需最小容积值，如 Schild 等研究表明妊娠所需的内膜厚度和容积最小值分别为 6.9mm 和 1.5ml。

尽管大量研究证实内膜容积测量的有效性及精确性，但仍有部分研究者质疑超声测量子宫内膜容积对 ART 周期预测妊娠结局的价值，该类研究结果表明超声测量子宫内膜厚度及容积与临床妊娠结局之间均无显著相关性。也有研究认为，子宫内膜厚度和容积不能预测 IVF-ET 结局，但可以指导临床是否进行胚胎移植。

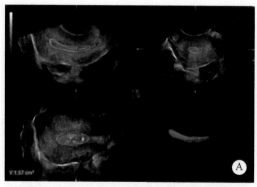
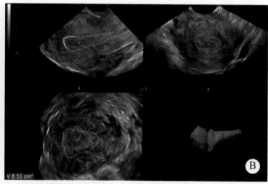

图 4-2-16　3D-VOCAL 软件分析内膜容积

A. 内膜容积＜ 2ml；B. 内膜容积＞ 2.5ml

目前，国内外对 VOCAL 的研究大多局限于其方法的可重复性。尽管内膜容积对妊娠结局的预测能力尚未获得一致性认可，但 VOCAL 测定内膜容积的确能提高内膜容受性评估的有效性，为临床提供了一个高精确度、可重复性好的检查手段及客观指标。

除了二维超声测量内膜厚度、VOCAL 容积法评估内膜容受性外，国内还有研究者通过测量子宫纵切面内膜面积评估内膜容受性（图 4-2-17），观察内膜面积与 IVF-ET 妊娠结局的关系。其结果显示 hCG 日内膜面积明显小于种植窗日，hCG 日内膜面积 1.5 ～ 3.5cm² 时妊娠率最高，＜ 1.5cm² 及≥ 5.5cm² 均无妊娠发生；妊娠组"种植窗"日内膜面积 1.5 ～ 4.5cm² 妊娠率最高，＜ 1.5cm² 及≥ 6.0cm² 均无妊娠发生。但面积法评估内膜容受性仅能反映单切面内膜情况，目前较为少用。

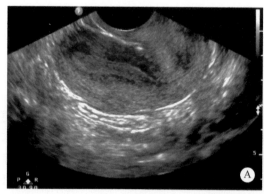
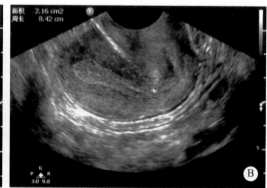

图 4-2-17　应用面积法于正中矢状面评估内膜面积

A. 显示子宫正中矢状面；B. 计算内膜面积

## 五、子宫内膜蠕动征

### （一）内膜蠕动征定义及生理

子宫内膜是附着于宫腔内的一层腺上皮组织，其组织构成无肌性成分，理论上不具有收缩或舒张运动功能，但因其附着于子宫肌层，并通过血管与肌层紧密相连，当子宫肌层发生运动时，内膜相应产生运动，因此子宫内膜蠕动征在本质上反映的是子宫肌层的运动状况，这是子宫内膜蠕动征的发生基础之一；其次，月经周期中内膜其实并非"静止不动"，不同部位的内膜组织沿某一方向依次呈波状收缩，这也是内膜蠕动征（内膜波状运动）的产生机制之一。

声像图上，子宫肌层表现为均匀低回声，缺乏不同回声强度的参照物，难以发现其内部不显著的运动。子宫内膜通常呈高回声，与肌层交界处存在明确、清晰的界限，易于观察。当子宫肌层发生运动时，不易从子宫肌层本身发现，而观察其对应的内膜运动反而较为容易。

子宫内膜波状运动的形式可分为5种。

1. 无运动：即内膜处于"静止"状态，无明显运动。

2. 正向运动：运动方向由宫颈至宫底，幅度较大，具有一定的节律性，多发生于增生期（图4-2-18A）。

3. 负向运动：运动方向由宫底至宫颈，幅度较大，具有一定的节律性。负向运动的出现有利于受精卵的下行，多发生于分泌期（图4-2-18B）。

4. 相向运动：宫底、宫颈部的内膜同时开始收缩，方向指向宫腔，呈一种向心运动，在黄体早期出现频率较高，幅度较低，可限制胚胎的移动，避免其在不适当部位种植。

5. 不规则运动：运动幅度较小，无明显方向性和节律性。

子宫内膜蠕动征的临床意义一直未得到重视。在不孕症治疗过程中，借助对患者子宫内膜运动的观察，有助于了解内膜状况，判断其功能状态，评估内膜容受性。

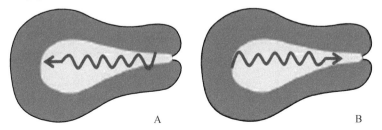

图4-2-18　子宫内膜蠕动性运动方式示意图

A. 正向运动；B. 负向运动

### （二）检查方法

采用经阴道超声扫查，具体操作详见本书第三章"生殖超声检查规范"。

### （三）内膜蠕动征评估内膜容受性

排卵前子宫内膜运动频率最高，每分钟3～4次，在30%～40%自然周期可见，主要表现为正向运动及负向运动。使用HMG促排卵的患者排卵期几乎100%存在内膜蠕动征。Renato等研究发现子宫相对静止可能是为了给受精卵着床提供良好的环境，避免胚胎从宫腔内排出，提高妊娠概率。还有研究者发现在"种植窗"期，异常$E_2$、P可通过影响子宫的收缩性而影响内膜蠕动，降低内膜容受性。

各方研究综合表明，黄体期子宫内膜运动过于频繁（负向波较多），或子宫内膜在整个周期中无明显运动，表明内膜功能紊乱，容受性差，提示可能出现生育力低下、不孕、异位妊娠、早期流产、习惯性流产及 ART 治疗失败。

如果是由于内膜运动异常导致不孕发生，可以适当采取措施（如药物等），以降低内膜运动频率、抑制负向运动，从而达到改善内膜容受性、提高治疗成功率的目的。

# 第三节　内膜血流动力学评估

以往超声医师主要通过内膜厚度、类型、内分泌激素水平等来预测子宫内膜容受性，而近年来研究者们提出了应用内膜血流灌注作为内膜容受性评价的另一超声指标。

子宫内膜血流灌注主要由子宫动脉、内膜及内膜下血供（螺旋动脉）组成。Goswamy 等首次提出子宫血流灌注不足可能是引起不孕和 IVF-ET 失败的原因，认为检测子宫动脉血流可以了解子宫内膜容受性，调整 IVF-ET 治疗方案。TV-CDFI 可用于检测 IVF 过程中子宫微细的血管变化，在临床和实验研究中具有一定的价值。后续研究也证实了 TV-CDFI 监测子宫动脉血流参数的可靠性。

## 一、子宫动脉

### （一）解剖及生理

子宫动脉起自髂内动脉前干分支，管径较为粗大，发起后沿盆侧壁向前下，向内经

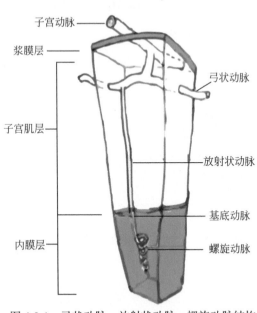

图 4-3-1　弓状动脉、放射状动脉、螺旋动脉结构
示意图

子宫阔韧带跨过输尿管至子宫侧缘分为上下两支，上支发出宫底支、卵巢支及输卵管支；下支即宫颈 - 阴道支。子宫动脉进入子宫肌层后发出分支进入宫壁，由外向内依次为弓形动脉、放射状动脉和螺旋动脉三级（图 4-3-1）。

### （二）检查方法

检查前准备：患者排空膀胱，取膀胱截石位。

将阴道探头放置在阴道后穹窿，取子宫正中矢状切面，彩色取样框放置于宫体与宫颈交界处，探头向左或右侧移动至子宫外侧、宫颈内口侧方外缘处，彩色多普勒可显示子宫动脉主支及分支，呈明亮迂曲管状血流信号。

观察到子宫动脉后，可进行子宫动脉频谱多普勒检测（图 4-3-2）。取相当于宫颈内口水平处子宫动脉血流频谱，取样时，使血管长轴与声束方向平行或形成小夹角（＜ 60°），待出现至少连续 5 个稳定的波形图后，测定子宫动脉频谱参数，同样方法测量对侧子宫动脉，记录双侧子宫动脉的多个参数，所有参数均测量 3 次取平均值。

图中标注（图 4-3-1）：子宫动脉、浆膜层、弓状动脉、子宫肌层、放射状动脉、基底动脉、内膜层、螺旋动脉

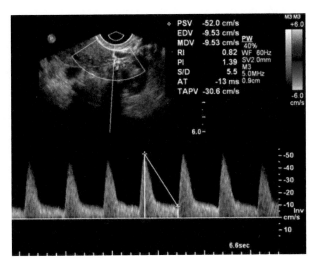

图 4-3-2　正常子宫动脉频谱多普勒血流图

子宫动脉呈高速高阻动脉血流频谱

### （三）子宫动脉血流评估参数

子宫动脉常规血流评估参数包括收缩期峰流速（peak systolic velocity，PSV）、阻力指数（resistive index，RI）及搏动指数（pulsatility index，PI）。最常用的容受性监测指标为子宫动脉 PI 和 RI，过去在以 PI 还是 RI 作为子宫内膜容受性参考指数的问题上存在一定分歧，目前临床上大多将二者进行联合评估。

### （四）子宫动脉正常超声表现及参数值

正常子宫动脉超声声像表现为两侧宫颈 - 宫体交界处较粗、弯曲的彩色血流信号，呈红蓝相间，形态多样；子宫动脉 PW 可见快速向上陡直的收缩期高峰和舒张期低速血流频谱。单峰、层流、部分心率较慢者在峰值下降时可见频谱切迹。宫旁静脉则为持续存在的彩色信号，且不随心动周期发生改变；子宫内血管由左右两侧向中央走行，分布较均匀。子宫动脉血流参数随妊娠和月经周期可发生相应的周期性变化。排卵期 $E_2$、LH 水平都上升达峰值，P 逐渐上升，$E_2$ 抑制血管平滑肌的增殖，使子宫动脉扩张，降低血管阻力，增加血流量，并降低血浆中胆固醇的浓度，阻止动脉硬化有关因子的表达。P 直接松弛血管平滑肌扩张血管，使子宫动脉增粗，血流速度加快，围绕优势卵泡血管增多，血管阻力进一步降低，成为中高速低阻型频谱。

子宫动脉频谱特征为收缩期高速血流、舒张期驼峰样正向低速血流频谱，阻力指数为 0.8 ~ 0.9。

参考意义：子宫动脉 PI、RI 数值低，表示血管阻力低，卵巢和子宫血流灌注良好，子宫内膜容受性较好（图 4-3-3A）；PI、RI 数值过高，反映血管阻力高，子宫动脉血流灌注减少，内膜容受性下降（图 4-3-3B）。舒张末期血流消失提示内膜容受性低下。

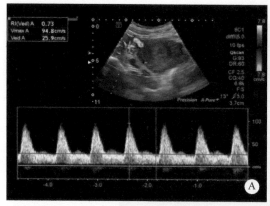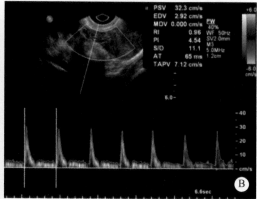

图 4-3-3　正常子宫动脉频谱多普勒

A. 子宫动脉 RI 较低（0.73）；B. 子宫动脉 RI 较高（0.96）

### （五）月经周期子宫动脉血流变化

在自然月经周期中，子宫动脉的血流灌注随着卵泡发育、雌激素水平的增加发生相应变化，这种变化可能与维持胚胎种植内膜容受性有关。超声测量这些参数可间接了解子宫内膜的血供情况。

1. 增生早期：子宫动脉的血流波形常表现为低舒张期血流或舒张期血流缺如（即低速高阻抗型），PI：3.8±0.9（图 4-3-4A）。

2. 增生晚期：随着卵泡增大、体内雌激素水平不断增加，子宫动脉相应扩张，血流增多，子宫动脉血流流速上升，阻力指数、搏动指数降低，频谱呈高振幅低阻抗型，PI降低至 3.0±0.8（图 4-3-4B）。

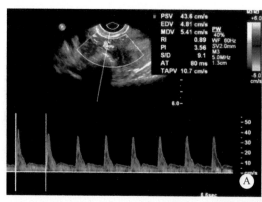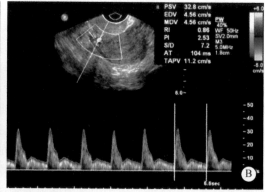

图 4-3-4　增生期子宫动脉频谱多普勒

A. 增生早期；B. 增生晚期

3. 分泌早中期：排卵后受黄体影响，体内 E2、P 分泌增多，使子宫动脉阻力进一步降低。当黄体功能达到高峰时，子宫动脉血流阻力降至最低，PI：2.5±0.9，此时正值胚胎"种植窗"期。

4. 分泌晚期：黄体晚期至月经期前，子宫收缩增加、宫壁血管压强增加、血管孔径减小，子宫动脉血流阻力再次上升，PI：2.7±0.5（图 4-3-5）。

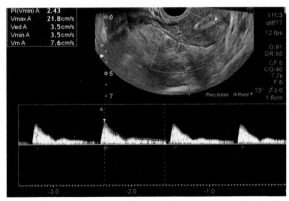

图 4-3-5　分泌晚期子宫动脉频谱多普勒

5. 月经期：子宫动脉血流恢复到周期初始高阻力水平。

正常月经周期中，双侧子宫动脉对雌激素的反应基本一致，二者的血管阻力基本相近，仅在分泌期差异稍明显。

正常排卵周期子宫动脉血流 RI、PI 变化较为明显，Resende 等研究发现 PI 和 RI 在月经周期中的波动范围较大，分别为 1.57～4.73 及 0.79～0.94。而无排卵周期则不存在上述变化，表现为子宫动脉 RI、PI 持续性升高。这种血流参数的差异性可辅助声监测过程中正常排卵与异常排卵周期的辨别。

### （六）子宫动脉周期性变化与内膜容受性

早在 40 年前人们已经意识到，良好的子宫动脉血流灌注对妊娠有重要支持意义，通过观察监测其周期性变化可无创评估辅助生殖周期内膜容受性。

大部分研究认为，当 PI＞3 时，种植率和妊娠率显著降低。Steer 等在相关研究中，根据移植日 PI 值差异将研究组分为低阻力组（PI：1.0～1.99）、中阻力组（PI：2.0～2.99）和高阻力组（PI＞3.0），结果显示中阻力组具有最高移植成功率及临床妊娠率，而高阻力组无 1 例妊娠；另有研究提示 hCG 日子宫动脉血流高 RI 值或舒张末期血流消失，相应移植率均减低；Khan 等进一步证实，当子宫动脉 PI＞2.8 时，IVF-ET 周期妊娠率几乎为零。

移植日血流阻力对预测妊娠有明显效果，而早期观察更为有效。有研究认为在增生早期妊娠组与非妊娠组子宫动脉 RI 值就已存在差异，增生期子宫动脉高 RI 值提示内膜容受性较差。

尽管如此，仍有研究者认为单纯应用 RI 及 PI 预测子宫内膜容受性不具备显著实际意义，这可能源于子宫动脉供应整个女性内生殖系统血流灌注，存在较多分支，这些分支血流主要供应子宫肌层，并与卵巢血管之间存在侧支循环，不属于内膜的直接供应血管。

除了种植率及临床妊娠率，月经周期子宫动脉血流参数可能还与自然流产率相关。Habara 等对 49 例不明原因重复性流产患者进行研究发现，实验组于黄体中期测定平均子宫动脉 PI 值为 2.44，与正常对照组 2.19 比较具有显著差异，认为子宫动脉 PI 增高可能与不明原因重复性流产相关。

部分研究还关注于子宫动脉不同节段测量参数值的差异性。Hsieh 等研究比较了子宫动脉 5 个不同取样点：上升支、下降支、起始段、距分支 0.5 及 1.0cm 处的 PI 和 RI，未发现取样点间的显著性差异，但研究结果显示距分支处 0.5cm 测得的 PI 可能最具代表性。

此外，妊娠条件下，随妊娠孕周增加，子宫动脉血流量同步增加，PI、RI 显著下降（图 4-3-6）。

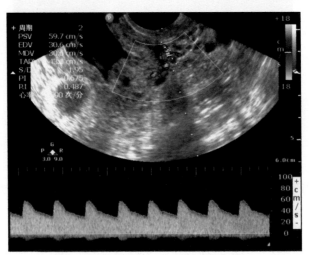

图 4-3-6　妊娠期子宫动脉频谱多普勒

妊娠期子宫动脉舒张期血流量增多，RI、PI 下降

充足的血供有助于子宫内膜的良好发育，为着床提供良好的环境及足够的营养保障。综合上述研究表明，子宫动脉血流参数对内膜的容受性具有一定的评估价值，一般认为，子宫动脉 PI 和 RI 降低，反映组织的血流状况良好；相反子宫动脉 PI 和 RI 增加，组织血供受阻，提示内膜容受性较差，临床妊娠率较低。监测子宫动脉血流参数评价子宫内膜的容受性，有助于确立移植的最佳时机，合理指导用药，从而提高妊娠率的同时减少多胎妊娠的发生。

由于子宫动脉 PI、RI 正常值范围相差较大，与异常值存在部分重叠，且子宫动脉并非内膜直接供给血流，受其他影响较多，部分研究认为子宫动脉血流参数在妊娠组与非妊娠组间不存在显著差异。因此，子宫动脉血流参数能否作为反映子宫内膜接受性的指标仍需进一步明确。当不孕症女性子宫动脉超声检查阻力升高时，临床可予以相应措施来改善子宫动脉血流情况，从而提高内膜容受性。

## 二、子宫内膜及内膜下血流

随着研究的深入，部分研究者发现应用子宫动脉血流参数评估容受性存在一定局限性。子宫动脉血流参数反映整个子宫血流灌注情况，属于间接指标，并不能真实反映子宫内膜的血流灌注，而子宫螺旋动脉是子宫动脉的终末支，也是营养子宫内膜的主要血管。对胚胎种植、着床而言，内膜及内膜下血流灌注（图 4-3-7）、内膜血管化程度对内膜容受性的评估更为重要，可能与 IVF 治疗后移植率及妊娠率密切相关。

子宫内膜下血流是内膜的主要营养血供。既往研究者对于内膜下区域的界定不一致，认为是内膜下 1mm、5mm 或 10mm 的均有之，因而得出的研究结果各有不同。组织学研究证实，内膜下区域即子宫肌层及子宫内膜之间的特殊的结合区域，厚度不超过1mm，声像图上显示为低回声薄层，该区域血供较肌层血管更为丰富。内膜随体内激素水平波动呈现周期性变化，而内膜下血流的灌注情况亦受激素水平波动影响。不同内膜容受性其相关血流信号的分布也有所差异。

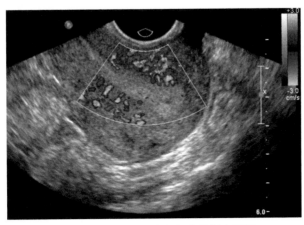

图4-3-7　内膜下区域彩色多普勒声像图

显示内膜下血流的灌注情况

### （一）解剖及血供

子宫基底动脉和螺旋动脉供应内膜及内膜下区域，为胚胎着床提供了良好的内环境。

子宫动脉在进入子宫壁后继续分支，于肌层1/3位置分出弓状动脉供应子宫肌层（主要是浆膜下肌层），呈散在分布；弓状动脉向肌层中部延伸形成放射状动脉，供应子宫内膜下区域，延伸为小而直的基底动脉分支，分布于内膜基底层，最终形成供应内膜的螺旋动脉。子宫螺旋动脉起始于宫壁肌层内的基底动脉，终止于子宫内膜，是子宫动脉的终末支，也是营养子宫内膜的主要血管，对性激素有高度敏感性，随月经周期产生相应改变：内膜增生早期，体内雌激素水平较低，螺旋动脉生长刚好超出基底层；随着体内雌激素水平的不断升高，内膜增厚，螺旋动脉不断生长、盘曲，于增生晚期抵达子宫内膜浅层；分泌期，螺旋动脉受孕激素作用进一步加速生长，血管变长-变粗，且更弯曲，达到子宫内膜全层。月经期，螺旋动脉节律性收缩与舒张，血管塌陷扭曲，导致子宫内膜缺血、坏死，血液溢入结缔组织，最终突破退变坏死的内膜表层，流入宫腔，子宫内膜碎片与血液一起排出，月经来潮（图4-3-8）。

### （二）检查方法

进行子宫内膜血流检测需要高分辨力的超声诊断仪器。随着彩色多普勒超声诊断仪性能的提升，对子宫内膜微小血流的显示也越发深入。常规经阴道彩色多普勒超声可以观察到内膜下动脉，但由于螺旋动脉较细、血流速度极低，当血管内的血流速度及流量不能达到多普勒速度或容积的显示阈值时，内膜微小彩色血流信号不能显示。因此，生理情况下常规彩色多普勒仅在分泌晚期或早期妊娠时可显示螺旋动脉。有研究认为在月经第9～23天是自然周期观察螺旋动脉的最佳时机。

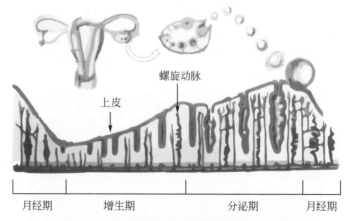

图 4-3-8  月经周期螺旋动脉周期性变化示意图

增生早期，螺旋动脉生长、盘曲，增生晚期抵达子宫内膜浅层；分泌期，螺旋动脉进一步生长，血管变长变粗、弯曲，达到子宫内膜全层。月经期，螺旋动脉收缩，内膜缺血，组织坏死，退变及坏死的内膜呈小块状剥脱，直至功能层深部

对内膜及内膜下血供的检查可采用二维彩色多普勒、二维能量多普勒、三维超声和能量多普勒及二维/三维超声造影。

1. 二维彩色多普勒：应用彩色多普勒显示内膜螺旋动脉，完善仪器调节，可在正中矢状面内膜与肌层交界、彩色血流最明亮处获取内膜及内膜下血流多普勒频谱（图4-3-9），所有血流均需至少连续显示 2 ～ 3 个心动周期。通过超声仪器自带分析软件获得相应的血流参数指标：收缩期峰值血流速度（peak systolic velocity，PSV）、舒张期峰值血流速度（end diastolic velocity，EDV）、PI、RI、收缩期与舒张期血流比值（S/D）。

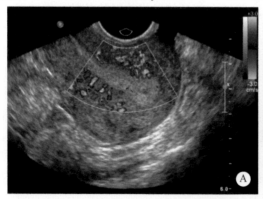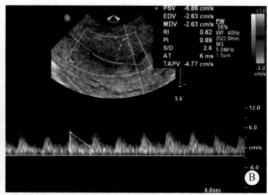

图 4-3-9  内膜及内膜下血流彩色多普勒及频谱多普勒声像图

A. 内膜及内膜下血流彩色多普勒；B. 内膜下血流频谱多普勒

2. 二维能量多普勒：二维彩色多普勒技术对于内膜下微小血管的显示受仪器性能、血流敏感度及血流速度、血管粗细的影响，而能量多普勒可提供关于内膜下血流情况更加全面的信息（4-3-10），是检测内膜及内膜下血供的良好选择。在常规彩色多普勒超声不能检测到内膜血供时，可选用能量多普勒进行检查。在检测微小、低速血流方面，能量多普勒技术较彩色多普勒技术更为敏感，能提高对小血管的显像；通过对这些血流信息的整理及综合判断，可获得更加准确的内膜容受性预测依据。

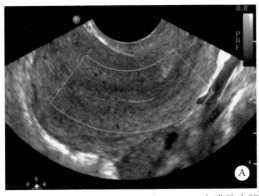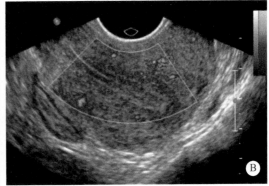

图 4-3-10 内膜及内膜下血流能量多普勒声像图

A. 内膜及内膜下血流不丰富；B. 内膜及内膜下血流丰富

3. 三维超声及能量多普勒：作为一种新型成像技术，三维超声能量多普勒具有同时测定内膜血流及内膜容积的特点（图 4-3-11），能有效评价器官整体容积及血管化的程度。该方法直观、简捷，为子宫内膜容受性的评估提供了一种新手段。应用三维能量多普勒技术可清晰地显示更加细微的内膜下血管，对血流进行定量分析。

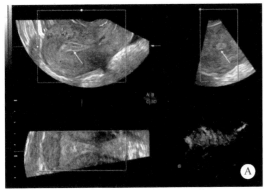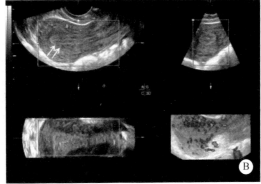

图 4-3-11 内膜及内膜下血流三维能量多普勒声像图

A. 白色箭头所示为内膜血流；B. 白色箭头所示为内膜下血流

三维超声克服了二维超声的不足，通过计算机辅助成像技术对采集的 3 个平面的数据进行分析整合，实时、定量获取子宫内膜容积及全面的内膜血流信息（图 4-3-12），立体、直观地反映子宫内膜状态。

具体操作：

（1）患者排空膀胱，取截石位，选用腔内三维超声探头对子宫及双侧附件区进行常规扫查，记录宫腔形态、内膜厚度、回声及血流情况。

（2）取子宫矢状切面为起始平面，清晰显示子宫轮廓及内膜。

（3）固定探头，启用 3D 功能键，选用多平面模式，调整容积角度，将整个宫腔纳入能量多普勒取样框范围内；设定探头扫查角度，开始对子宫内膜进行三维成像取样，并储存患者信息。

（4）取样结束后系统显示宫腔及内膜 A、B、C 三平面，选取 A 平面的子宫内膜进行勾画，应用计算机辅助分析成像程序（VOCAL）进行三维重建，自动生成子宫内膜容积。

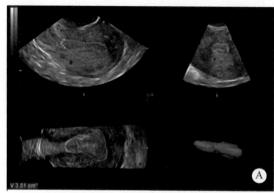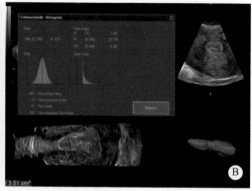

图 4-3-12　内膜三维重建及内膜血流三维能量多普勒

（5）应用仪器内置的血流直方图软件，选取"Histogram"键，自动计算获得相应的三维能量多普勒子宫内膜血流参数（图 4-3-13），即血管化指数（vascularization index，VI）、血流指数（flow index，FI）及血管化血流指数（vascularizationflow index，VFI）；采用相同方法描记距离子宫内膜 0.5 ～ 1.0cm 处的轨迹，测定子宫内膜下血流参数。

上述子宫内膜容积血流参数含义如下：VI 即感兴趣区内彩色编码的像素与像素总数的比值，以百分数表示，反映血流信号的容积占感兴趣区容积的百分比；FI 即感兴趣区内彩色像素元强度的平均值，也即能量多普勒信号的强度值，以 0 ～ 100 之间的数字表示，反映感兴趣区内血流的平均流速；VFI 为 VI 与 FI 的乘积，反映感兴趣区内整体血流灌注情况。

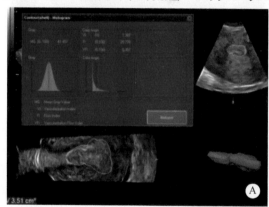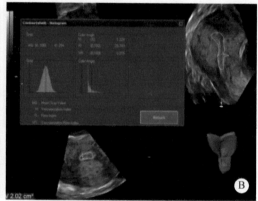

图 4-3-13　内膜及内膜下血流三维能量多普勒参数测定

Dorn 等首次应用三维能量多普勒获取接受 IVF-ET 患者取卵日子宫内膜及内膜下血流 VI、FI 及 VFI，结果表明三维能量多普勒检测子宫内膜下血流的敏感性优于传统能量多普勒超声。

目前，3D 能量多普勒超声对内膜及内膜下血流的测量客观、可信度高，但对于 IVF 治疗妊娠结局的预测价值仍未有统一意见。既往回归分析发现在 3D 能量多普勒参数测定中，内膜下血流 FI 值可能是预测妊娠结局的最主要因素。

4. 二维及三维超声造影：近来超声造影在女性盆腔疾病中的应用愈发广泛。二维超声造影能提高微血管显示率，实时动态观察子宫内膜血流灌注变化。

三维超声造影（three-dimensional contrast-enhanced ultrasound，3D-CEUS）是在三维超声成像的基础上，利用超声造影剂提高超声对组织器官细微结构的分辨能力和局部组织血流信号的检测能力，并反映组织的整体血流灌注情况。关于 3D-CEUS 在辅助生殖中不孕症患者子宫内膜血流灌注情况和妊娠结局的研究相对较少，仍需进一步研究探讨。

**（三）超声表现及参数范围**

内膜及内膜下血供在评估子宫内膜容受性中发挥重要作用，对其进行超声监测是一种比监测子宫动脉更加准确评价内膜容受性的非侵入性方法。有研究对生理情况下彩色多普勒观察到内膜血供进行不同的分型，目前应用较多的分型方法有以下两种。

1. 根据子宫内膜及内膜下彩色多普勒将内膜血供分为 3 型：

A 型：不能检测到子宫内膜血流（图 4-3-14A）。

B 型：仅可检测到子宫内膜下血流，但未超过内膜厚度的 1/2（图 4-3-14B）。

C 型：可检测到子宫内膜及内膜下血流（图 4-3-14C）。

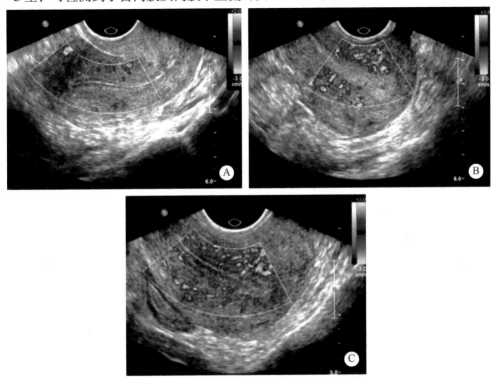

图 4-3-14 内膜血流分型及对应彩色多普勒声像图

A.A 型：不能检测到子宫内膜血流；B.B 型：仅可检测到子宫内膜下血流；C.C 型：可检测到子宫内膜及内膜下血流

2. 根据内膜及内膜下血流分布状况分为 3 型：

Ⅰ型：血管穿过内膜外侧低回声带，但未达到内膜高回声外缘。

Ⅱ型：血管穿过内膜高回声外缘，但未进入内膜低回声区。

Ⅲ型：血管进入内膜低回声区。

此外，也可依照血流状况、内膜及内膜下血流分支数目等进行分型。

相关研究应用三维能量多普勒对 hCG 日内膜下放射状动脉及内膜螺旋动脉血流进行评估。结果显示，当血流抵达内膜下边缘及内膜内时，妊娠率有所提高；内膜和内膜下血流信号的缺乏，意味着胚胎植入失败率增加。如果移植日检测不到内膜及内膜下血流，即使成功获得临床妊娠，超过半数的孕妇会发生自然流产。

### （四）内膜及内膜下血流参数评估内膜容受性

由于妊娠囊移植位点在内膜上，因此对内膜及内膜下血流的监测有助于内膜容受性的评估，进而预测胚胎移植的成功率。

在 IVF-ET 周期，内膜血流的存在是移植成功的重要预测因素，可通过评估移植前内膜及内膜下的血流分布预测胚胎移植率、解释不明原因的不孕，以便进行针对性治疗。血管生成和血管化是评价子宫内膜容受性的重要指标之一，内膜相关的血流动力学指标可作为评估子宫内膜容受性的可靠生理学参数。

对应内膜血流分型，可获得相应内膜容受性及临床妊娠率分类。

1. 内膜血流未探及：此类患者妊娠率低，一旦妊娠往往结局不良。

2. 内膜血流稀少：此类患者有一定妊娠概率，血流改善，妊娠率提高。

3. 内膜内及内膜下均可检测到血流信号：此类患者妊娠率及活产率高。

为此，有学者探讨了内膜血流与妊娠结局的相关性。有研究显示当天可检测到内膜、内膜下血流者，其妊娠率及移植率分别为 47.8% 及 24.3%，明显高于未检测到血流者（高龄妇女、内膜较薄、子宫动脉阻力高，且超过半数发生流产）；内膜内及内膜下血流均可探测者，其妊娠率及胚胎移植率明显高于仅检测到子宫内膜下血流者。在探讨 IVF-ET 患者子宫内膜血流参数与妊娠结局的研究中，结果表明，妊娠组内膜及内膜下血流 PI、RI、S/D 较未妊娠组明显减低。子宫内膜及内膜下血流能真实反映子宫内膜血流灌注，可作为子宫内膜容受性的评估指标。

尽管大量研究表明子宫内膜血流与妊娠结局相关，但仍有部分研究结果与上述不一致，如有学者认为在 IVF-ET 治疗中，妊娠组与未妊娠组子宫内膜血流 S/D、PI、RI 无差异；Contart 等认为在胞质内单精子注射（ICSI）治疗中，内膜血流灌注对预测妊娠无显著意义。甚至有学者认为 hCG 日、移植日妊娠组和未妊娠组子宫动脉和子宫螺旋动脉 PSV、EDV 及 RI 等指标差异性对预测 IVF-ET 妊娠结局均没有显著意义。出现这种情况的原因可能与 IVF-ET 预测时间（周期中卵泡期、促性腺激素启动日、hCG 注射日、取卵日、移植日）、内膜下区域定义，以及内膜血流分级方法不同等因素相关（图 4-3-15）。

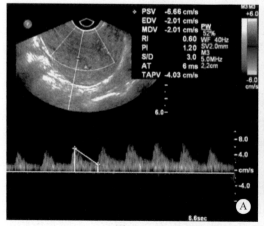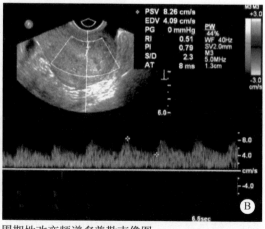

图 4-3-15　子宫螺旋动脉血流周期性改变频谱多普勒声像图

A. 排卵前子宫螺旋动脉 PI 值较高；B. 排卵后子宫螺旋动脉 PI 值较低

目前，对于内膜及内膜下血流形态、数目及频谱表现对临床妊娠率的预测已有了相对一致的认识，即内膜血流丰富、阻力指数低提示内膜容受性好，胚胎移植率及妊娠率较高，但对于频谱多普勒参数具体界值仍未有定论。

除了二维彩色多普勒外，还可通过三维能量多普勒定量评估内膜及内膜下血流，但不同研究者结果存在差异。Hsien-Ming 等应用三维彩色多普勒超声研究 hCG 日内膜及内膜下血流灌注情况，认为血流 RI、FI 及 VFI 是临床妊娠率良好的预测指标；Kim 于移植日应用三维能量多普勒超声观察内膜血流情况，发现妊娠组子宫内膜的 VI、FI、VFI 评分较非妊娠组高，妊娠组 VI、FI、VFI 临界值分别为 0.95、12.94 及 0.15，而两组间内膜下血流参数评分差异均无统计学意义。Raine-Fenning 等发现不孕症患者增生中晚期和分泌早期子宫内膜及内膜下 VI、FI 较妊娠组显著下降，而在增生早期和分泌中晚期无明显差异；Wu 等应用三维超声检测子宫内膜下血流参数预测 IVF-ET 妊娠率，发现妊娠组和非妊娠组间血流指数（VFI）有统计学差别，VFI 最佳预测率临界值为 0.24。

关于三维能量多普勒超声评估子宫内膜容受性的价值方面同样存在争议，可能受仪器、敏感度、设置或检测方法不同限制，也与研究样本量小、收集样本持续时间长、纳入研究对象采用促排卵方案不统一、超声检测时间不同等有关。

经阴道多普勒超声可以通过观察螺旋动脉血流情况，评估子宫内膜容受性。当螺旋动脉血流丰富、呈星点状密集围绕在内膜周围，部分延伸入子宫内膜，频谱多普勒呈连续性低阻动脉血流、舒张末期血流可见，提示子宫内膜血流灌注好，内膜容受性高（图 4-3-16A、B）；

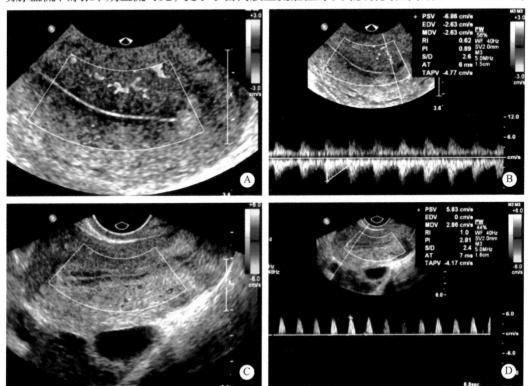

图 4-3-16　内膜螺旋动脉彩色多普勒声像图

A. 螺旋动脉血流较丰富；B.PW 呈连续性低阻动脉血流；C. 螺旋动脉血流较稀疏；D：PW 示血流阻力较高，舒张末期血流消失反之，内膜周围彩色血流信号稀疏、螺旋动脉频谱断续、无舒张末期血流或舒张末期血流较低、螺旋动脉阻力较高，提示子宫内膜血流灌注差，内膜容受性低（图 4-3-16C、D）。

移植前子宫内膜及内膜下血流与 IVF-ET 移植率及妊娠率密切相关，对其进行监测可指导临床是否推迟移植，或将胚胎冷冻或改善子宫血流条件后再行移植，以提高移植率和妊娠率；当子宫内膜血流参数显示子宫内膜容受性良好时，可适当减少移植胚胎的数目，以避免多胎妊娠并发症的发生。

# 第四节　子宫内膜容受性超声评分法

随着不孕症患者人群增多及检测治疗手段的发展，超声评估子宫内膜容受性也逐步趋向规范化及系统化。然而，单一参数评价内膜容受性存在一定局限性。迄今为止，关于 TVS 评估 IVF-ET 治疗周期内膜容受性的研究结果多不一致，大多数研究只是孤立地研究超声在子宫内膜容受性方面的应用价值，并没有把它们综合起来考虑；参数研究仅仅孤立研究二维或三维超声的众多参数中某一个或几个，未能较有效、全面地预测 IVF-ET 的妊娠结局。此外，不同参数指标的分布存在明显交叉重叠，采用何种界值有不同的意见。缺少公认的多变量超声评分系统、IVF-ET 的妊娠结局预测模型及有意义变量的超声诊断阈值也是可能的原因之一。

针对上述问题，研究者们发现，结合内膜多种超声及临床指标更能准确评价子宫内膜容受性，这就是超声系统评分法的雏形。随着生殖超声的逐渐发展，评分系统逐渐综合内膜厚度、回声、子宫动脉、内膜下血流等指标对内膜容受性进行综合评价。

目前已存在多种内膜容受性评分标准，而这些标准仍存在一定争议，不同评分标准采用指标存在差异，或同一指标设定评分数有所不同，因此获得的结论也无明显一致性。但研究结果表明，应用超声评分系统监测内膜容受性，对不孕患者临床妊娠结局的预测及治疗具有良好的指导意义。以下对较为常见的内膜超声评分法（Applebaum、Salle 及 Baruffi 子宫内膜容受性评分法）进行简要介绍。

## 一、Applebaum 子宫内膜容受性评分

基于不孕症治疗及结局预测的大量研究基础，Applebaum 在 1995 年制定了一套子宫内膜容受性的评分细则，评估指标包括内膜厚度、内膜分层及内膜血流参数。其中对内膜及内膜下血流进行了相关界定：

区域 1：包绕内膜外层高回声 2mm 的区域。

区域 2：内膜外层高回声区域。

区域 3：内膜内层低回声区域。

区域 4：子宫内膜腔。

Applebaum 认为子宫内膜评分与临床妊娠率密切相关，评分为 20 分时妊娠率可达 100%，17 ～ 19 分妊娠率可达 77%，而 14 ～ 16 分时妊娠率降至 60%，当评分降至 13 分及其以下时，提示子宫容受性极差（表 4-4-1）。

印度学者 Khan 等在 Applebaum 子宫内膜容受性评分基础上对其进行了改良，得出内

膜厚度降低、非"五线征"内膜、内膜血供不足、子宫动脉 PI＞2.8、内膜区域 3 血流灌注缺乏等与内膜容受性不良相关，其结果与 Applebaum 评分相似。

## 二、Salle 子宫内膜容受性评分

Salle 等通过对移植前（自然周期月经周期第 22 天）女性子宫内膜进行评分，发现 0～10 分者无妊娠发生，11～15 分者妊娠率为 34%，而＞16 分者妊娠率为 42%。通过子宫内膜评分可指导移植胚胎的数目：当评分为 15～20 分时，仅移植两个胚胎，以减少多胎妊娠的发生；如果评分过低（＜5 分），可考虑取消移植（表 4-4-1）。

## 三、Baruffi 子宫内膜容受性评分

2002 年，巴西学者 Baruffi 通过对 562 例 IVF-ET/ICSI 妇女子宫内膜的超声评价，设计了一个总分为 20 分的评分系统，其研究结果表明该评分系统仅与年龄呈负相关，而与妊娠结局无关，不能用于评价子宫内膜容受性（表 4-4-1）。

上述研究表明，子宫内膜评分系统可有助于辅助生殖技术前内膜容受性评估，指导临床推迟或取消内膜容受性不良周期，以提高胚胎移植成功率及临床妊娠率。但其可靠性仍需要进一步的研究。

表 4-4-1 超声监测子宫内膜容受性评分汇总表

| 参数 | Applebaum | 评分 | 改良 Applebaum | 评分 | Salle | 评分 | Baruffi | 评分 |
|---|---|---|---|---|---|---|---|---|
| 内膜厚度（mm） | ＜7 | 0 | ≤7 | 0 | ＜7 | 0 | ＜7 | 0 |
| | 7～9 | 2 | ＞7且≤9 | 2 | ≥7 | 3 | 7～14 | 3 |
| | 10～14 | 3 | ＞9且≤14 | 3 | | | ≥14 | 1 |
| | ＞14 | 1 | ＞14 | 1 | | | | |
| 内膜形态 | 均质 | 0 | 均质 | 0 | 多层 | 3 | 三线征 | 2 |
| | 模糊三线征 | 1 | 模糊三线征 | 1 | 其他 | 0 | 其他 | 0 |
| | 清晰三线征 | 3 | 清晰三线征 | 3 | | | | |
| 肌层回声 | 均匀 | 2 | 均匀 | 2 | 均匀 | 1 | 均匀 | 2 |
| | 不均匀 | 1 | 不均匀 | 1 | 不均匀 | 0 | 不均匀 | 0 |
| 肌层收缩（次/2分钟） | ＜3 | 0 | | | | | ＜3 | 0 |
| | ≥3 | 3 | | | | | ≥3 | 3 |
| 子宫动脉搏动指数（PI） | ≥3 | 0 | ≥3 | 0 | ≤3 | 4 | ≥3 | 0 |
| | 2.5～2.99 | 0 | 2.5～2.99 | 0 | ＞3 | 0 | 2.2～3 | 2 |
| | 2.2～2.49 | 1 | 2.2～2.49 | 1 | | | ≤2.19 | 3 |
| | ≤2.19 | 2 | ≤2.19 | 2 | | | | |

续表

| 参数 | Applebaum | 评分 | 改良 Applebaum | 评分 | Salle | 评分 | Baruffi | 评分 |
|---|---|---|---|---|---|---|---|---|
| 子宫动脉舒张早期切迹 | | | | | 有 | 0 | | |
| | | | | | 无 | 2 | | |
| 子宫动脉舒张末期血流 | | | 有 | 3 | 有 | 4 | | |
| | | | 无或反转 | 0 | 无 | 0 | | |
| 肌层能量多普勒 | 无 | 0 | 无或微弱 | 0 | | | 无 | 0 |
| | 有 | 2 | 丰富 | 2 | | | 微弱 | 2 |
| | | | | | | | 丰富血流 | 3 |
| 内膜血流能量多普勒分级 | | | | | | | I | 1 |
| | | | | | | | II | 2 |
| | | | | | | | III | 3 |
| | | | | | | | IV | 4 |
| 内膜血流 | 无 | 0 | 无 | 0 | 有 | 3 | 无 | 0 |
| | 有，稀疏 | 2 | 有，稀疏 | 2 | 无 | 0 | 微弱 | 1 |
| | 有，多层 | 5 | 有，多层 | 5 | | | 明显 | 2 |

\* 具体诊断分级详见上文。

# 第五节　超声联合临床指标评估内膜容受性

在"种植窗"期间，超声下内膜声像的改变与内膜形态病理学改变及激素变化密不可分。以下就吞饮体、内膜相关甾体类激素及细胞因子 / 生长因子进行相关阐述。

## 一、吞饮体

吞饮体（pinopode）是子宫内膜表面微绒毛呈现的小囊泡样结构，其形成预示子宫内膜容受性的出现。吞饮体于内膜种植窗开始时出现，结束时消失，其作用为吸收宫内液体，以利于囊胚与子宫内膜上皮接触（图 4-5-1）。

吞饮体是内膜容受性评估的良好形态学指标，但其需经内膜活检及扫描电镜证实，操作复杂、有创、价格昂贵，在 IVF-ET 周期中不具有可操作性。既往研究通过自然周期中 TVS 对子宫内膜血流灌注的监测联合吞饮体扫描电镜结果，发现临近"种植窗"期，组间子宫内膜血流灌注水平、吞饮体超微结构数量上呈相关性改变，提示能量多普勒超声检测子宫内膜血流灌注状态联合内膜形态学分型指标可作为吞饮体的替代性指标，用以评价子宫内膜容受性。

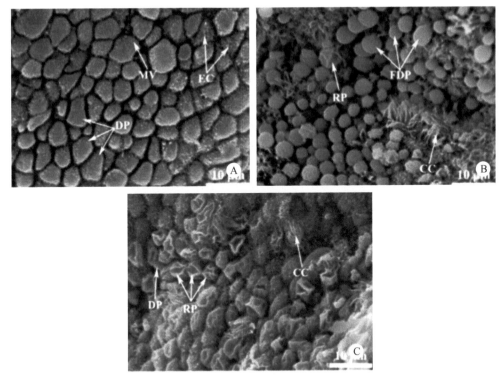

图 4-5-1　子宫内膜表面吞饮体电镜图

A. 发展的吞饮体：顶膜上的小半球形突起被微绒毛覆盖；B. 完全发育的吞饮体：突起完全扩展，表面没有微绒毛覆盖，
形如"蘑菇状"；C. 退化的吞饮体：突起表面可见皱褶（引自 X.Y.Jin，et al.Human Reproduction，2017）

## 二、超声联合甾体类激素

内膜容受性是胚胎植入的重要决定因素之一。植入前胚胎较早分泌的两种物质为人类绒毛膜促性腺激素（hCG，受精后 7～8 天开始生成）及血小板刺激因子（早期参与免疫抑制过程，利于母体接受胚胎）。在培养基中生长的囊胚受精后 7～8 天开始生成人类绒毛膜促性腺激素（hCG）。

内膜周期中激素同步变化前文已述，即增殖期 $E_2$、P 下降，月经来潮前 2 天，FSH 上升；分泌期黄体分泌的 $E_2$、P 使增殖期子宫内膜继续增厚，出现分泌现象；黄体晚期 $E_2$、P、INH-A 下降，FSH 水平上升，启动下一周期卵泡募集，激发 INH-B 生成。Corbacioglu 等通过对比不同雌激素和孕激素水平下 IVF 患者的内膜超声图像，发现随着血清雌激素水平升高，内膜厚度也相应增厚，但不同内膜厚度之间雌激素水平无明显差异；而血清中孕激素水平与内膜厚度无明显相关性。不同内膜形态组间甾体类激素浓度比较无显著性意义。该研究结果提示在 hCG 注射日，血清甾体类激素水平对内膜厚度和形态无明显影响。

Dogan 等应用经阴道彩色多普勒联合 FSH、LH、$E_2$、泌乳素、硫酸脱氢表雄酮及游离 $T_4$ 血中浓度对有排卵周期和无排卵周期患者进行检测对比分析。研究结果表明，无排卵周期 LH 和 $E_2$ 水平明显高于排卵周期组，其内膜厚度和容积随着雌激素水平升高而增加；子宫及卵巢血流阻力和基础 FSH、LH、$E_2$ 和泌乳素水平之间无明显相关性，但在无排卵周期，DHEAS 的水平与子宫内膜的血流阻力成正比。

## 三、超声联合细胞因子及生长因子

子宫内膜在种植窗分泌诸多细胞因子、生长因子、肽类及脂类，这些因子受雌、孕激素刺激性及抑制性调节，以及细胞因子自身和相互间的自分泌、旁分泌活性的调节，其作用机制冗长繁琐。这些因子与内膜形态学改变存在一定相关性，部分研究认为某些生化因子的特殊表达可反映"种植窗"期内膜的容受性状态。近来研究中已有将超声联合细胞因子进行内膜容受性评估，以指导临床进行内膜容受性的改善，提高辅助生殖技术成功率。

胚胎植入（implantation）是胚胎黏附于子宫壁、穿过子宫内膜进而穿透母体血液循环形成胎盘的过程，其与多种生长因子及细胞因子家族中成员相关。植入开始于受精后 5～7 天，即受精卵进入子宫 2～3 天，包括三个时期：定位（apposition）、黏附（adhesion）及侵入（invasion），这三个时期均与内膜分泌细胞因子相关。胚胎的植入以囊胚在子宫内膜上定位为主要标志，通常发生于桑葚胚进入宫腔后 2～4 天，随后的黏附过程包括所有黏附分子的集合，如整合素（integrin）和选择素（selectin）。子宫内膜分泌多种细胞因子参与植入过程，胚胎及内膜分泌因子可通过控制调节蛋白表达进行母胚之间的相互协调，进而提高内膜容受性。

理想的内膜容受性生物标记需要包括以下特征：在内膜上有表达、贴近种植点并且在移植期出现、移植期结束后消失。目前已知的有集落刺激因子（CSF-1）、白血病抑制因子（LIF）、白介素（IL-1）及角质细胞生长因子（KGF-2）。CSF-1 表达及 CSF-1 受体在子宫内膜（在蜕膜中达到高峰）及植入前胚胎中均存在表达；LIF 表达方式与 CSF-1 相同；而 IL-1 的作用机制仍不清楚。此外，囊胚还含有能与肝素结合表皮生长因子（HB-EGF）反应的表皮生长因子（EGF）受体，从而促进其生长及自透明带的孵出。

近年来多项研究表明，通过 IVF 治疗过程中对子宫内膜分泌因子检测，发现低浓度内膜分泌因子如肿瘤坏死因子（TNF-α）、干扰素诱导蛋白 -10（IP-10）及单核细胞趋化因子（MCP）可能与提高内膜容受性及良好 IVF 妊娠结局相关，而妊娠及非妊娠组间 IL-1β 水平没有显著差异。其中 TNF-α 不仅是植入前关键的调节因素，也是不孕症如内膜感染、复发性自然流产疾病进程中的重要因素；Boomsm 等研究表明，MCP-1 及 IP-10 水平分别与初次胚胎植入率呈显著负相关及正相关。此外，研究表明 MPC-1 是子宫 NK 细胞一种强力吸收及催化剂，这可解释为何 MPC-1 与流产及不孕相关。还有研究表明，某些分泌性炎性因子的释放不仅干扰着床，还可以通过募集巨噬细胞及树突状细胞进行内膜重建及着床终止后的调节。部分研究甚至假设对反复 IVF 失败女性的内膜分泌因子进行修饰致轻微损伤，可产生更高的临床妊娠率。

Edouarhda 在周期第 10 天对 24 名接受体外受精和卵母细胞捐献女性不孕症患者进行内膜活检及经阴道超声检查，旨在探讨白细胞抑制因子（LIF）与内膜超声声像间的关联性。研究表明，内膜生长及 LIF 浓度间存在动态关联性，增生期 LIF 的分泌与子宫内膜厚度呈负相关，内膜厚度＜ 5mm 时，LIF 浓度最高。

除了上述因子外，还有许多已知或未知的内膜相关因素影响内膜容受性，超声联合临床因子的研究还处于起步阶段，有待进一步深度挖掘和探索。

## 参 考 文 献

常才，译.2010.妇产科超声学.第5版.北京：人民卫生出版社.

常才.2016.经阴道超声诊断学.第3版.北京：科学出版社.

陈乐真.2010.妇产科诊断病理学.第2版.北京：人民军医出版社.

陈倩.2016.妇产科疾病超声诊断路径.北京：北京大学医学出版社.

贡雪灏，李泉水，张家庭，等.2006.经阴道超声探讨内膜波状运动对辅助生殖技术治疗结果的影响.中华超声影像学杂志，15（6）：446-448.

国家卫生计生委能力建设和继续教育中心.2016.超声医学专科能力建设专用初级教材妇产和计划生育分册.北京：人民卫生出版社.

何亚琼，杨静，张天杰，等.2015.IVF/ICSI-ET中三维超声对子宫内膜容受性的评价价值.生殖与避孕，35（9）：618-624.

何燕妮，刘红梅.2012.子宫内膜血管生成与血流灌注指标在评价子宫内膜容受性中的价值.中国实用妇科与产科杂志，28（12）：958-960.

刘红梅，何燕妮，邢福祺.2012.子宫内膜血管灌注在评估子宫内膜容受性中的作用.中国医学影像学杂志，20（4）：282-289.

刘明慧，晁贺，高巍，等.2014.干预治疗对子宫内膜形态不良者体外受精-胚胎移植结局的影响.实用妇产科杂志，30（9）：667-670.

裴红，姜宏，张文香，等.2009.体外受精-胚胎移植中子宫内膜超声参数与妊娠率的相关性.生殖医学杂志，18（4）：390-392.

孙鲲（译）.2013.不孕症与辅助生殖.北京：人民卫生出版社.

孙鲲，李春伶，刘卫星，等.2013.宫腔粘连患者子宫内膜容积及血流参数的变化.中国超声医学杂志，6（29）：543-546.

王海燕，唐军.2015.妇科疾病超声诊断图谱.北京：人民军医出版社.

王锦惠，门殿霞，于子芳，等.2011.经阴道彩色多普勒超声评价体外受精-胚胎移植子宫内膜容受性的价值.中国超声医学杂志，27（4）：349-352.

王锦惠，于子芳，闫芳，等.2015.经阴道二维及三维超声对体外受精-胚胎移植子宫内膜容受性的评估价值.中华医学超声杂志，12（4）：319-324.

徐金锋.2015.计划生育超声诊断学.第3版.北京：人民军医出版社.

张玲玲，郭瑞君.2017.子宫血流超声参数在评估体外受精-胚胎移植患者子宫内膜容受性中的应用.临床超声医学杂志，19（6）：404-407.

中国医师协会超声医师分会.2017.中国妇科超声检查指南.北京：人民卫生出版社.

Abdalla HI，Brooks AA，Johnson MR，et al. 1994. Endometrial thickness：a predictor of implantation in ovum recipients? Human Reprod，9（2）：363-365.

Adakan S，Yoldemir T，Tavmergen E，et al. 2005. Predictivity of uterine artery，arcuate artery，and intraovarian artery Doppler indices measured on the day of human chorionic gonadotropin injection on pregnancy outcomes. Fertility and Sterility，84（2）：529-532.

Applebaum M. 1995. The uterine biophysical profile. Ultrasound Obstet Gynecol，5（1）：67-68.

Ayoubi JM，Epiney M，Brioschi PA，et al. 2003. Comparison of changes in uterine contraction frequency after ovulation in the menstrual cycle and in in vitro fertilization cycles. Fertil Steril，79（5）：1101-1105.

Aytoz A，Nagy ZP，Ubaldi F. et al. 1997. The predictive value of uterine artery blood flow measurement foruterine receptivity in an intracytoplasmic sperm injection program. Fertil Steril，66（5）：935-937.

Bagchi IC，Li Q，Cheon YP. 2001. Role of steroid hormone-regulated genes in implantation. Ann N Y Acad Sci，943（1）：68-76.

Baruffi RL，Contart P，Mauri AL，et al. 2002. A uterine ultrasonographic scoring systerm as a method for the prognosis of embryo implantation. J Assist Reprod Genet，19（3）：99-102.

Bassil S，Magritte JP，Roth J，et al. 1995. Uterine vascularity during stimulation and its correlation with implantationin IVF. HumReprod，10（6）：1497-501.

Bloechle M，Schreiner T，Kuchler I，et al. 1997. Color Doppler assessment of ascendent uterine artery perfusion in an invitro fertilization-embryo transfer programme after pituitary desensitization and ovarians timulation with humanre combinant follicle stimulating hormone. Hum Reprod，12（8）：1772-1777.

Bohrer MK，Hock DL. 1996. Sonographic assessment of endometrial pattern and thickness in patients treated with human menopausal go nadotropins. Fertil Steril，66（2）：244-247.

Bordes A，Bory AM，Benchaib M，et al. 2002. Reproducibility of transvaginal three-dimensional endometrial volume measurements with virtual organ computer-aided analysis （VOCAL）during ovarian stimulation. Ultrasound Obstet Gynecol，19（1）：76-80.

Bragg ND，Pierson RA，Card CE. 2002. Assessment of endometrial edema and echotexture in natural and hormonally manipulated e strus in mares. Theriogenology，58（2）：507-510.

Cacciatore B，Simberg N，Fusaro P，et al. 1996. Transvaginal Doppler Study of uterine artery blood flow in invitro fertilization-embryo transfer cycles. Fertil Steril，66（1）：130-134.

Carbillon L，Perrot N，Uzan S，et al. 2001. Doppler ultrasonographyand implantation：A critical review. Fatal Diagn Ther，16（6）：327-332.

Cemil Y，Thomas E，Michael S，et al. 2000. Role of three-dimensional ultrasonographic measurement of endometrium volume as a predictor of pregnancy outcome in an IVF-ET program：a preliminary study. Fertil Steril，74（4）：797-801.

Chien LW，Au HK，Chen PL，et al. 2002. Assessment of uterine receptivity by the endometrial subendometrial blood flow distribution pattern in women undergoing in vitro fertilization embryo transfer. Fertility and Sterility，78（2）：245-251.

Chien LW，Lee WS，Au HK，et al. 2004. Assessment of changes in utero-ovarian arterial impedance during the peri-implantation period by Doppler sonography in women undergoing assisted reproduction. Ultrasound Obstet Gynecol，23（5）：496- 500.

Choudhary M，Chowdhary J，Swarankar ML，et al. 2015. Predictive value of subendometrial endometrial blood flow assessment by transvaginal 3D power doppler on the day of HCG on clinical outcome of IVF cycles. International Journal of Research in Medical Sciences，11（3）：3114-3118.

Christian DG，Matthias S，Maria DG，et al. 2000. Prospective evaluation of the Ultrasound appearance of the endometrial in a cohort of 1186 infertile women. Fertil Steril，73（1）：106-113.

Contart D，Baraffi RL，Coelho J，et al. 2000. Power Doppler endometrial evaluation as a method for the prognosis of embryo implantation in a ICSI program. J Assisted Reprod Cenet，17（6）：329-334.

Corbacioglu A，Baysal B. 2012. Effects of steroid hormone levels on the ultrasound appearance of the preovulatory endometrium in controlled ovarian hyperstimulation cycles. Int J Fertil Steril，5（4）：203-206.

Coulam CB Bustillo M，Soenksen DM，et al. 1994. Ultrasonographic predictors of implantation after assisted reproduction. Fertil Steril，62（5）：1004-1010.

Devroey P，Bourgain C，Macklon NS，et al. 2004. Reproductive biology and IVF，ovarian stimulation and endometrial receptivity. Trends Endocrinol Metab，15（2）：84-90.

Devyatova EA，Tsaturova KA，Vartanyan EV. 2016. Predicting of successful implantation at IVF cycles. Gynecol Endocrinol，32（sup2）：27-29.

Dietterich C，Check JH，Choe JK，et al. 2002. Increased endometrial thickness on the day of human chorionic gonadotropin injection does not adversely affect pregnancy or implantation rates following in vitro fertilization-embryo transfer. Fertility and Sterility，77（4）：781-786.

Dogan O，Yildiz A，Temizkan O，et al. 2016. Comparison of uterine，endometrial and ovarian blood flow by transvaginal color Doppler ultrasound in ovulatory and anovulatory cycles. Ginekol Pol，87（8）：581-584.

Dorn C，Reinsberg J，Willeke C，et al. 2004. Three-dimensional power Doppler ultrasound of the subendometrial blood flow under the administration of a contrast agent（Levovist）. Arch Gynecol Obstet，270（2）：94-98.

Fanchin R，Righini C，Ayoubi JM，et al. 2000. New look at endometrial echogenicity：objective computer-assisted measurements predict endometrial receptivity in in vitro fertilization-embryo transfer. Fertil Steril，74（2）：274-281.

Gerli S，Gholami H，Manna A，et al. 2000. Use of ethinyl estradiol to reverse the antiestrogenic effects of clomiphene citrate in patients undergoing intrauterine insemination：a comparative，randomized study. Fertil Steril，73（1）：85-89.

Gimpelson RJ，Rappold HO. 1988. A comparative study between panoramic hysteroscopy with directed biopsies and dilatation and curettage. A review of 276 cases. AM J Obstet Gyneco，158（1）：489-492

Gonen Y，Casper RF. 1990. Prediction of implantation by the sonographic appearance of the endometrium during controlled ovarian stimulation for in vitro fertillzation. J In Vitro Fert Embryo Transf，7（3）：146-152.

Gunther V，Waldvogel D，Nosswitz M，et al. 2012. Dissection of Drosophila MTF-1 reveals a domain for differential target gene activation upon copper overload vs. copper starvation. Int J Biochem Cell Biol,44（2）：404-411.

Habara T，Nakastuka M，Konishi H，et al. 2002. Elevated blood flow resistance in uterine arteries of wemen with unexplained recurrebt pregnancy loss. Hum Reprod，17（1）：190-194.

Hambartsoumian E. 1997. Human endometrial leukemia inhibitor factor（LIF）secretion and its relationship to sonographic endometrial appearance. Am J Reprod Immunol，37（4）：320-325.

Hock DL，Bohrer MK，Ananth CV，et al. 1997. Sonographic assessment of endometrial pattern and thickness in patients treated with clomiphene citrate，human menopausal gonadotropins，and intrauterine insemination. Fertil Steril，68（2）：242-245.

Hsien MW, Chi HC, Hong YH, et al. 2003. Detection of the subendometrial vascularization flow index by three-dimensional ultrasound may be useful for predicting the pregnancy rate for patients undergoing in vitro fertilization-embryo transfer. Fertil Steril, 79（3）: 507-510.

Jarvela IY, Sladkevicius P, Tekay AH, et al. 2003. Intraobserver and interobserver variability of ovarian volume. Gray-scale and color flow indices obtained using transvaginal three-dimensional power Doppler ultrasonography. Ultrasound Obstet Gynecol, 21（3）: 277-282.

Jerome HG, Regina G, Carole D, et al. 2003. Evaluation of a nonhomogeneous endometrial echo pattern in the mid-luteal phase as a potential factor associated with unexplained infertility. Fertil Steril, 79（3）: 590-592.

Jim JC, Bluent G, Camille S, et al. 2003. Ultrasonographic assessment of endometrial receptivity at embryo transfer in an in vitro maturation of oocyte program. Fertil Steril, 79（3）: 656-658.

Jin XY, Zhao LJ, Luo DH, et al. 2017. Pinopode score around the time of implantation is predictive of successful implantation following frozen embryo transfer in hormonere placement cycles. Human Reproduction, 32（12）: 2394-2403.

Jinno M, Ozaki T, Iwashita M, et al. 2001. Measurement of endometrial tissue blood flow, a novel way to assess uterine receptivity for implantation. Fertility and terility. 76（6）: 1168-1174.

Kasius A, Smit J G, Torrance H L, et al. 2014. Endometrial thickness andpregnancy rates after IVF: a systematic review and meta-analysis. Hum. Reprod Update, 20（4）: 530-541.

Khan MS, Shaikh A, Ratnani R. 2016. Ultrasonography and Doppler study to predict uterine receptivity in infertile patients undergoing embryo transfer. J Obstet Gynaecol India, 66（Suppl 1）: 377-382.

Kim A, Jung H, Choi WJ, et al. 2014. Detection of endometrial and subendometrial vasculature on the day of embryo transfer and prediction of pregnancy during fresh in vitro fertilization cycles. Taiwan J Obstet Gynecol, 53（3）: 360-365.

Kovacs P, Matyas SZ, Boda K, et al. 2003. The effect of endometrial thickness on IVF/ICSI outcome. Human Reproduction, 18（11）: 2337-2341.

Kupesic S, Bekavac I, Bjelos D, et al. 2001. Assessment of endometrial receptivity by transvaginal color Doppler and three-dimensional power Doppler ultrasonography in patients undergoing in vitro fertilization procedures. J Ultrasound Med, 20（2）: 125-134.

Kupesic S, Kurjak A. 1993. Uterine and ovarian perfusion during the periovulatory period assessed by transvaginal color Doppler. Fertil Steril, 60（3）: 439-443.

Leibovitz Z, Grinin V, Rabia R, et al. 1999. Assessment of endometrial receptivityfor gestation in patients undergoing in vitro fertilization, using endometrial thickness and the endome trium-myometrium relative echogenicity coefficient. Ultrasound Obstet Gynecol, 14（4）: 194-199.

Lessey BA. 2000. The role of the endometrium during embryo implantation. Hum Reprod, 15（6）: 39-50.

Nakai A, Yokota A, Koshino T, et al. 2002. Assessment of endometrial perfusionweth Doppler ultrasound in spontaneous and stimulated menstrual cycles. J Nippon Med Sch, 69（4）: 328-332.

Ng EH, Chan CC, Tang OS, et al. 2007. Endometrial and subendometrial vascularity is higher in pregnant patients with livebirth following ART than in those who suffer a miscarriage. Hum Reprod, 22（4）: 1134-1141.

Ng EH，Chan CC，Tang OS，et al. 2007. Relationship between uterine blood flow and endometrial and subendometrial blood flows during stimulated and natural cycles. Fertil Steril，85（3）：721-727.

Ng EH，Chan CC，Tang OS，et al. 2007. The role of endometrial blood flow measured by three-dimensional power Doppler ultrasound in the prediction of pregnancy during in vitro fertilization treatment. Eur J Obstet Gynecol Reprod Biol，135（1）：8-16.

Ng EH，Chan CC，Tang OS，et al. 2009. Changes in endometrial and subendometrial blood flow in IVF. Reprod Biomed Online，18（2）：269-275.

Oliveira JB，Baruffi RL，Mauri AL. 1997. Endometrial ultrasonography as a predictor of pregnancy in an in-vitro fertilization program after ovarian stimulation and gonadotropin-releasing hormone and gonadotropins. Hum Reprod，12（11）：2515-2518.

Ozturk O，Bhattacharya S，Saridogan E，et al. 2004. Role of utero-ovarian vascular impedance：predictor of ongoing pregnancy in an IVF-embryo transfer programme. Reprod Biomed Online，9（3）：299-305.

Papageorighiou AT，To MS，Yu CK，et al. 2001. Repeatability of measurement of uterine artery pulsatility index using transvaginal color Doppler. Ultrasound Obstet Gynecol，18（5）：456-459.

Puerto B，Creus M，Carmona F，et al. 2003. Ultrasonography as apredictor of embryo implantation after in vitro fertilization：a controlled study. Fertil Steril，79（4）：1015-1022.

Raga F，Bonilla-Musoles F，Casan M，et al. 1999. Assessment of endometrial volume by three-dimensional ultrasound prior to embryo transfer：clues to endometrial receptivity. Hum Reprod，14（11）：2851-2854.

Raine-Fenning N，Campbell B，Collier J，et al. 2002. The reproducibility of endometrial volume acquisition and measurement with the VACAL-imaging program. Ultrsound Obstet Gynycol，19（1）：69-75.

Raine-Fenning NJ，Campbell BK，Kendall NR，et al. 2004. Endometrial and subendometrial perfusion are impaired in women with unexplained subfertility. Hum Reprod，19（11）：2605-2614.

Ralf L S，Christine K，Christoph D，et al. 2001. Endometrial receptivity in an in vitro fertilization program as assessed by spiral artery blood flow，endometrial thickness，endometrial Volume，and uterine artery blood flow. Fertil Steril，75（2）：361-366.

Rashidi BH，Sadeghi M，Jafarabadi M，et al. 2005. Relationships between pregnancy rates following in vitro fertilization or intracytoplasmic sperm injection and endometrial thickness and pattern. Eur J Obstet Gynecol Reprod Biol，120（2）：179-184.

Renato F，Claudia R，Dominique Z，et al. 2001. Effects of vaginal progesterone administration on uterine contractility at the time of embryo transfer. Fertil Steril，75（6）：1136-1140.

Renato F，Righini C，Ayoubi JM，et al. 2000. New look at endometrial echogenicity：objective computer-assisted measurements predict endometrial receptivity in vitro fertilization-embryo transfer. Fertil Steril，74（2）：274-281.

Ricardo RL，Paula C，Ana ML，et al. 2002. A uterine ultrasonographic scoring systerm as a method for the prognosis of embryo implantation. Jounal of Assisted Reproduction and Genetics，19（3）：99-102.

Romohi J，Ardiles G，Garcia-Velasco JA，et al. 1997. Endometrial thickness and serum oestradiol as predictors of outcome in oocyte donation. Hum Reprod，12（10）：2271-2276.

Salle B，Bied-Damon V，Benchaib M，et al. 1998. Preliminary report of an ultra-sonography and color-Doppler uterine score to predict uterine receptivity in an in-vitro fertilization program. Hum Reprod，13（6）：

1669-1673.

Schild RL, Holthaus S, Alquen J, et al. 2000. Quantitative assessment of subendometrial blood flow by three-dimensional ultrasound is an important predictive factor in an in-vitro fertilization program. Hum Reprod, 15 (1): 89-94.

Schild RL, Knobloch C, Dorn C, et al. 2001. Endometrial receptivity in an in vitro fertilization program as assessed by spiral artery blood flow, endometrial thickness, endometrial volume, and uterine artery blood flow. Fertil Steril, 75 (2): 361-366.

Sella B, Bied-Damon V, Benchaib M, et al. 1998. Preliminary report of an ultra-sonography and color-Doppler uterine score to predict uterine receptivity in an in-vitro fertilization program. Hum Reprod, 13 (6): 1669-1673.

Serafini P, Batzofin J, Nelson J, et al. 1994. Sonographic uterine predictors of pregnancy in women undergoing ovulation induction for assisted reproduction. Fertil Steril, 62 (4): 815-822.

Shalev J, Meizner I, Barhava I, et al. 2000. Predictive value of transvaginalsonography perfo rmed before routine diagnostic hystero scopy for evaluation of infertility, Fertil Steril, 73 (2): 412-417.

Sharara FI, Lim J, McClamrock HD. 1999. Endometrial pattern on the day of oocyte retrieval is more predictive of implantation success than the pattern or thickness on the day of hCG administration. J Assist Reprod Genet, 16 (10): 523-528.

Stener-Victorin E. 2002. Acupuncture in reproductive medicine, Overview and summary of recent studies. International Congress Series, 1238 (7): 149-156.

Sterzik K, Grab D, Schneider V, et al. 1997. Lack of correlation between ultrasonography and histologic staging of the endometrium in in vitro fertilization (IVF) patients. Ultrasound Med Biol, 23 (2): 165-170.

Sylvestre C, Child TJ, Tan SL. 2001. Three-dimensional ultrasound measurement of endometrial volume as a predictor of pituitary down-regulation in an IVF program. Fertil Steril, 76 (3): S24-25.

Tsai HD, Chang CC, Hsieh YY, et al. 2000. Artificial insemination: Roleof endometrial thickness and pattern, of vascular impedance of the spiral and uterine arteries, and of the dominant follicle. J Reprod Med, 45 (3): 195-200.

Tsai YC, Chang JC, Tai MJ, et al. 1996. Relationship of uterineperfusion to outcome of IUI. J Ultrasound Med, 15 (9): 633-636.

Wang L, Qiao J, Li R, et al. 2010. Role of endometrial blood flow assessment with color Doppler energy in predicting pregnancy outcome of IVF-ET cycles. Reprod Biol Endocrinol, 8 (1): 122.

Weissman A, Gotleib L, Casper RF. 1999. The detrimental effect of increased endometrial thickness on implantation and pregnancy rates and outcome in an in vitro fertilization program. Fertil Steril, 71 (1): 147-149.

Wu H, Chiang C, Huang H, et al. 2003. Detection of the subendometrial vascularizationg flow index by three-dimensional ultrasound may be useful for predicting the pregnancy rate for patients undergoing in vitro fertilization-embryo transfer. Fertil Steril, 79 (3): 507-511.

Yaman C, Ebner T, Sommergruber M, et al. 2000. Role of three dimensional ultrasonographic measurement of endometrium volume as a predictor of pregnancy outcome inan IVF-ET program: a preliminary study.

Fertil Steril，74（4）：797-801.

Yaman C，Ebner T，Sommergruber M，et al. 2000. Three-dimensional endometrail volume estimation as a predictor of pituitary down-regulation in an IVF-embryo transfer programme. Hum Reprod，15（8）：1698-1702.

Yaman C，Sommergruber M，Ebner T，et al. 1999. Reproducibility of transvaginal three-dimensional endometrial volume measurements during ovarian stimulation. Hum Reprod，14（10）：2604-2608.

Yokota A，Nakai A，Oya A，et al. 2000. Changes in uterine and ovarian arterial impedaned during the periovulatory period in conception and nonconception cycles. J Obstet Gynecol Res，26（6）：435-440.

Yuan X，Saravelos SH，Wang Q，et al. 2016. Endometrial thickness as a predictor of pregnancy outcomes in 10787 fresh IVF-ICSI cycles. Reprod Biomed Online，33（2）：197-205.

Zaidi J，Pittrof R，Shaker A，et al. 1996. Assessment of uterine artery blood flow on the day of human chorionic gonadotropin administration by transvaginal color Doppler ultrasound in an in vitro fertilization program. Fertil Steril，65（2）：377-381.

Zenke U，Chetkowski RJ. 2002. Transfer and uterine factors are the major recipient-related determinants of success with donor eggs. Fertility and Sterility，82（4）：850-856.

Zhang T，He Y，Wang Y，et al. 2016. The role of three-dimensional power Doppler ultrasound parameters measured on hCG day in the prediction of pregnancy during in vitro fertilization treatment. Eur J Obstet Gynecol Reprod Biol，203：66-71.

Zhang XQ，Chen CH，Confino E，et al. 2005. Increased endometrial thickness is associated with improved treatment outcome for selected patients undergoing in vitro fertilization embryo transfer. Fertility and Sterility，83（2）：336-340.

Zhao J，Zhang Q，Wang Y，et al. 2014. Endometrial pattern，thickness and growth in predicting pregnancy outcome following 3319 IVF cycle. Reprod Biomed Online，29（3）：291-298.

Ziegler D，Fanchin R. 2000. Progesterone and progestins，applications in gynecology. Steroids，65（10-11）：671-679.

# 第五章　卵巢储备功能超声评估

在寻找生殖功能异常因素的道路上，除了女性生殖系统疾病及男性不育因素外，临床研究者们逐渐把目光聚焦于女性生殖功能储备领域。女性生殖储备功能即女性生殖系统的受孕能力，生殖储备功能受到多种因素的影响，其中关键在于卵巢储备功能及子宫内膜容受性（详见第四章）。卵巢储备功能（ovarian reserve function，ORF）即任何既定时期卵巢皮质区卵泡生长发育、形成可受精的卵母细胞的能力，也可理解为卵泡的数量和质量，代表女性配子发生及甾体激素生成能力（前者反映女性的生育潜能，后者则决定女性绝经年龄），部分研究还纳入"生殖潜能"的概念。较好的卵巢储备功能有利于高质量卵子的产出。卵巢储备功能正常的患者较储备功能低下患者妊娠率、活产率明显提高，IVF-ET 治疗周期缩短，周期取消率显著下降。

卵子的质量及适时成熟是成功受精和胚胎正常发育的先决因素。高质量卵子受精后成为优质胚胎，种植率较高；如卵泡发育不良或过少，将对胚胎质量及种植率产生较大影响。理论上，最准确评估卵巢储备功能的定量方式是计算双侧卵巢内所有卵泡数。而在实际情况中，并无直接检测卵子质量及剩余卵泡数的方法，这就有赖于对一系列相关间接指标的评估，包括超声检查、性激素、特殊指标测定或外源性激素刺激试验等。临床医师应结合各方面检查结果，参照患者病史，对卵巢储备功能进行综合评估，了解患者卵巢情况，进一步安排针对性治疗。

在卵巢储备功能的众多评估方式中，超声检查的优势显著。比如临床卵泡监测，越接近排卵日，监测次数越频繁，超声检查的可重复性较好，可满足临床高频次的监测要求。与激素测定、内膜活检相比，超声检查无创、价廉，受到广大医师及患者的青睐。对于有生育需求的卵巢储备功能下降、卵巢早衰或是准备接受辅助生殖技术助孕的患者，超声检查可以进行直观、精确的评估与监测，指导临床用药，从而改善不孕症患者的妊娠结局。

## 第一节　卵　泡　监　测

超声卵泡监测技术经过 30 余年持续发展，为无数不孕患者提供了无创、简便而直观的观察方法，是目前生殖临床上不可或缺的重要检查手段，在生殖诊疗过程中占据重要地位。

目前生殖超声卵泡监测与常规妇科超声检查一样，主要检查途径为经阴道超声检查。经阴道超声探头频率较高，探头接近子宫及宫颈，减少肠气干扰，图像显示较经腹部扫查更为清晰明了，符合卵泡监测的精细化要求。使用仪器要求为配备彩色多普勒功能的中高档超声诊断仪，可以结合卵巢、卵泡血流情况进行综合评估；必要时还可以配置三维容积探头，通过对三维成像获取更全面的卵巢信息。

以下对超声卵泡监测的分析主要是从卵泡生长发育、监测适应范围、监测方法、监测内容、规范化测量及质量控制等多方面进行。

## 一、卵泡生长发育

卵巢为女性重要的生殖器官及分泌器官，除了周期性排卵提供生殖所需的卵子外，其产生的性激素对维持生殖系统稳定及内分泌平衡同样具有重要作用。卵巢周期即卵巢在形态、功能上发生周期性变化。卵巢周期分为卵泡发育成熟、排卵、黄体形成及退化3个阶段（图5-1-1）。

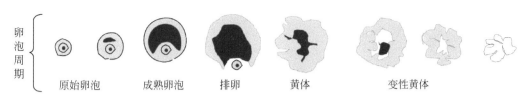

图 5-1-1　正常卵泡周期示意图

卵泡发育成熟、排卵、黄体形成及退化过程

卵泡生长发育包括卵泡产生至排卵过程及参与此过程的激素变化。卵泡的生长发育是生殖的开端。育龄期妇女一生中有 400～500 个卵泡可发育成优势卵泡，其他卵泡在早期即萎缩闭锁。正常月经周期双侧卵巢呈随机交替性排卵。

卵泡发育共分为5个阶段，分别是始基卵泡、初级卵泡、次级卵泡、窦卵泡及成熟卵泡。

（1）始基卵泡数量大、体积小（直径 0.03～0.06mm），位于皮质浅层，含有一个初级卵母细胞，周围包绕单层扁平的颗粒细胞。

（2）初级卵泡较始基卵泡体积大（直径 > 0.06mm），数量仍维持在较高水平，含有一个卵母细胞，周围交替包绕单层扁平和单层柱状颗粒细胞。

（3）次级卵泡数量较少，体积进一步增大（直径约 0.12mm）、周围颗粒细胞由扁平柱状单层变复层，含有一个卵母细胞，周围包绕两层柱状颗粒细胞，总数 ≤ 600 个。

（4）窦卵泡数量进一步减少，体积增大（直径 2～9mm），颗粒细胞增生并分泌卵泡液，卵母细胞及周围颗粒细胞移至卵泡的一侧。

（5）成熟卵泡（直径 > 18mm）突出卵巢表面，腔大，颗粒层薄；随后排卵发生、黄体形成，完成一个卵泡生长发育周期（图5-1-2）。

一个周期开始时可有多个卵泡发育，但由于各个卵泡的 FSH 阈值不同，通常只有一个优势卵泡（即主卵泡，5%～11% 正常周期可能有两个主卵泡发育）形成而排卵，其余卵泡相继闭锁，这个过程称为卵泡的选择。

从初级卵泡发育至成熟卵泡大约需要 85 天，而育龄期妇女正常月经周期是指次级卵泡发育至成熟卵泡后排卵的时间，常规为 28 天，一般不超过 35 天。部分原发性不孕可能是由于上述卵泡发育的某一步障碍所致。

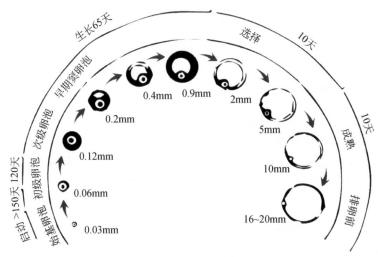

图 5-1-2 卵泡发育成熟过程示意图

由始基卵泡到成熟卵泡

　　卵泡生长发育及排卵过程中，一系列激素相关生理活动均受到下丘脑 – 垂体 – 性腺轴的调控，组成因素间通过正反馈及负反馈进行调节，其机制复杂，轴线中任意环节的异常都可能导致排卵异常。

　　影响卵泡生长发育的主要激素因素是垂体分泌的卵泡刺激素（FSH）和黄体生成素（LH）。随着下丘脑 – 垂体神经内分泌功能的完善，正常育龄期女性垂体周期性分泌大量的 FSH 和 LH，刺激卵泡生长，促进排卵发生（图 5-1-3）。

　　上一周期黄体退化，FSH 水平逐渐增加，卵泡增大，相应雌激素水平升高，促进内膜进一步增殖；同时，高水平雌激素对垂体产生正反馈作用，随着卵泡逐渐成熟，雌激素水平达到高峰，于排卵前约 16.5 小时出现垂体 LH 分泌峰，峰值水平可达基值的 8 倍以上（为 40 ～ 200IU/L），然后在黄体生成素的作用下卵泡破裂、卵子排出。

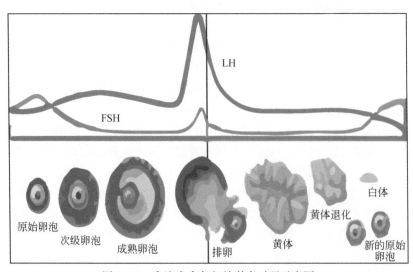

图 5-1-3 卵泡发育与相关激素对照示意图

排卵后卵泡塌陷、出血，形成血体，雌激素水平持续下降，随后黄体形成并分泌性激素，雌激素水平又再次上升，同时孕激素水平也有所升高。若卵子受精，则黄体转变为妊娠黄体；若未能受精，随着垂体 FSH、LH 分泌的下降，黄体萎缩退化形成白体，雌、孕激素水平也相应下降，子宫内膜剥离，月经来潮，开始进入下一周期。

药物诱发卵泡生长时，大量外源性激素入体，可干扰下丘脑 - 垂体 - 性腺轴，引起双侧卵巢内多个卵泡同时发育，形成多个优势卵泡和成熟卵泡；在控制性超促排卵药物治疗过程中，同样也可出现双侧卵巢内多个成熟卵泡的现象。

## 二、卵泡监测适用范围

超声卵泡监测是女性不孕症诊断及监测的主要检查手段之一，具有较广泛的适应证。它能直观观察卵巢及卵泡发育情况，预测排卵时间，指导临床胚胎植入的时机，了解药物治疗效果，指导临床合理用药，提高疗效，防止并发症发生。超声卵泡监测适用于以下情况：

1. 有生殖需求患者，预测排卵时间、观察卵泡生长情况，从而指导同房或选择取卵及胚胎移植时机。

2. 卵泡异常发育、排卵功能障碍、黄体功能不全的诊断。

3. 辅助生殖技术前卵巢功能的评估，指导方案及用药。

4. 了解内分泌因素异常、异常子宫出血、月经失调的卵泡情况，评估用药疗效。

5. 异常不良妊娠结局（如习惯性流产、异位妊娠）的预测及原因寻找。

## 三、临床排卵监测方法

临床监测卵泡发育及排卵的方法有多种，包括基础体温测量、阴道脱落细胞检测、宫颈黏液评分、激素测定、血 / 尿 LH 峰测定、内膜活检及超声检查等。

1. 基础体温测量：正常月经周期中，于排卵后黄体分泌的孕激素作用于下丘脑的体温中枢，导致体温上升 0.3 ~ 0.6℃，持续（14±2）天。因此体温的变化可反映有无排卵的情况，但基础体温的上升往往发生于在排卵后，故不能用于预测排卵。

2. 阴道脱落细胞检测：阴道脱落细胞主要来自阴道上皮的鳞状细胞，一般需要连续分析才能反映卵巢的功能。绝大多数的情况下阴道脱落细胞反映的是各种激素的综合作用。

3. 宫颈黏液评分：对黏液的量、性质、羊齿状结晶和拉丝进行分级评分，能反映体内卵巢内分泌功能的变化（表 5-1-1）。

表 5-1-1　宫颈黏液评分

| 项目 | 0 | 1 | 2 | 3 |
|---|---|---|---|---|
| 宫颈分泌物 | 无 | 少量 | 滴状 | 多量呈瀑布状 |
| 拉丝度（从宫颈到阴道口） | 无 | 1/4 长度 | 1/2 长度 | 全长 |
| 羊齿状结晶 | 无 | 线性 | 部分结晶和线性 | 全部结晶 |
| 宫颈口 | 关闭 | 稍开放 | 部分开放 | 充分开放 |

注：> 8 ~ 9 分时，雌激素达峰，最高评分与 LH 同步，与排卵日的间隔时间为（2.7±0.3）天。

4. 激素测定：正常月经周期中，随着主卵泡的生长发育，$E_2$ 分泌增加，于排卵前达高峰，排卵后下降，黄体期再度上升，呈一定的分泌模式。排卵后，黄体生成，分泌的 P 比排卵前明显增加，一般认为 ≥ 15nmol/L 时为排卵。

5. 血 / 尿 LH 峰测定：正常月经周期中卵泡成熟后会出现 LH 的大量释放，呈峰样分泌，一般在 LH 峰值后 24 小时排卵，因此，测定血 / 尿中 LH 值，以掌握 LH 峰状分泌，预测排卵期。

6. 子宫内膜活检：子宫内膜为雌、孕激素的靶组织，在正常月经周期中呈现从增生到分泌的变化。因此，子宫内膜的组织学可反映雌、孕激素的生物效应。于排卵后，月经来潮前 3 天的子宫内膜呈晚期分泌期变化。

在上述监测方法中，体温测量、阴道脱落细胞检测精确度欠佳，宫颈黏液评分存在较强主观性，激素测定重复性不佳，而内膜活检属于有创性检查。

随着超声技术的日益发展，超声检查在卵泡监测中的重要性逐渐凸显，经阴道超声（TVS）已成为女性不孕患者检查及监测的重要手段。TVS 能清晰观察卵泡生长发育情况并进行准确测量，针对性给予促排卵药物，有助于为排卵障碍的患者药物选择及剂量调控等提供科学依据。同时，TVS 还可准确判断卵巢是否正常排卵，从而指导同房、人工授精及 IVF-ET 的时机。

## 四、超声卵泡监测内容

进行卵泡监测的超声医师应明确监测的具体内容，避免遗漏卵泡发育的重要信息，同时也应重视操作熟练度的提升，保证检查质量的同时提高检查效率。常规超声卵泡监测具体内容包括卵泡的个数、形态、大小、生长速度、内部回声及有无排卵。

### （一）卵泡个数

在自然月经周期第 2 ~ 5 天，卵巢内可见数个 2 ~ 9mm 的窦卵泡（图 5-1-4），此时卵泡个数即基础窦卵泡数（antral follicle count，AFC），是评估卵巢储备功能的重要超声指标；卵泡个数的测定有助于多囊卵巢综合征的诊断；在促排卵周期，卵巢对激素的反

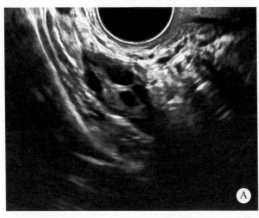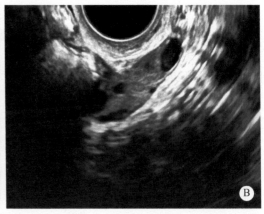

图 5-1-4　基础窦卵泡超声声像图

自然周期第 4 天，双侧卵巢内可见数个 ＜ 10mm 的窦卵泡

应因人而异，部分仅表现为卵巢数目的增长而卵泡大小不增长，测定卵泡个数有助于临床调整用药方案及剂量，获取优质卵泡；当多个卵泡同步发育时，超声卵泡监测可分段测定，如记录＜10mm、10～14mm、14～18mm、＞18mm的卵泡个数，该分段根据患者卵泡情况进行，没有统一划分要求，仅利于后续监测中对是否排卵及排卵个数进行对比了解。

### （二）卵泡形态

正常月经周期卵泡为卵巢皮质内的圆形或椭圆形无回声区，形态规整，张力较高（图5-1-5A）；成熟卵泡排卵前在LH作用下，颗粒细胞层皱褶，可见卵泡壁形态不规则，张力减低；当卵泡发育异常如闭锁卵泡（图5-1-5B），在增生晚期可见优势卵泡张力减低，形态欠规则，属于无排卵周期；当药物诱导多个卵泡同时发育时，声像图上可见多个大小相近的卵泡相互挤压，形态不规则。

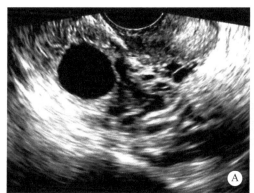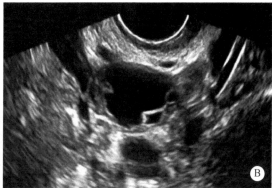

图 5-1-5　卵泡形态超声声像图

A.正常周期卵泡，形态规整，张力高；B.闭锁卵泡，卵泡形态不规则，张力减低

### （三）卵泡大小观察

卵泡大小是卵泡检测的主要指标。正常情况下卵巢皮质内存在大量始基卵泡，这些卵泡由于体积过小，超声无法观察；当前一周期即将结束时，随着激素水平的改变，10～20个次级卵泡开始发育增大；卵泡的募集发生在月经周期第2～5天，此时超声下可见多个窦卵泡排列在卵巢外周，卵泡直径为2～9mm（图5-1-6A）；由于FSH阈值不同，主卵泡（优势卵泡）的大小及生长速度超过其他卵泡，在月经的第8～12天超声下可根据卵泡的大小及生长速度辨认，直径≥15mm的卵泡一般可确定为优势卵泡，80%以上的周期只有一个优势卵泡，有时可出现两个优势卵泡，位于同侧或两侧卵巢（图5-1-6B）；正常周期成熟卵泡直径可达18～28mm；排卵后7～8天，黄体体积和功能达到高峰，直径为10～20mm。

### （四）卵泡生长速度

监测排卵时，通过对卵泡增长速度的动态对比评估，可以了解卵泡的生长发育情况，预测是否能排卵及排卵时间。

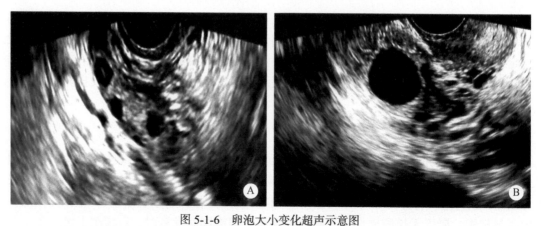

图 5-1-6　卵泡大小变化超声示意图

A.周期第 7 天，卵巢内可探及多个卵泡回声；B.周期第 14 天，优势卵泡形成

　　自然周期卵泡生长速度范围为 1.7～3.0mm/d,其中优势卵泡的生长速度为 1.0～2.0mm/d，近排卵前的卵泡最大生长速度可达 2.0～3.0mm/d（图 5-1-7）；促排卵周期卵泡生长速度较快，为 2.5～2.7mm/d。

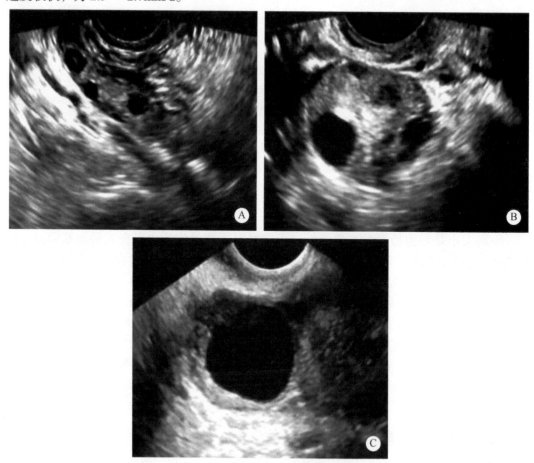

图 5-1-7　卵泡生长速度超声示意图

A.周期第 7 天，卵巢内无＞10mm 卵泡；B：周期第 12 天，可见优势卵泡形成；C.周期第 14 天，优势卵泡转变为
成熟卵泡（＞18mm）

## （五）卵泡内部回声

正常有排卵周期卵泡内部均呈通透的无回声（图 5-1-8A），当出现无排卵周期如黄素化卵泡未破裂综合征、出血性无排卵卵泡时，卵泡内可呈弱回声或细密点状回声（图 5-1-8B）。

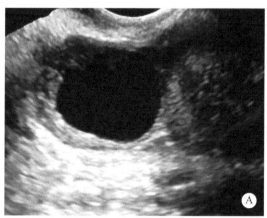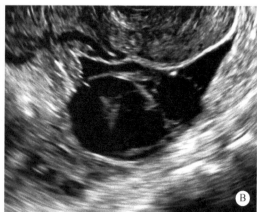

图 5-1-8　卵泡内部回声超声示意图

A. 正常周期优势卵泡，内呈均匀无回声；B. 出血性无排卵卵泡内回声不均匀

## （六）有无排卵

接近排卵期时，要注意是否已经排卵，观察有无排卵后征象，具体参见本节第六部分"自然周期卵泡监测"。

## （七）血流情况

常规二维超声已基本能满足卵泡监测的要求，日常卵泡监测较少应用到彩色多普勒，但当患者月经不规律、难以鉴别卵巢内无回声区是卵泡、囊肿或黄体时，可以加用彩色多普勒协助诊断（图 5-1-9）。也有研究表明，卵泡周围出现血流、血流 RI 值下降也可作为卵泡成熟的辅助标准，详见本章第二节第五部分"卵巢血供"。

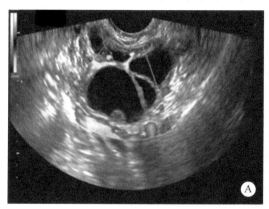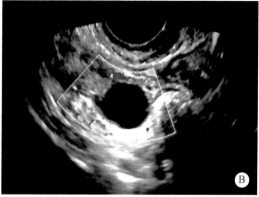

图 5-1-9　应用彩色多普勒超声观察血流分布鉴别卵泡及囊泡

A. 优势卵泡周围可见环状血流信号；B. 囊泡周围无明显血流信号

## 五、超声卵泡测量规范化

无论是自然周期还是促排卵周期，卵泡的大小、形态在不同时期、不同情况下均会产生不一样的变化。如何在这种"不规律"中寻找一种规范化的测量方法，是广大生殖超声医师的目标，也是提高超声卵泡监测准确性的重要手段。

超声卵泡测量规范化包括测量方式的规范及测量时机的规范。常用测量卵泡大小方式有面积测量法及 3D-sonoAVC 卵泡容积测量，其中面积法应用较广泛。

### （一）超声卵泡测量方法

规范化卵泡测量是卵泡监测准确性的重要保障。为了兼顾精确性与便捷性，可采用卵泡面积测量法，即测量两条垂直线段所形成的平面大小。

根据卵泡形态不同可将卵泡分为圆形 / 类圆形测量及其他形状测量两类，圆形 / 类圆形测量用于一侧卵巢内卵泡个数较少、卵泡形态较圆、饱满，常见于自然周期测排、激素诱导测排（图 5-1-10A、B）；其他卵泡形态类型测量常用于控制性超促排卵患者，一侧卵巢内同时发育的卵泡个数较多，卵泡间互相挤压，形态不规则。

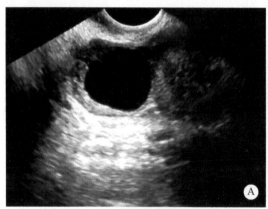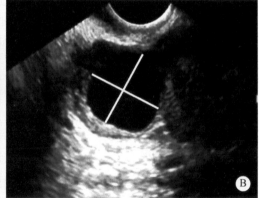

图 5-1-10　圆形 / 类圆形卵泡超声测量示意图

A. 卵泡形态较圆、饱满；B. 测量最大切面最长径及另一条垂直于它的最大径

对于圆形 / 类圆形卵泡，只需要测量最大切面最长径及垂直于它的另一条最长径即可，而对于其他类型的卵泡（如类三角形、梯形、平行四边形等），需按面积公式测量法测量卵泡最大切面内相互垂直的两条径线（图 5-1-11A ～ C），具体见图 5-1-11 所示：

在卵泡测量过程中需要注意，尽量将卵泡的边界显示清晰，减少人为误差；卵泡测量要从一侧内壁测到另一侧内壁，统一测量标准，避免产生检查医师间的结果差异；测量不规则形卵泡时，不要测量其对角线，避免高估卵泡大小；监测过程中探头不要过度用力，避免压瘪卵泡，影响结果准确度（图 5-1-12）；卵泡大小、个数要准确，避免出现前后不一致、与临床其他检查结论相差甚远的情况。

部分医师及研究者认为测量卵泡最大切面及其垂直切面的三条径线、计算卵泡体积大小较测量二维卵泡面积具有更高的精确度。但该方法受卵泡形态影响较明显，Penzias等研究表明，测量卵泡平均径线可以准确预测圆形和多边形卵泡体积，而不能预测椭圆形卵泡体积。

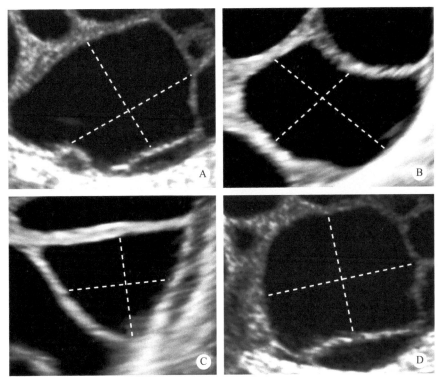

图 5-1-11　不规则形卵泡超声测量示意图

A. 梯形；B. 平行四边形；C. 三角形；D. 正方形

（以测量两条垂直线段所形成的平面大小来比较卵泡的大小，类同于面积公式计算）

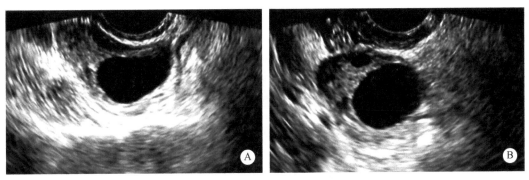

图 5-1-12　施力大小对卵泡成像及测量的差异对比

A. 过度用力，优势卵泡被压瘪；B. 力度正常，卵泡形态显示佳

此外，还可以应用部分仪器自带的 3D-sonoAVC 三维容积渲染成像技术对卵泡进行三维重建，自动测量卵泡数目、形态，量化评估卵泡情况与卵巢功能（图 5-1-13）。Kyei-Mensah 等发现，与 2D 测量双平面三径线计算卵泡体积相比，3D 超声对卵泡体积的测量更为真实、准确，因为在三维测量中，无论形态如何变化，卵泡的轮廓是连续的，因此

三维勾画卵泡边界、测量卵泡容积受形态影响较小。Kyei-Mensah 等分别在二维及三维水平上，应用现有二维（双平面三径线法）及三维自动测量法测量卵泡体积，并对二者测量结果进行统计对比分析，结果显示三维超声测量卵泡大小具有较高的精确度，而二维测量结果与实际卵泡容积相比可能存在 2.5 ～ 3.5ml 的误差。

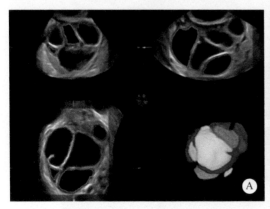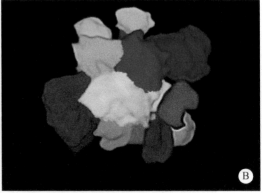

图 5-1-13　应用 3D-sonoAVC 监测卵泡声像图

系统对卵泡进行自动分割及三维重建，并计算卵泡数量及每个卵泡体积大小

在控制性超促排卵过程中，同一卵巢内多个卵泡常同时发育，卵泡形态多数不规则，三维超声评估与常规方法间的准确性差异可能会显著增加。但 3D-sonoAVC 也存在一定局限性，有研究表明，三维容积评估直径＜ 10mm 的卵泡体积精确度受限，误差较大。

### （二）监测时机

自然周期卵泡监测时机一般在月经周期第 9 天开始，月经周期规律者，正常情况下分别在月经的第 9、11、13、14 天至排卵日进行超声卵泡监测；月经周期不规律的患者，需要事先观察卵巢大小，根据卵巢内卵泡大小决定接下来的超声监测排卵时间，当卵泡直径≤ 12mm 时，可 3 天或 1 周复查 1 次；卵泡直径＞ 15mm 时，应每天监测直至排卵。

某些特殊情况在排卵发生后仍需进行超声监测，如黄体功能不全患者排卵后第 2 ～ 9 天、第 11 ～ 14 天仍需分别监测一次，观察黄体的生成与萎缩时间。具体监测时间主要根据患者的月经周期而定，可根据前一次观察情况调整检查时机与频次。

## 六、自然周期卵泡监测

在正常自然周期中，卵泡的发育极具规律性。一个正常周期里，卵泡经历生长发育、成熟、排卵、黄体形成和黄体退化几个阶段。

### （一）卵泡生长发育及成熟

自然周期中，卵巢皮质内有多个＜ 2mm 小卵泡，常规超声无法探及；随着垂体 FSH 及 LH 分泌增加，卵泡逐渐发育；卵泡募集发生于月经周期第 2 ～ 5 天，TVS 于此阶段可探及卵巢内 2 ～ 9mm 的窦卵泡回声。随着激素水平的持续升高，活动侧卵巢内 FSH 阈值最低的卵泡逐渐增大，至直径≥ 14mm 时形成优势卵泡；当优势卵泡生长至直径＞

18mm 时，卵泡成熟，成熟卵泡直径为 18～28mm（促排卵周期时内径可达 30mm 以上），呈圆形，形态饱满、张力高，部分向卵巢表面凸出，CDFI 卵泡周边可探及环状血流信号。

### （二）排卵前征象

成熟卵泡在排卵前具有一些特殊的超声表现：

1. 成熟卵泡直径为 18～28mm，逐渐移至卵巢边缘，一侧可无卵巢组织覆盖（图 5-1-14A）。

2. 排卵前由于卵泡膜细胞层水肿，卵泡周围回声降低，出现极低回声晕，卵泡壁边界欠清（图 5-1-14B）。

3. 卵泡壁形态不规则，张力欠佳，颗粒细胞层皱缩呈"锯齿状"（图 5-1-14C）。

4. 部分成熟卵泡可在一侧内壁上探及卵丘（出现率约 20%），表现为细小点状高回声（图 5-1-14D）。卵丘的出现意味着排卵过程将在 24 小时内开始，是超声监测排卵较为可靠的指标。

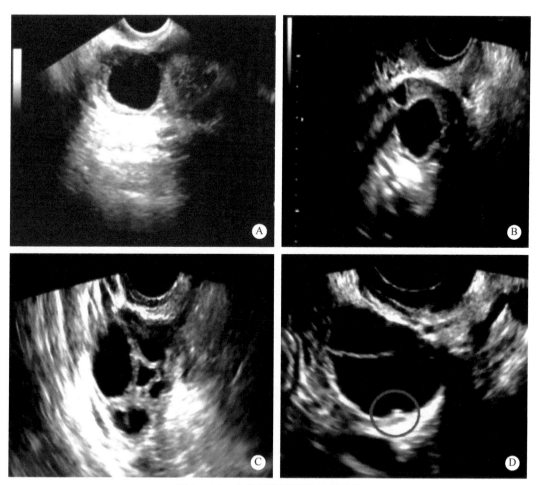

图 5-1-14　自然周期排卵前超声征象

A. 卵泡增长至＞18mm；B. 排卵前卵泡周围回声减低，边界欠清；C. 卵泡壁形态不规则，呈"锯齿状"；D. 卵丘形成，可见卵泡一侧内壁细小点状高回声

### （三）排卵后征象

排卵的过程很短暂，超声往往不能直接观察到卵泡破裂、卵子排出过程，而只能根据一些间接征象判断排卵是否已发生，主要包括以下几点：

1. 原来卵泡区的成熟卵泡消失或缩小，卵泡内壁塌陷（图 5-1-15A）。

2. 血体形成：由于血液充盈，短期内排卵后卵泡可重新形成囊性结构，即血体。超声下血体表现为缩小的卵泡腔形态不规则，边界清晰，内壁较厚，内可见细弱光点回声（图 5-1-15B），继而有较多的高回声。随后，颗粒细胞、卵泡膜细胞及血管长入血体而形成黄体。

3. 排卵后，卵泡液流至子宫直肠陷凹，可观察到子宫直肠陷凹少量积液（图 5-1-15C）。也有人认为积液的产生是腹膜对排卵的反应。

4. 子宫内膜特征性"三线征"消失，代以较为均匀的中高回声（图 5-1-15D），呈分泌期表现，内膜增厚。

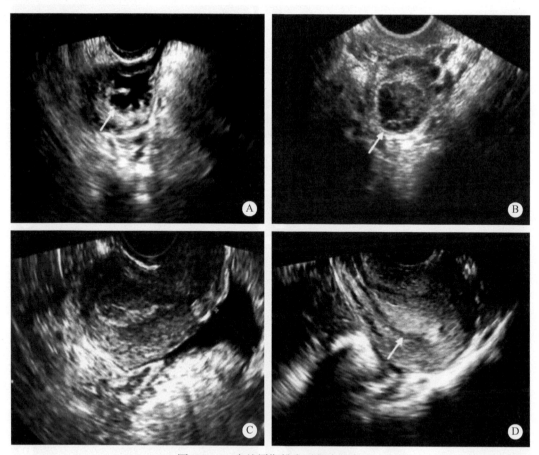

图 5-1-15 　自然周期排卵后超声征象

A. 卵泡消失塌陷；B. 排卵后卵泡内可见细弱光点回声；C. 可见子宫直肠陷凹积液；D. 内膜"三线征"消失，代以均匀中高回声

## （四）黄体生成

排卵后优势卵泡塌陷，血液充填后形成血体，随后颗粒细胞、卵泡膜细胞分裂向血体内生长，黄体形成。黄体声像图表现多种多样，典型黄体为卵巢皮质内形态不规则的无回声或低回声（图 5-1-16A、B），壁厚，部分囊内透声差；CDFI 可见黄体周围典型的环状或半环状低阻血流信号，约占同侧卵巢血供的 80%。

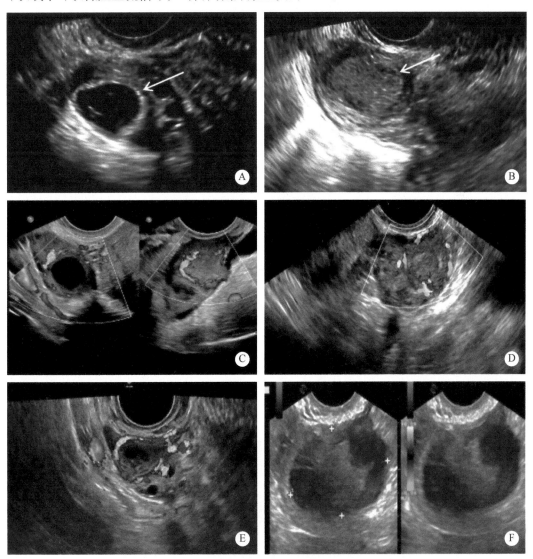

图 5-1-16　黄体典型超声声像图表现

A. 黄体内部呈无回声；B. 黄体内部呈低回声；C ~ F.CDFI 示黄体呈无回声、等回声或混合回声，周边可见环状或半环状彩色血流信号

## （五）黄体萎缩

若排出的卵子受精形成受精卵，则黄体转化为妊娠黄体；若受精没有发生，则黄体

发生萎缩转变为白体，体积缩小。随着黄体萎缩，雌、孕激素水平相应下降，内膜剥脱、月经来潮并开始新的周期。

### （六）卵泡发育异常

在自然周期中，由于内分泌紊乱、精神／心理等异常因素，会出现一些卵泡发育异常周期，包括未破裂卵泡黄素化综合征、卵泡发育不良、闭锁卵泡、出血性无排卵卵泡等。TVS 对这类型卵泡发育异常有较好的诊断作用。

1. 未破裂卵泡黄素化综合征（luteinized unruptured follicle syndrome，LUFS）：即卵泡发育成熟后不破裂、不排卵而原位黄素化。本病约占不孕症人群的 25%，在应用氯米芬促排卵周期中发生率可高达 80%，部分正常女性月经周期中也可以发生。患者往往无症状，亦无异常体征，激素水平基本正常，血清孕激素水平可稍低，亦具有排卵周期相应的临床表现，因此唯有在超声监测卵泡发育和排卵时或腹腔镜检查时方被发现。其超声特征：

（1）卵泡发育类型，按 LH 峰时的卵泡大小分为：①卵泡发育正常型，卵泡生长速度同正常周期，LH 峰时卵泡直径在正常范围内（14 ～ 28mm）；宫颈评分与卵泡发育基本相同；②卵泡未成熟型，常见于多卵泡发育周期，卵泡直径在 12 ～ 14mm 时测到 LH 值突然升高，使未成熟卵泡黄素化，宫颈评分一般已达 8 分；此因多卵泡分泌的雌激素总量已达到对中枢正反馈的阈值，使 LH 峰提早出现的结果。多见于多囊卵巢综合征，患者采用氯米芬或 HMG 诱发排卵的周期。

（2）未破裂卵泡黄素化的特征（图 5-1-17）：①卵泡未破裂：LH 峰 36 ～ 48 小时后，主卵泡的无回声区仍存在，无卵泡塌陷证据；②卵泡壁征象：未破裂的黄素化卵泡，卵泡壁与卵泡液之间的低回声晕较排卵前卵泡更为明显，宽 4 ～ 7mm，此为肥大的黄素化的颗粒细胞的特征。

（3）卵泡的转归：①黄体形成：卵泡周围的低回声晕逐渐向卵泡中央伸展，经 2 ～ 4 天形成外观正常的黄体；②黄素化囊肿：未破裂卵泡在 LH 峰后滞留或继续生长形成黄素化囊肿，直径可达 30 ～ 40mm，用氯米芬和（或）HMG 者可达 60 ～ 70mm。

（4）子宫直肠陷凹无积液量变化。

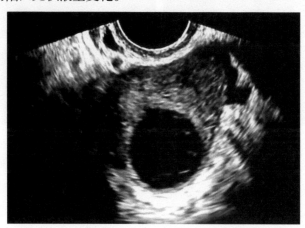

图 5-1-17　未破裂卵泡黄素化综合征典型超声声像图

优势卵泡长至排卵前大小而不排卵，呈特征性黄体囊肿声像

2. 卵泡发育不良：患者基础血雌激素水平一般正常，超声检查可见双侧卵巢形态正常或稍小，但内均未见明显≥10mm 的优势卵泡，皮质内的小卵泡张力欠佳、生长缓慢（图 5-1-18），卵泡发育至一定程度即停止，连续观察，卵泡不随周期变化增大，不具备受孕能力。CDFI 双侧卵巢内血流信号稀疏，常不能探及明显血流信号。

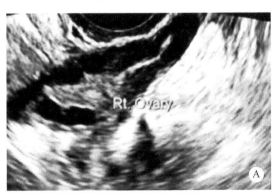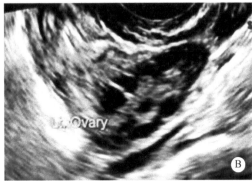

图 5-1-18 卵泡发育不良超声声像图

A. 双侧卵巢形态正常，内无≥10mm 卵泡；B. 连续观察，卵泡不随周期变化长大

3. 闭锁卵泡：即早期卵泡发育正常，增生晚期超声检查可发现较大的优势卵泡，壁薄、张力较低（图 5-1-19），且患者雌激素水平低下，此类卵泡不会发生排卵。

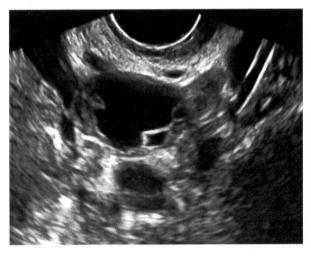

图 5-1-19 闭锁卵泡超声声像图

卵泡形态不规则，张力减低

4. 出血性无排卵卵泡：优势卵泡增长至排卵前大小后继续增长、不排卵，卵泡壁无明显黄体化，较薄，呈高回声，卵泡壁毛细血管破裂，血液溢至卵泡腔。

5. 小卵泡周期：卵巢周期连续超声监测中，卵泡大小及平均增长速度明显小于正常周期，排卵前卵泡直径＜15mm，且卵泡形态不规则、张力偏低（图 5-1-20A、B），可排卵，但不易受孕。

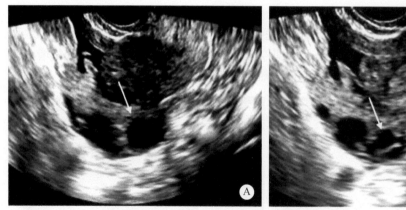

图 5-1-20　小卵泡周期超声声像图

A. 卵泡直径＜ 15mm，形态不规则；B. 次日观察，上述卵泡消失，出现排卵后征象

6. 大卵泡周期：卵巢周期持续监测时，自然周期卵泡直径≥ 30mm 后才破裂排卵（图 5-1-21A、B），排出的卵细胞过熟（老化），影响受孕。大卵泡周期和小卵泡周期虽然存在排卵，但卵泡大小异常，质量不佳。

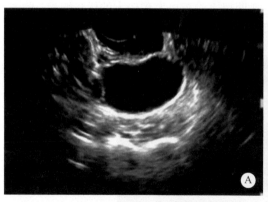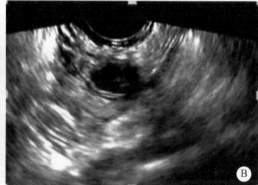

图 5-1-21　大卵泡周期超声声像

A. 排卵前卵泡＞ 30mm；B. 次日出现排卵后征象

7. 黄体功能不全（lutcal phase defects，LPD）：即排卵后卵泡形成的黄体功能不足，其主要特征是周期性内膜与卵泡发育的不一致性。LPD 病理表现为两个内膜组织标本证实内膜组织学发育比实际周期延迟＞ 2 天。由于黄体功能低下，孕酮分泌不足，LPD 患者下一周期卵泡发育不全、卵子成熟度不足及内膜功能异常，均可导致不孕、异常妊娠（流产等）的发生。LPD 可能间歇性出现或者持续性出现，对多个月经周期血 / 尿孕酮及 LH 水平持续监测可明确诊断。患者卵泡期正常、黄体期缩短，导致整个月经周期缩短，影响正常生殖功能。

## 七、超声监测排卵质量控制

随着"二胎"政策开放，生殖需求显著增加，目前各级医院纷纷开展超声卵泡监测项目。

由于卵泡监测涉及临床知识较为广泛，卵泡生长发育过程复杂，超声监测排卵的质量控制工作存在一定难度。以下就笔者所在科室在既往实际工作中总结的部分经验进行详细分析。

**（一）卵泡监测报告书写**

与其他超声检查项目一致，卵泡监测报告书写是卵泡监测质控项目中重要的一环，报告的质量直接与患者的后续诊治挂钩。

生殖超声报告书写与其他超声检查项目不同的地方在于它主要关注内膜及卵巢情况，而且是规律性、周期性的，与临床联系紧密。因此，卵泡监测结果通常以"一人一表"的形式记录，卵泡监测表上可包含相关的超声参数、激素测定参数、周期选择、患者基本信息、常规子宫附件情况、每个周期各项超声指标及周期激素信息等，可供生殖医师综合临床与超声指标、结合同一周期多次检查结果或不同周期检查结果进行系统性分析。

卵泡监测报告书写具体需要注意以下几点。

1. 每侧卵巢清晰写出所包含的卵泡个数，如患者卵泡较多时，可根据患者卵泡情况分段描述卵泡情况，以便后续监测中同样大小的卵泡对照评估。

2. 如果多切面都找不到上次监测结果中提示的大卵泡，且未能发现排卵后超声声像时，可以用"上述大 F 未见，余 F 最大……"进行描述。

3. 不确定是卵泡 / 囊泡时，必要时结合患者的月经情况：如月经期见到较大无回声区考虑为囊泡可能（月经周期较短或月经不规律的患者，周期第 7 ～ 8 天可见 15 ～ 16mm 的卵泡，注意结合抽血结果，不要直接下囊泡诊断）；若仍无法判定，则记录该无回声区大小，并做标记，以便下次复查。

4. 遇到一些较难进行判别的情况时（如优势卵泡与囊肿鉴别），可以辅以彩色多普勒检查，报告中可记录是否检测到环状血流信号（周边见环状血流信号考虑为优势卵泡）。

**（二）注意事项**

1. 详细询问患者病史及月经情况（特别是多囊卵巢综合征、卵巢早衰的患者，避免卵泡数与临床情况差异太大），卵泡监测通常是一个月经周期内连续多次监测的，因此前一次的结果要充分参考。

2. 卵泡的生长发育及内膜的变化通常跟患者的激素水平同步变化，结合超声图像和患者激素水平进行诊断，有助于了解卵泡的发育情况。

3. 每位不孕症患者最好做到每个周期卵泡监测尽可能由同一位超声医师操作，可减少不同检查者操作间的误差，如果无法达成，则每位检查医师必须严格按照科室内监测卵泡检查规范操作。

4. 注意肠气过多对观察的影响。

# 第二节　自然周期卵巢储备功能评估

随着辅助生育技术的广泛应用，人们开始意识到在进行昂贵的辅助生育治疗之前，应对不孕症女性生殖储备功能进行预先评估。这有助于提高移植率及临床妊娠率，避免时间及周期浪费，而卵巢储备功能评估是其中重要的组成部分，尤其是对于准备进行诱导排卵或控制性超促排卵的患者而言。在辅助生殖技术周期中，卵巢储备功能下降，则患者妊娠率降低、流产率增加。对卵巢储备功能的评估可以有效预测 ART 患者妊娠结局，了解卵巢反应性，调整促排卵方案或用药剂量，也可以作为某些生殖相关疾病的病因诊断。

如何更好地评价卵巢储备功能是生殖医师需要解决的问题。目前临床上评估卵巢储备功能的方法有多种，如年龄评估、基础体温测定、激素测定（基础 FSH、LH、基础 $E_2$、Inhibin-B、AMH 等）、药物刺激试验、卵巢活检、超声特征性参数评估等。大部分研究者认为，随着年龄的增长，窦卵泡数、卵巢大小和卵巢间质血流相应减少，自然受孕率在不同的年龄组存在明显差异；相同年龄组中，窦卵泡数多、卵巢越大、卵巢间质血流越丰富者获卵数越多、妊娠率越高。

## 一、临床评估指标

### （一）年龄

女性年龄是影响卵巢储备功能较为公认的因素。女性卵巢储备功能随年龄的增长而下降，卵巢产生卵子的能力减弱，卵母细胞质量及生殖功能下降，生育的平均间隔时间延长，自然妊娠率降低。现在社会上女性婚育年龄较前普遍增大，由于女性年龄增长因素导致的卵巢储备功能低下已成为困扰广大不孕症妇女的一大难题，部分女性只能依赖辅助生殖技术助孕。

35 岁以后，女性卵巢内存留可募集的卵泡数量和质量急剧下降，卵母细胞增殖率下降，卵泡加速闭锁，因此卵巢储备能力相应下降。研究表明，女性 30 岁以后自然受孕率下降，35 岁下降速度增快，平均 41 岁左右失去正常生育能力；35 岁以上女性不孕概率由 5% 增加至 30%，发生率增加 6 倍。因此，无论是自然周期或促排卵周期，35 岁以上有生育需求的女性均应事先评估卵巢储备功能。

部分研究者也证实了年龄增长和生殖功能储备下降之间存在密切相关性。Chih-Chi Chuang 等对 1045 名接受 IVF 周期女性年龄与基础 FSH 水平进行观察研究，通过评估周期取消率、胚胎着床率及临床妊娠率，认为虽然年龄和基础 FSH 均对卵巢储备功能评估有一定的影响，但年龄可作为 IVF 妊娠结局的独立预测因子，而基础 FSH 不能作为独立预测指标。

尽管如此，仍有部分研究结果认为年龄因素与卵巢储备功能不相关。Akande 等研究认为妇女生殖功能储备降低与卵巢内原始卵泡的数量和质量有关，而与年龄无关；Tarek ElToukhy 等对 762 名明确卵巢储备功能下降的女性进行研究分析，将研究对象分为年轻组（< 30 岁）、中间年龄组（31 ～ 38 岁）和中老年组（> 38 岁），研究结果表明 3 个年龄组中，胚胎植入率、临床妊娠率及活产率无显著差异，即年轻女性与年长女性 IVF 结局无显著差异。

卵巢年龄与生理年龄并不一定匹配，因此以患者年龄作为卵巢储备功能独立预测指标存在一定局限性，只能作为卵巢储备功能的影响因素之一。

**（二）激素测定**

临床难以直接检测卵泡的数量及质量，但可通过间接检查方式了解卵巢储备功能，其中，基础性激素应用较早，也较为广泛。

1988 年，Muasher 首次报道了 FSH 与临床妊娠率呈负相关。此后，月经周期第 2 ～ 4 天基础 FSH（bFSH）被用作预测卵巢储备功能的常规指标。血清 bFSH 水平正常 < 10IU/L，bFSH 水平 > 10 ～ 15IU/L 表明卵巢储备功能降低，预示卵巢低反应；若 bFSH 水平正常，但 bFSH /LH 比值升高（ ≥ 3.0 ～ 3.6）同样预示卵巢低反应。正常情况下随年龄的增长，bFSH 水平升高；增生早期血清 bFSH 水平的升高是卵巢不排卵、储备降低的早期信号，提示卵巢老化可能。

但也有研究者表明 bFSH 作为卵巢储备功能的间接评估指标存在局限性，认为基础 FSH 水平对预测 IVF 周期中的继续妊娠率意义不大，只有在较高激素水平才显示出一定的意义，单纯依靠基础 FSH 水平预测卵巢储备和妊娠率有待研究；且 bFSH 略微升高时预测 IVF 结局的能力有限。此外，bFSH 在应用于临床过程中存在较大的个体差异，在 IVF 治疗中即使年龄相同或者基础血清 FSH 水平正常，也可以有不同的卵巢反应与 IVF 结局。

bFSH 评估卵巢储备功能的局限性在于敏感性较低，即使 FSH 正常的患者仍有部分卵巢反应性及妊娠率低下。为了提高检测敏感性，研究者们尝试将基础 FSH 的诊断阈值提高，但同时阳性结果数目减少，假阴性率增高，使得部分真正卵巢储备功能低下的患者漏诊。

基础 $E_2$ 也是预测卵巢储备功能的基础性激素之一，月经周期第 2 ～ 4 天期间血 $E_2$ 水平正常情况下 ≤ 184pmol/L，若基础 $E_2$ 水平 > 294pmol/L 预示卵巢储备下降及卵巢低反应。基础 $E_2$ 水平的升高可同时伴或不伴有基础 FSH 水平上升，基础 $E_2$ 高水平是卵巢储备下降和卵巢低反应预测的较早期指标。

除了基础性激素水平外，抗苗勒管激素（anti-Müllerian hormone，AMH）也与卵巢储备功能的评估相关。AMH 由卵巢窦前及小窦卵泡（< 4mm）的颗粒细胞分泌，在调控卵泡生长和发育中具有一定作用，可用于判断卵巢储备功能，抑制始基卵泡的募集，减缓卵泡消耗。AMH 可预测卵巢低反应，反映早期血清中可募集的卵泡数，预测生殖潜能，早期诊断卵巢早衰的价值高于 FSH。AMH < 0.8 ～ 1.5ng/ml 提示卵巢储备下降可能。

抑制素 -B（inhibin-B，INH-B）由卵巢窦卵泡的颗粒细胞分泌产生，与生殖能力关系密切，具有内分泌、旁分泌和自分泌的调节作用，反馈性抑制 FSH 生成，可用于检测卵巢因素引起的女性不孕。INH-B 较 bFSH 更能早期发现卵巢储备功能减退，具有较高敏感性，其生理水平随着年龄增长而下降。既往研究对 GnRH-a、FSH 及 CCCT 刺激试验后抑制素 -B 水平进行研究，结果表明 INH-B 与卵巢反应性高度相关。自然周期第 2 ～ 3 天期间，正常情况下血 INH B ≥ 45ng/L，当卵巢储备下降时，INH B < 45ng/L。INH-B 在卵巢储备功能的预测中具有良好价值，其阈值低、准确度高，但 INH-B 临床应用受到昂贵费用的限制。

此外，也有研究认为性腺激素峰衰减因子（GnSAF）可作为检测卵巢储备功能的标志因子。但同样也因其费用昂贵，不适宜进一步推广至临床应用中。

### （三）刺激试验

刺激试验主要应用于卵巢储备功能下降、需要进行诱导排卵或控制性超促排卵，从而进一步接受 ART 周期治疗的患者，详见本章第三节"卵巢储备功能异常超声评估"。

以上多种指标各具优势及局限性。近年来，由于超声技术的快速发展，超声下窦卵泡计数（AFC）、卵巢大小、容积测量及卵巢血供评估逐渐成为卵巢储备功能评估的常规手段。超声检查具有无创、准确、方便、经济、特异性高等优点，有助于指导临床用药、筛选高质量胚胎、提高妊娠率，在临床上已广泛应用。

## 二、窦卵泡计数

窦卵泡计数即基础窦卵泡数（AFC），是指在增生早期（周期第 2 ～ 5 天）TVS 可检测到直径为 2 ～ 9mm 的窦卵泡数量。

AFC 是卵巢的基础状态之一。窦卵泡数目随年龄的增长而下降，反映原始卵泡池的减少（女性 37 岁以前窦卵泡计数平均每年以 4.8% 的速度减少）。这个原理可应用于卵巢储备功能评估，如评估卵巢对适当刺激的反应性等。AFC 是对卵巢反应性的直接、可信的预测指标，在自然周期及超促排卵周期前，通过超声 AFC 测量能合理预测卵巢的储备功能。

研究者们通过实验结果证实了 AFC 在预测卵巢储备功能中的价值。Huang 等研究发现在控制性超促排卵中，降调节后窦卵泡数目与 hCG 日卵泡数及获卵个数相关，窦卵泡数＜ 5 个与窦卵泡数≥ 5 个间存在明显差异；Barcsi 等认为 AFC 是预测卵巢反应不良的最佳指标，AFC 与基础血清 FSH、INH-B 相结合可明显提高卵巢储备功能的预测率；Nahum 等研究认为 AFC 是比年龄、内分泌水平更好的卵巢储备功能降低的独立预测因子。

超声进行 AFC 检查时，首先应识别卵巢位置，并测量卵巢最大平面最大径线，随后决定一个计数卵泡数量的方向。若 F 直径均≤ 10mm（图 5-2-1A），仅计算卵泡的总个数；若 F 直径＞ 10mm（图 5-2-1B），测量卵泡的两条径线。

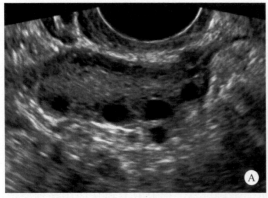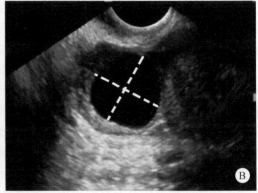

图 5-2-1　正常卵巢内窦卵泡及 AFC 测量示意图

A. 卵巢皮质内窦卵泡均＜ 10mm，此时计算卵泡总个数；B.F ＞ 10mm，此时测量卵泡的两条径线

目前，AFC 同 bFSH 一样，已成为不孕检查中的常规指标。大多数学者认可 AFC 作为单一指标预测卵巢储备功能和卵巢反应性的可靠性、敏感性及特异性，并认为其价值等同于 AMH。尽管基础 FSH、$E_2$ 水平正常，如果有窦卵泡数的减少，则表明卵巢储备已下降；而当双侧卵巢 AFC 总数＜ 8 ～ 9 个，提示卵巢反应减退可能。

## 三、卵巢大小

在自然周期，卵巢大小可随所在周期不同产生相应改变：月经期双侧卵巢呈椭圆形，大小、形态基本一致；增生期优势卵泡逐渐增大、卵巢体积相应增大；排卵期成熟卵泡凸向卵巢表面，卵巢明显增大、形态不规则。诱导排卵或控制性超促排卵周期，由于药物作用，双侧卵巢内常可见多个优势卵泡发育，双侧卵巢体积明显增大，形态不规则，呈多房蜂窝状；TVS 观察双侧增大的卵巢可交错在一起，部分显示不全，必要时可联合腹部超声检查。无论在自然周期还是促排卵周期，卵巢大小均会产生相应改变，因此超声测量卵巢大小可以间接评估卵巢储备功能，预测 IVF-ET 周期妊娠率。

如何快速、简便、准确测量卵巢大小是超声医师关心的重点。有研究提出应用卵巢最大平面的平均直径替代卵巢的体积测量，并以 20mm 作为卵巢平均直径的界值，小于该值的患者 IVF 治疗结果不尽如人意。该方法在 IVF 治疗周期中较三维测量更为方便有效。

目前临床上常用的卵巢大小测量方法为二维面积法，即在双侧卵巢最大切面测量最大径线及其垂直线（图 5-2-2A）。超声测量卵巢最大径线评估卵巢储备功能较容积测量更简便有效，是适合目前生殖环境的测量方法。当卵巢最大径线＜ 20mm，预示卵巢储备功能降低（图 5-2-2B）。

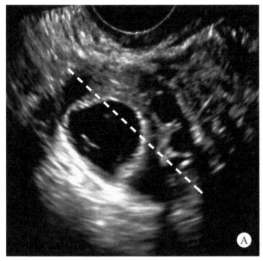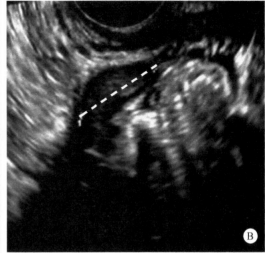

图 5-2-2　超声二维面积法评估卵巢大小

A. 在卵巢最大切面测量最大径线；B. 卵巢最大径线＜ 20mm 预示卵巢低储备功能

## 四、卵巢容积

虽然二维面积法测量卵巢大小方便、快捷，但其仍属于单切面评估，存在一定主观性，故其在临床研究中的精确性仍遭受质疑。有研究者提出可以通过测量卵巢体积评估卵巢储备功能。卵巢体积的测量方法可分为二维测量法及经阴道三维容积超声测量法。

二维卵巢容积测量是通过经阴道超声测量"双平面、三径线"进行。IVF 周期启动前，通过二维经阴道超声获得卵巢最大切面声像图，在该切面测量卵巢最大径线（纵径）及其垂直径线（前后径）（图 5-2-3A）；探头旋转 90° 以测量卵巢横径（图 5-2-3B）。应用公式计算卵巢体积：$V=D_1 \times D_2 \times D_3 \times 0.523$。

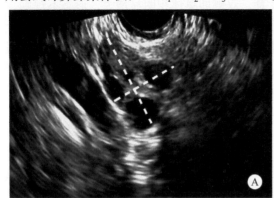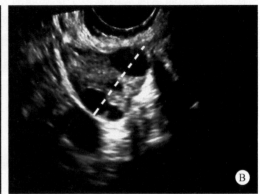

图 5-2-3 超声二维测量卵巢容积

A. 在卵巢最大切面测量纵径及前后径；B. 探头旋转 90° 测量卵巢横径

近年来，经阴道三维超声（trans-vaginal three-dimensional ultrasound，TTU）发展迅猛。三维超声可获得目标器官、病灶清晰的立体图像，提供冠状面图像信息，使组织结构空间位置关系得以清楚显示；可对形态不规则组织器官的解剖结构体积进行准确测量，且无痛、省时、重复性好。TTU 不仅能立体、直观地显示卵巢和卵泡的立体结构，还可定量测量卵巢容积，为临床提供了超声检查的客观定量指标。Kupeisic 等应用三维能量多普勒对 56 例基础 FSH 水平正常、接受 IVF-ET 周期年轻女性进行 AFC、卵巢体积测量及卵巢间质血流指数测定，同时将这些参数与促排卵治疗后的获卵数、受精率和妊娠率进行比较。研究结果表明窦卵泡数目多、卵巢体积大、卵巢间质血管分布良好者获卵数、受精率和妊娠率明显升高。此外，TTU 引导下胚胎移植有助于确定理想的移植部位，提高 ET 的成功率、避免异位妊娠的发生。

大部分研究者认为三维超声测量卵巢体积、AFC 及检测卵巢血流可以个性化地评价卵巢储备功能。在 IVF 治疗中，三维超声测量卵巢体积可作为卵母细胞获得数的独立预测因素，其灵敏度和特异度均为 75%。Sharara 等研究表明卵巢体积较小的患者在 COH 中多数需要应用超剂量 Gn，且效果并不理想，周期取消率＞ 50%；Kably 等研究表明增生早期平均卵巢体积＜ 3cm³、窦状卵泡计数降低（＜ 4 个）或两者并存时，IVF 周期获卵率及周期取消率明显上升，取卵数、妊娠率显著下降。但同样也有研究者质疑三维超声测量卵巢容积的预测价值，认为卵巢体积及平均直径的预测价值有限，不及 bFSH、

INH-B 与 AFC。

目前三维超声测量卵巢体积应用较多的是 3D-VOCAL 技术（技术简介详见第四章），可通过三平面勾画卵巢边界，测量卵巢体积（图 5-2-4A）。目前研究认为卵巢体积＜3cm³（图5-2-4B），结合其他诊断指标可提示卵巢储备功能下降，周期失败率、取消率高，获卵率、受精率及妊娠率明显降低。

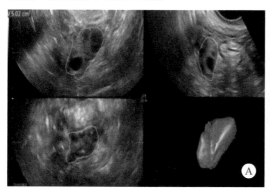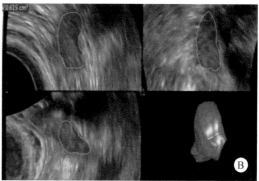

图 5-2-4　3D-VOCAL 测量卵巢体积

A. 卵巢体积＞3cm³；B. 卵巢体积＜3cm³

通过三维测量卵巢体积对评价卵巢储备功能、预测超排卵反应，以及对 PCOS 等相关疾病诊断、监测及治疗监测均有一定价值，理论上建议所有进行促排卵的患者均测量卵巢体积，但三维超声检查及测量步骤较为繁琐，不适用于目前实际生殖工作中，仅适用于临床研究及特殊疾病的诊断。

## 五、卵巢血供

除了二维观察指标外，卵巢内血流供应情况同样也会随着周期变化而发生相应改变。多普勒超声是器官、病灶血供及血流动力学的良好检测手段，对血流的评估较为客观、直观，近年来多普勒超声在评估卵巢储备功能中的应用逐渐被发掘。卵巢储备功能评估相关血流包括卵巢动脉、卵巢间质血流及卵泡周围血流。

自然周期中，活动侧卵巢内优势卵泡生长，其局部雌激素水平往往大于对侧的静止侧卵巢，表现为卵巢内部血管扩张程度及血流参数的差异。随着卵泡生长发育，雌激素水平进一步升高，卵泡内部血流阻力下降，在排卵期达到高峰。由于优势卵泡的存在，其局部性激素水平更高，因此两侧卵巢内部血管的阻力可有显著差异；增生晚期由于 LH峰的出现，在 LH 作用下，卵泡壁上新生血管形成。因此，TVS 发现卵泡壁上可见环形血流，提示体内有 LH 峰出现，提示排卵即将开始，是监测排卵的指标之一；排卵后局部黄体形成，内部大量新生血管导致血流阻力进一步降低。有研究报道活动侧卵巢在黄体期的血供中，80%～90% 提供给黄体。

### （一）卵巢动脉

卵巢动脉自腹主动脉分出（左侧可来自左肾动脉），经卵巢系膜进入卵巢门，并与子宫动脉上行的卵巢支吻合（详见第一章总论"女性生殖系统"）。

以往经腹超声检查卵巢动脉检出率较低，仅约21%，而经阴道超声多普勒检查对卵巢动脉的血流显示率接近100%，因此经阴道超声检查已普遍应用于不孕女性卵巢血供检测中。

卵巢动脉经阴道多普勒超声检测方法：TVS下找到卵巢位置，常规二维扫查卵巢形态及卵泡情况；启用CDFI模式，可在卵巢的一侧观察呈点条状的一条卵巢动脉及两条卵巢静脉；待血流稳定后，启动脉冲多普勒，取3个以上稳定的动脉型频谱，测量卵巢动脉血流PI、RI及S/D。

卵巢动脉血流灌注的变化与血清雌激素的水平有关，雌激素可引起子宫动脉扩张、血流量增加。子宫动脉血流动力学随不同周期产生相应周期性改变，双侧子宫动脉反应基本一致，故TVS监测子宫动脉血流灌注可以间接了解患者血清雌激素水平。自然月经周期增生期，卵泡增大、雌激素分泌增多，子宫动脉相应扩张，因此在增生晚期血流阻力下降；排卵期在黄体影响下，雌孕激素产生协同作用，子宫动脉血流阻力进一步下降；黄体退化，雌孕激素分泌减少，卵巢动脉血流阻力重新升高，随后进入下一个新的周期。

卵巢动脉舒张期血流与卵泡发育密切相关，经阴道彩色多普勒超声可同时判断卵泡成熟度及观测卵巢内有无丰富的舒张期血流，以预测排卵时间。TV-CDFI的应用为更好了解卵巢血流生理和病理提供了一个简便无创的方法，通过对卵巢血流显示及脉冲多普勒血流参数的测定，为探寻不孕症的病因和评价治疗效果提供了可靠的依据。有研究发现不孕症时卵巢动脉血流可失去周期性变化。正常的卵巢血液循环是妊娠的先决条件，卵巢的血供障碍是造成不孕的原因之一，可表现为卵巢动脉舒张期血流不丰富，阻力增高，收缩期血流速度峰值下降（A < 10cm/s）。

因此，TVS检测卵巢动脉血流参数可以进一步提示卵巢动脉供血情况，判断卵泡成熟度，评估排卵、黄体变化，有助于胚胎移植时间确定及应用于移植的高质量胚胎的选择，为卵泡的发育、生长、治疗提供更可靠的依据，提高不孕症妇女的排卵率，增加受孕机会。

### （二）卵巢间质血流

促排卵前卵巢间质血流情况可以作为反映卵巢储备能力的重要指标之一。始基卵泡并无特殊的动脉供血，在窦卵泡发育过程中，卵泡内膜形成毛细血管网并与间质血管相通，由间质血管传递营养物质和激素供其生长。因此卵巢间质血流与卵巢储备功能密切相关（图5-2-5）。经阴道彩色多普勒超声已成为卵巢间质血流检测的首选方法。

目前大多研究者认同卵巢间质血流流速降低、阻力增高提示卵巢储备功能下降，如PCOS患者卵巢间质血流PSV较正常人明显升高。部分研究表明，在基础FSH值、年龄、卵巢类型、HMG用量等因素处于同等条件下，增生早期卵巢间质血流PSV与获卵数及成熟卵子之间呈正相关，卵巢间质血流PSV越大，表明卵巢的灌注增加（图5-2-6），促进更多的卵泡的发育。在IVF治疗周期前测量卵巢间质血流PSV可预测卵巢血流灌注情况，作为卵巢储备功能最重要的指标之一；Kim等研究认为双侧卵巢储备功能与卵巢间质血流PI和RI有明显的相关性，随着PI、RI的降低，卵巢血流量增多，有利于卵泡的生长、发育和成熟，进而影响胚胎的质量、种植率和妊娠率。

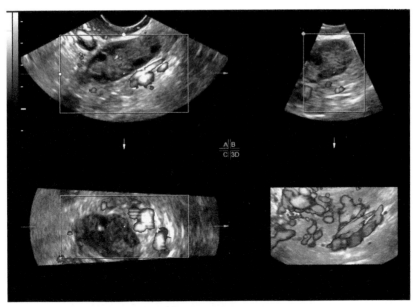

图 5-2-5　卵巢间质血流能量多普勒三维成像

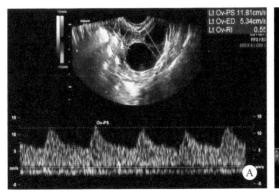
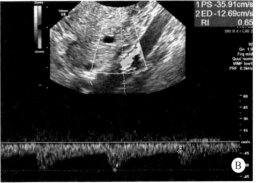

图 5-2-6　卵巢间质血流超声声像图

A.卵巢间质血流阻力较低；B.卵巢间质血流阻力较高

　　在如何精确检测卵巢间质血流方面，研究者们应用各种方法对正常和异常的卵巢循环进行了大量的研究，认为真实检测到的卵巢间质血供应出现在 2～3 周药物抑制垂体功能后的增生早期，因为在这个时间段里卵巢不受其他因素调控及影响，其活动受到抑制，血流动力学较为稳定；除外年龄因素，当卵巢间质血流 PSV ≥ 10cm/s 时，成熟卵子数目及临床妊娠率均较高。换言之，经过充分垂体抑制后，卵巢间质血流测量可有效预测卵巢反应性及 IVF-ET 妊娠结局，对于临床反应性低下的患者，临床可通过改善卵巢间质血流，提高成熟卵泡的数量及质量，从而提高临床妊娠率。

　　卵巢间质血流是卵巢基础血流的真实体现，对卵巢反应性和 IVF 结局的预测具有可靠性和必要性。在 IVF-ET 过程中，监测卵巢间质血流可在用药前预测卵巢储备功能，指导用药、防止 OHSS 的发生，提高获卵数及卵子质量。但具体哪些卵巢间质血流超声参数与卵巢储备功能有直接关系尚未有明确定论。

基于卵巢间质血流对卵巢储备功能的预测性，未来进一步研究方向可以是开发改善卵巢间质动脉血液供应的药物，调整促性腺激素的用量，从而提高妊娠率，改善 IVF-ET 妊娠结局。

### （三）卵泡周围血流

随着研究的深入及监测技术的精密化，部分研究者认为，与卵巢间质血流相比，卵泡周围血流情况可能与卵子的质量关系更为密切。经阴道多普勒超声探头能接近卵巢，直观卵泡的发育及血流灌注情况（图 5-2-7），有助于 IVF 周期卵泡质量和发育的评估。与卵巢动脉一致，卵泡周围血流也存在周期性变化。

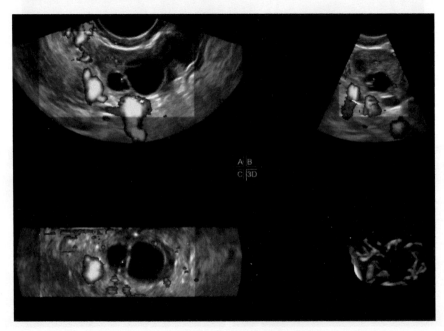

图 5-2-7　卵泡周围血流能量多普勒显像

卵泡周围可见少许点条状血流信号，卵泡内未见血流信号

月经期，卵巢皮质内存在较多始基卵泡，由于始基卵泡无独立血供，因此月经期卵泡周围无明显血流信号，仅可见卵巢间质内点条状血流信号（图 5-2-8A）；增生期时，随着卵泡生长发育，形成的优势卵泡周围开始出现点状或短条状彩色血流信号，越接近排卵血流信号越丰富，动脉频谱舒张期成分增多，流速越高（图 5-2-8B）；增生晚期至排卵期可在优势卵泡周围显示半环状或环状血流信号。Tan 等认为当卵泡周围血流 PSV 明显升高而 PI 保持恒定，可能是卵泡成熟、即将排卵的征象；Campell 等研究认为排卵前后优势卵泡内血流显著增多，并在卵泡开始破裂后 10 秒达到最大值。排卵后黄体囊壁上可见特征性环形黄体血流信号，可探及高速低阻频谱；如受孕转化为妊娠黄体，则血流阻力指数减低，最低时可小于 0.4。

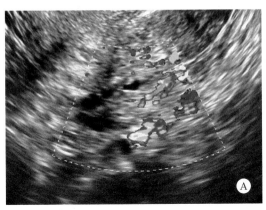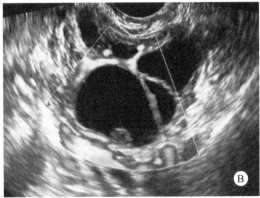

图 5-2-8　卵泡周围血流超声声像图

A. 增生期；B. 排卵期

　　TVS 应用于卵泡周围血流监测还有助于卵子质量的预测：Coulam 等研究结果显示，卵泡周围血流信号越多，卵泡越成熟；卵泡周围彩色信号增多，表明卵泡周围血管形成较多，卵泡液氧含量丰富，受精率也高，同时三倍体胚胎率降低。Huey 等发现卵泡周围血流的阻力指数越高，卵泡内氧分压越低，卵泡发育受影响，进而影响卵裂率、种植率及妊娠率。研究者们进一步发现在 IVF-ET 周期取卵前，卵泡周围血流 RI 越高，卵泡内氧分压越低和卵泡周围溶氧浓度下降，引起卵巢储备功能下降，导致卵泡缺氧、质量下降，影响卵泡正常发育，产生胞质缺陷和多核卵裂，进而影响种植率及妊娠率；卵泡周围彩色血流信号越多，血管形成及卵泡液氧含量越丰富，卵泡越成熟，获卵率、受精率也高。

　　促排卵周期中，观察卵泡周围血流及测量其血流动力学参数有助于判断卵泡成熟度，指导取卵时机。Coulam 等调查了 106 例 37 岁以上、有卵巢低反应史或多次 IVF 治疗失败的患者，结果表明妊娠组于 hCG 日至少有 1 个卵泡 PSV ≥ 10cm/s（图 5-2-9A）；贡等研究认为，当患者卵巢内多个卵泡为彩色血流信号所包绕，或于卵泡壁边缘测得多个卵泡血流 PSV ≥ 10cm/s（图 5-2-9B），即可认为卵泡已成熟，可停止用药并于当日注射 hCG，促使卵子最后成熟及排出。

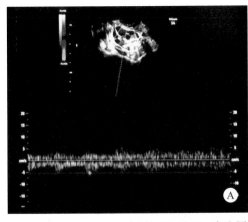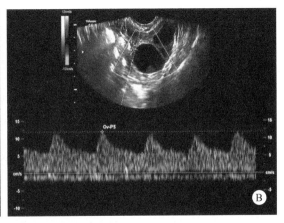

图 5-2-9　卵泡周围血流频谱多普勒声像图

A. 未成熟卵泡血流 PSV < 10cm/s；B. 成熟卵泡血流 PSV > 10cm/s

根据用药和取卵前卵泡周围血流动力学参数评估卵泡周围血管形成，预测卵巢储备功能、卵泡成熟度及预测排卵，从而为监测卵泡的发育生长提供更可靠的依据，提高不孕症妇女的排卵率和获卵率，增加受孕机会，并结合卵泡大小等指标判断卵子受精、卵裂及发育潜能，选择、指导高质量的胚胎进行移植，可获得更加令人满意的妊娠率。

# 第三节　卵巢储备功能异常超声评估

在不孕症中，女性卵巢功能的异常大多表现为卵巢储备功能下降。受多方因素影响，当卵巢内储存的可募集卵泡数量减少、卵母细胞质量下降，生殖能力降低或出现过早绝经的倾向，称为卵巢储备降低。

临床对卵巢储备功能的评估方法分为被动性检查及诱发性检查，前文所提及的年龄、激素测定、超声检查均属于被动性检查；对于卵巢储备功能减低的患者通常采用诱发性检查。诱发性检查常见于促排卵周期，是通过外源性刺激评估卵巢储备功能及反应性，常用方法包括氯米芬刺激试验（clomiphenecitrate challenge test，CCCT）、促性腺激素释放激素激动剂刺激试验（GnRH agonist stimulation test，GAST）及促性腺激素刺激试验。

CCCT 即检测卵巢对氯米芬刺激后的反应能力，国外有调查显示不孕人群中 CCCT 异常者约为 10%。早在 1987 年人们就开始使用 CCCT 评估卵巢储备功能。理论上，所有静态检测指标都可用于 CCCT，但由于某些指标检测手段及评价标准尚不健全暂不采用，目前常用评估指标为 FSH，必要时可加用 $E_2$。CCCT 的作用机制是 CC 抗雌激素受体作用。患者于周期第 3 天测定血清 bFSH 水平，第 5 ～ 9 天口服 CC 100mg，qd，第 10 天再次检测血清 FSH，若 FSH ≤ 10IU/L，提示卵巢储备功能良好；FSH > 10IU/L，或用药前后 FSH 水平之和 > 26IU/L，提示卵巢储备功能下降。然而各个研究中 CCCT 异常的阈值差异较大，特异性低，其预测效果不如 FSH 及 AFC。联合 bFSH 和 CCCT 评估可有效改善诊断特异性，以准确评价卵巢储备功能。

Padilla 于 1990 年首次提出 GAST，其最早应用于 IVF 周期卵巢储备功能的检测。与 CCCT 不同，它既可反映卵巢储备，也可反映垂体促性腺激素的释放。GAST 即通过皮下注射 GnRH-a 短效制剂评估卵巢反应性，当 $E_2$ 增加 2 倍或 2 倍以上认为是有反应。GAST 费用昂贵，因此未能在临床上广泛应用，仅见于 IVF-ET 周期预测卵巢反应性，指导促排卵方案，提高妊娠率的同时减少并发症产生。

促性腺激素刺激实验包括 FSH/HMG 刺激试验，原理与 GAST 相似，即给药前后评估 $E_2$ 的变化情况，如果 $E_2$ 在 FSH/HMG 刺激过程中增长幅度 < 30pmol/L，则预示卵巢储备功能下降。Janet Kwee 等研究表明 FSH/HMG 刺激试验在预测卵巢低反应不及 CCCT，而在预测卵巢高反应时优于 CCCT。FSH/HMG 刺激试验费用昂贵且容易出现并发症，目前较少使用。

以上方法可用于检出卵巢功能异常。导致卵巢功能异常的因素有许多，常见包括多囊卵巢综合征（polycystic ovary syndrome，PCOS）、卵巢早衰（premature ovarian failure，POF）及卵巢不敏感综合征（resistant ovarian syndrome，ROS）。

## 一、多囊卵巢综合征

1935 年 Stein 和 Leventhal 首先提出 PCOS 的概念。PCOS 是引起女性排卵障碍、生殖功能异常的主要原因之一，也是妇科较为常见的内分泌疾病。其主要临床特征是持续无排卵、高雄激素及卵巢多囊改变，三个特征中满足两项并排除其他高雄激素原因即可诊断。其余临床表现还有月经稀发、高雄激素相关表现（如多毛、声音变粗、痤疮等）、肥胖、不孕、激素异常（LH 水平明显升高，LH/FSH ＞ 2 ～ 3）等，少数患者可有正常排卵周期，仅表现为黄体功能不全。PCOS 并非一种简单的疾病，而是一种多起因、病理生理和临床表现为多态性的综合征，其病理生理变化涉及范围广，包括神经、内分泌、性腺、肾上腺及糖、脂代谢和卵巢局部的调节因素，造成某个调节机制的不平衡而出现的各种反馈失常和连锁反应。其被公认的基本特征有：①雄激素过多；②恒定的雌激素水平和比例失调（$E_1$ 比 $E_2$ 高）；③高 LH 伴有正常或低水平的 FSH；④卵巢组织形态学上有多个囊性卵泡和间质增生；⑤高胰岛素血症 - 胰岛素抵抗。

PCOS 卵巢病理表现为双侧卵巢硬化性多囊样改变。卵巢白膜增厚，间质细胞增生，表面平滑，体积较正常明显增大，可达正常的 2 ～ 5 倍；卵巢剖面可见被膜下大量直径 2 ～ 9mm 囊状卵泡，闭锁卵泡增多，无成熟卵泡，子宫内膜受雌激素的长期影响，呈现不同程度增殖性改变。

近年来，经阴道超声广泛应用于 PCOS 检查，具有便捷、直观、动态、全面的特点；三维超声、超声造影等特殊技术的应用使 PCOS 诊断更为精确，为临床提供了更多的辅助诊断信息。

PCOS 具有典型的超声声像图表现：

双侧卵巢呈均匀性增大，边界清晰，包膜回声增强，卵巢髓质增厚、回声增强，皮质内可见≥ 12 个小囊，呈"车轮状"排列于卵巢边缘（图 5-3-1），小囊直径为 2 ～ 9mm；排卵持续监测过程中，卵巢内始终无优势卵泡。也可应用二维两切面三径线法或三维 VOCAL 技术评估卵巢体积，$V ＞ 10cm^3$ 支持 PCOS 诊断。CDFI 可探及卵巢髓质内纵行卵巢动脉血流。由于长期雌激素刺激作用，子宫内膜可不同程度增厚。

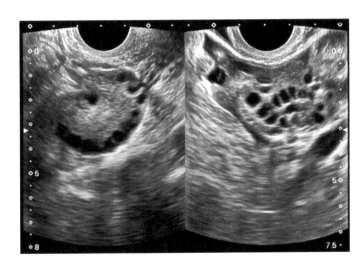

图 5-3-1　多囊卵巢综合征典型声
像图
双侧卵巢内各可见大于 12 个小囊泡

需要注意，卵巢多囊样改变不等同于 PCOS，超声只能诊断卵巢的多囊样改变，而不能直接诊断 PCOS；实际临床工作中遇到的 PCOS 多不典型，有时可能只包含 1 ～ 2 个典型征象，或仅表现为激素水平的异常。上述情况要求检查医师在检查过程中结合超声声像、临床病史及激素检测结果综合评估。

PCOS 患者的促排卵治疗包括减轻体重、药物治疗和手术治疗，其中药物治疗包括胰岛素增敏剂、二甲双胍及氯米芬、促性腺激素治疗，手术治疗主要包含腹腔镜下卵巢楔切术、卵巢电疗（打孔术）等。

## 二、卵巢早衰

卵巢早衰占女性人群的 1.0% ～ 3.8%，是指女性初潮以后到 40 岁以前因多种因素引起闭经、不育及其一系列相关症状，激素表现较为典型，即低雌激素和高促性腺激素血症，卵巢组织学呈围绝经期或老年妇女绝经后的变化。POF 的定义于 1967 年由 Ruehsn 与 Jones 首次提出。POF 产生原因有许多，常见感染性、医源性损伤、免疫因素源性及不良生活饮食习惯等。POF 有一定遗传倾向，也可能与自身免疫性疾病相关，其主要临床表现为闭经，其余还有低雌激素症状（如多汗、潮热、抑郁、失眠、阴道干涩、性交痛、泌尿生殖系统症状等）、相关疾病表现（如甲状腺体征等）。由于卵巢合成性激素功能低下，降低对下丘脑－垂体－性线轴的负反馈作用，FSH 升高、雌激素下降，导致排卵障碍，更年期症状提前，严重影响患者正常生活及生殖功能。

临床主要诊断标准为女性 40 岁前出现至少 4 个月以上闭经、两次或以上检测血清 FSH 水平升高（＞ 40IU/L）、雌激素水平下降（$E_2$ ＜ 73.2pmol/L），TVS 可作为有效辅助支持诊断方法。

POF 患者典型 TVS 表现为双侧卵巢明显缩小，皮质逐渐变薄，皮、髓质比例失调，髓质回声增强，表现为中等实性回声，皮质内无明显卵泡或仅可见少量小卵泡；长期低雌激素水平导致子宫内膜变薄、不发育（图 5-3-2A、B）；CDFI 探及卵巢内血流信号稀少（图 5-3-2C）。由于卵巢间质部纤维组织增生，管壁降低、有效血流灌注不足，因此 POF 患者卵巢间质动脉收缩期及舒张期血流速度均较正常女性减低，而阻力指数明显升高。

POF 的治疗主要为雌孕激素替代治疗，对于有生育需求的患者可使用外源性激素 GnRH-a 抑制内源性 FSH 分泌，促使卵泡生长同步化，提高卵巢内残存卵泡对外源性促性腺激素的敏感性，尽量恢复卵巢功能；也可应用 CC、HMG/hCG 等方案进行促排卵治疗，但该方法慎用。在多种方法均无法恢复排卵情况下，有生殖需求的女性患者可接受赠卵 IVF。

## 三、卵巢不敏感综合征

Jones 于 1969 年首次提出卵巢不敏感综合征（ROS）的概念，即原发性闭经或 30 岁以前继发性闭经，其特征是：①卵巢形态饱满，表面光滑，包膜厚，组织学见多数始基卵泡及少数初级卵泡；②内源性促性腺激素，特别是 FSH 升高；③卵巢对外源性促性腺激素不敏感；④闭经但性征发育正常。此类综合征又称为 Savage 综合征。ROS 占高促性腺激素闭经患者的 11% ～ 20%，其特征性表现为原发闭经、患者卵巢内有卵泡存在、高促性腺激素。ROS 的病因尚未明确，可能与卵巢内 FSH 受体蛋白不足、自体产生促性

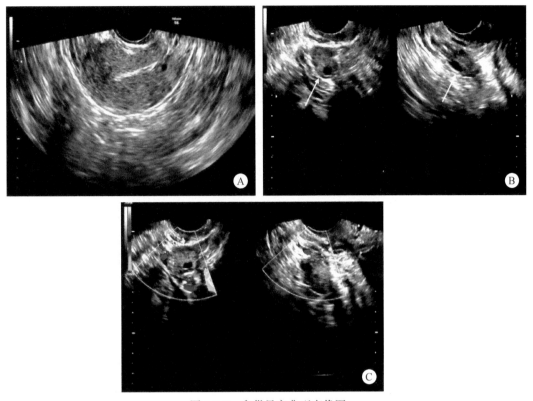

图 5-3-2　卵巢早衰典型声像图

A. 子宫内膜薄、不发育；B. 双侧卵巢小，髓质回声强，各仅可见 1 个窦卵泡回声；C.CDFI 卵巢内血流稀少

腺激素受体位点的抗体等相关。目前普遍认为 ROS 属于特发性 POF，也有研究者认为当 ROS 疾病进展、由卵巢抵抗发展为无卵泡时，可演变为 POF。

　　ROS 典型 TVS 声像表现为"小卵巢，少卵泡"，即双侧卵巢体积较小，内可见少量直径＜ 10mm 卵泡（图 5-3-3A），但在卵泡监测及诱导排卵治疗中，即使增加外源性促性腺激素使用剂量也很难使卵泡发育及排卵；其 CDFI 表现与 POF 类似（图 5-3-3B）。

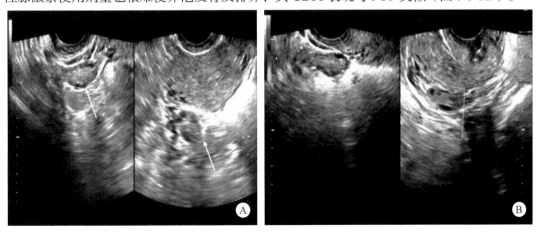

图 5-3-3　卵巢不敏感综合征典型声像图

A. 双侧卵巢较小，可见卵巢内少量卵泡回声；B.CDFI 示卵巢内血流稀疏

ROS 的临床治疗方案可参照 POF，即激素替代（补充）治疗，可诱导人工月经、维持患者性征、预防生殖器萎缩；有生育要求的患者可接受供卵 IVF。

卵巢储备功能异常的治疗是一个漫长的过程，TVS 可在治疗前提供相应辅助支持诊断信息，在治疗过程中结合激素水平可进行长期、动态的监测评估，及时将卵巢及内膜的相应变化反馈给临床，以指导药物使用方案及剂量的调整，促使患者尽早恢复卵巢功能。

# 第四节　诱导排卵、控制性超促排卵及其并发症的超声评估

女性不孕症的治疗除了正常周期的卵泡监测以预测排卵、指导同房外，对于因无法正常排卵，或是有正常排卵但存在其他因素导致不孕的情况，临床可采用外源性药物、激素诱导单个或多个卵泡生长、发育，促使卵泡排出，使患者自然受孕或进行下一步辅助生殖技术治疗。

根据患者本身情况不同可将促排卵分为诱导排卵（ovulation induction，OI）及控制性超促排卵（controlled ovarian hyperstimulation/stimulation，COH/COS）。二者采用方法及目标人群均不一致，OI 是指对存在排卵功能障碍患者通过药物（如氯米芬）或手术方式（如卵巢电疗），诱导单卵泡或少数卵泡发育，主要针对不能正常排卵患者人群；而 COH 是通过特定药物方案，在可控制范围内诱发多个卵泡同时生长发育及成熟，以用于辅助生殖技术助孕，其应用对象多数存在正常排卵。

## 一、应用药物

促排卵方案中应用药物不同，其产生效应不同。常用药物包括以下几种。

1. 抗雌激素类药物：如氯米芬（CC），主要作用于下丘脑和垂体促使促性腺激素释放，启动卵泡生长发育、成熟。

2. Gn 类药物：包括天然 Gn（如 HMG、uFSH）、基因重组 Gn（如 rFSH、rLH、rhCG），直接作用于卵巢，启动卵泡生长发育、成熟。

3. 促性腺激素释放激素类似物（GnRHa）：包括 GnRH 激动剂（GnRH-a）及 GnRH 拮抗剂（GnRH-A），作用于垂体，促使垂体分泌促性腺激素启动卵泡生长、发育。

4. 芳香化酶抑制剂：如来曲唑（LH）。

5. 促排卵辅助用药：包括口服避孕药、二甲双胍、多巴胺等。

6. 溴隐亭，主要作用为降低升高的催乳素水平，解除高水平催乳素对下丘脑、垂体的功能抑制。

使用药物不同，药物相应作用部位不一致，对卵巢的刺激程度亦不同。如应用氯米芬促排卵时，卵巢内常见单个卵泡发育；而用 Gn 类药物时，卵泡内常为多个卵泡同时发育。

## 二、适应证及禁忌证

乔杰等于 2015 年发表《辅助生殖促排卵药物治疗专家共识》中对 OI 及 COH 适应证

及禁忌证做了明确规定。

1. OI 适用于：①有生育要求，但持续性无排卵和稀发排卵的不孕患者，常见为多囊卵巢综合征及下丘脑性排卵障碍；②黄体功能不足；③因排卵障碍（卵泡发育不良）导致的不孕和复发性流产；④其他：如促排卵周期配合宫腔内人工授精治疗、不明原因不孕症、轻型子宫内膜异位症等；以及卵巢储备功能减退患者 IVF-ET 周期确定 hCG 注射时间；解冻移植周期确定排卵后进行胚胎移植。

2. OI 相对禁忌证（以下情况慎用）：①卵巢早衰或卵巢促性腺激素抵抗综合征；②急性盆腔炎症或者严重全身性疾病不适合妊娠者；③盆腔炎性疾病后遗症造成双侧输卵管阻塞；④先天性生殖道畸形或发育异常（如先天性无阴道、无子宫或始基子宫）；⑤对促排卵药物过敏或不能耐受者；⑥男方无精子症，暂无供精标本可提供者；⑦其他：如男方重度少/弱精子症、性质不明的卵巢囊肿、肿瘤和其他雌激素依赖性恶性肿瘤患者（如乳腺癌、子宫内膜癌、宫颈癌等）。

3. COH 适用于需要进行 IVF-ET 及其衍生技术治疗的患者。

4. COH 相对禁忌证（以下情况慎用）：①原发或继发性卵巢功能衰竭；②原因不明的阴道出血或子宫内膜增生；③已知或怀疑患有性激素相关的恶性肿瘤；④血栓栓塞史或血栓形成倾向；⑤对超促排卵药物过敏或不能耐受。

5. COH 禁忌证（以下情况禁用）：①有严重的精神疾患、泌尿生殖系统急性感染、性传播疾病；②具有吸毒等严重不良嗜好；③接触致畸量的射线、毒物、药品并处于作用期；④子宫不具备妊娠功能或严重躯体疾病不能承受妊娠。

在 OI 及 COH 治疗过程中（尤其是 COH 涉及非生理剂量的促性腺激素应用），应严格掌握临床应用适应证与禁忌证，定期应用超声、血液检查等方式监测生殖系统形态及血激素水平变化，在获得良好疗效的同时，尽量减少患者近远期并发症的产生。

## 三、卵巢反应性评估

无论是 OI 还是 COH，良好的卵巢反应性（ovarian response，OR）均是治疗成功的关键。卵巢反应性，即指促排卵过程中卵巢对药物的反应，是一个存在于 OI 及 COH 周期中的定义，直接影响 IVF 的结局。临床上通过观察卵巢对外源性激素刺激的反应，可将卵巢反应性分为高反应（卵巢反应过度）、正常反应和低反应（卵巢反应不良）。

IVF 治疗周期前预测卵巢反应可有效提高周期效率，一定程度上避免周期取消产生的不良影响。在不同卵巢反应性类型中，卵巢反应不良是 IVF 周期中的难题，其发生率为 9%～26%，主要表现为卵巢在外源性激素刺激下不能获得理想的卵泡生长发育效果，导致较高的周期取消率或周期疗效不佳；而卵巢反应过度患者虽然能获得更多的卵子和胚胎，但容易导致严重的并发症——卵巢过度刺激综合征（OHSS），影响胚胎种植，严重者患者终止妊娠，甚至危及生命。

临床上对于卵巢反应性的评估可通过静态指标评估及诱发性试验评估（详见本章第三节）。关于哪些静态指标能应用于卵巢反应性的间接性评估，国内外学者通过大量的分析研究，目前较为公认的卵巢反应性检测指标包括年龄、AFC 及 AMH，其中又以 AMH 的实用性、客观性更为人们所接受。

在 IVF-ET 等辅助生殖技术应用前，采取上述间接指标预测卵巢最佳反应性至关重要，有助于临床完善促排卵方案，提高移植率及临床妊娠率，降低周期取消率，改善患者预后，减少后期并发症。

## 四、超声评估方法

在 OI 及 COH 治疗周期过程中，卵巢及卵泡形态随着激素水平不同始终处于动态变化之中，临床上对血清激素水平的检测缺乏动态性指标，重复性较差，不利于临床对疗效进展的及时把控。因此，需要一种时效性强、精确度高且直观的动态监测手段。

随着超声技术的发展，经阴道超声在女性不孕症监测中的应用很好地解决了上述问题。TVS 不仅能动态、准确、全面观察卵巢及卵泡形态变化，还能应用常规多普勒技术及其他特殊技术对卵巢、子宫及盆腔组织特性（如血流动力学、软硬度等）进行综合评估，为临床提供更多有效辅助诊断信息。以下将从评估时机、评估内容、典型声像图及其并发症声像图表现几方面，对 OI、COH 超声评估进行详细阐述。

### （一）超声评估时机及声像图表现

OI 与 COH 周期根据用药方案及剂量、卵巢储备功能及反应性不同，存在不同超声评估时机，其声像图表现也不一致。

OI 周期患者于用药第 5 天进行经阴道超声检查，可观察到卵巢内一个或多个优势卵泡发育；之后每隔 1 ～ 3 天进行一次 TVS 监测，直至优势卵泡发育为成熟卵泡，可注射 hCG 诱导排卵。

与正常周期不同，COH 周期中血清 FSH 水平超出多个卵泡阈值，因此可诱发多卵泡同时发育，卵巢内多个卵泡互相挤压变形。COH 周期患者于增生早期在经阴道超声下进行窦卵泡计数，评估卵巢储备功能及反应性；药物应用后第 4 ～ 5 天进行超声检查，根据卵泡发育情况及激素水平调整用药剂量；之后可每隔 1 天或 2 ～ 3 天（根据卵巢反应性及卵泡生长情况决定）检查一次，待多个卵泡成熟、直径达到 18mm 以上，可注射 hCG 诱导排卵；排卵发生在 hCG 给药后 36 ～ 48 小时内。

TVS 通过观察卵泡大小可指导临床确定 hCG 注射日的时间，hCG 注射日选定与获卵率及妊娠率均有密切关联性：若 hCG 注射过早，影响卵子回收，且回收的多为不成熟卵子，则受精率低；若 hCG 注射过晚，获卵数减少，卵子错过最佳时机的受精。超声在促排卵周期中的重要作用由此凸显。

### （二）COH 并发症及其超声评估

COH 周期由于涉及非生理剂量的促性腺激素运用及超生理剂量的雌激素水平，容易产生一系列并发症，其中最主要、最常见的为卵巢过度刺激综合征（ovarian hyper-stimulation syndrome，OHSS）及多胎妊娠（multifetal pregnancy）。

1. 卵巢过度刺激综合征：OHSS 是药物促排卵过程中严重的医源性并发症，在超促排卵过程中，其发生率约为 20%。主要是在诱导排卵药物刺激卵巢后，卵巢过度刺激，其内出现数个不破裂大卵泡，颗粒细胞黄素化，导致大量 $E_2$ 及 hCG 分泌入血，血清雌激素水平异常升高，导致急性毛细血管通透性增加，液体外渗，引起大量胸腹水、尿少、肝肾功能受损等一系列症状、体征，严重时危及患者性命。

根据发病时间可将 OHSS 分为早发型及迟发型，均属于自限性疾病，早发型通常发生于高反应性卵巢；迟发型可能与妊娠后 hCG 分泌有关；根据临床表现及实验室检查可将 OHSS 分为轻、中、重度，多数轻度患者毫无感知，唯有超声检查发现卵巢增大，卵巢直径＜ 5cm；中度者卵巢直径 5 ～ 10cm，具有明显症状；重度者卵巢直径≥ 10cm，合并张力性腹水，严重者可合并胸腔积液。

OHSS 典型声像图表现为双侧卵巢明显增大，大小程度不一，严重时直径可达 10cm 以上（图 5-4-1A）；卵巢内呈多房性囊肿样改变，囊内多为液性无回声；常合并盆腹腔内大量液体形成的液性暗区，严重时可合并胸水（图 5-4-1B）。CDFI 可见多房状分隔条状彩色血流信号，呈高速低阻型动脉血流频谱，流速可达 50cm/s（图 5-4-1C）。

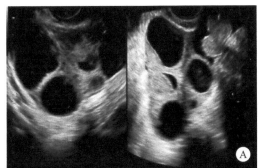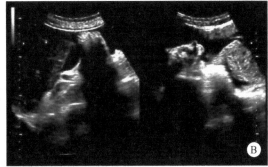
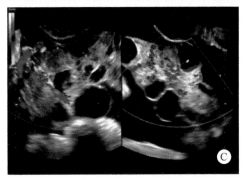

图 5-4-1　卵巢过度刺激综合征典型超声声像图

A. 双侧卵巢明显增大，呈多房囊性改变；B. 合并大量腹水；C.CDFI 可探及囊壁上的血流信号

OHSS 需要与多房性卵巢疾病相鉴别，如卵巢囊腺瘤、多房性囊腺癌等（图 5-4-2），结合患者近期内有无促排卵药物史，观察短期内卵巢大小是否有明显改变可有助于鉴别诊断。

需要注意在超声监测促排卵周期时，出现以下征象应提醒临床采取相应措施，以降低 OHSS 的发生概率。

基础窦卵泡数＞ 20 个——预测卵巢高反应。

取卵日获卵数≥ 18 ～ 20 枚、血中雌激素≥ 18 350pmol/L，移植日超声提示子宫周围可见积液、卵巢径线≥ 70mm——取消新鲜胚胎移植行全胚冷冻。

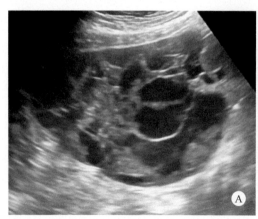
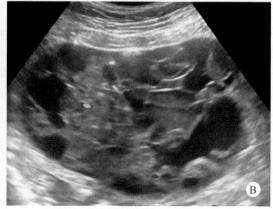

图 5-4-2　多房性卵巢囊腺癌超声声像图

A. 患侧卵巢呈多房囊性改变；B.CDFI 可见其内少许血流信号

　　超声征象不能作为 OHSS 的独立诊断指标，OHSS 属于临床诊断，需要结合超声检查、临床症状体征和实验室检查结果才能明确。近年来，随着促性腺激素释放激素在控制性超促排卵中的合理应用、取卵术水平的提高及对 OHSS 的深入了解和预防，使 OHSS 的发生率较前显著下降。

　　2. 多胎妊娠：辅助生殖技术治疗不孕症不仅仅是为了获得妊娠，更重要的是要获得优质胚胎及健康的新生儿。由于 COH 药物的使用，常导致同侧卵巢内多个优势卵泡同时生长发育；在 IVF-ET 周期中为了保证移植的成功率，往往同时移植 2 ～ 3 个胚胎，这使多胎妊娠率显著提升，据报道可高达 30%。

　　多胎妊娠是指一次妊娠同时有两个或两个以上的胎儿形成（图 5-4-3），双胎多见，三胎少见，而四胎和四胎以上罕见。多胎妊娠不仅给家庭和社会造成负担，而且在妊娠期和分娩时往往导致多种母婴并发症，严重威胁母婴生命安全；随着胎数增加，围生儿病死率及患病率也显著上升；即使多个早产儿存活，其智力与体质也常不如单胎足月儿。为了保障母婴的安全，延长孕周、减少早产，提高存活儿质量与成熟度，在孕早期行限制移植胚胎数目、选择性减胎术具有重要临床意义。

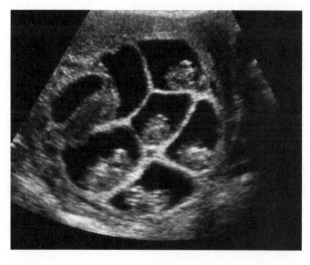

图 5-4-3　多胎妊娠

宫内可见多个妊娠囊及其内部胚芽回声

自20世纪80年代Kerenyi等首次实施胚胎减灭术,30余年来,该项技术不断发展及完善,旨在改善ART妊娠结局。超声引导具有实时、定位精确、灵活性高的优势,超声介导下多胎妊娠减胎术已逐渐成为多胎妊娠患者的首选治疗方法(图5-4-4)。减胎术可分为抽吸胚胎法、机械破坏法、心脏毒性药物注射、卵黄囊抽吸、钢丝绞杀、注射生理盐水压力法等。其中机械破坏法(常用在孕8周左右)具体操作如下:

(1)准备穿刺包、一次性穿刺针、连接管、探头套,一次性无菌耦合剂、一次性塑料试管、5ml注射器、生理盐水、哌替啶(度冷丁)放置手术间备用。

(2)消毒阴道,将耦合剂涂抹于探头套内,套于探头上。

(3)检查穿刺针的畅通性,将穿刺针架固定于引导探头上,将探头轻轻置入阴道内。

(4)常规宫腔扫描确定胚囊的排列方位,选择含有最小胚胎、最接近宫颈且操作较为方便的胚囊进行穿刺。术者左手固定探头,右手将穿刺针通过穿刺架的针孔、沿穿刺线刺入妊娠囊,进入胎心搏动最明显处,并移动针尖反复穿刺胚胎并抽吸胎心。

(5)超声监测下见胎心搏动微弱或消失后将针尖退出胎体并抽出穿刺针;而需要保留的胚胎心管搏动正常。

(6)退出穿刺针,20分钟后再行TVS检查,确认被穿刺的妊娠囊内胚胎模糊、胎心搏动消失,而剩余胚胎妊娠囊完整、胎心搏动正常,结束手术。

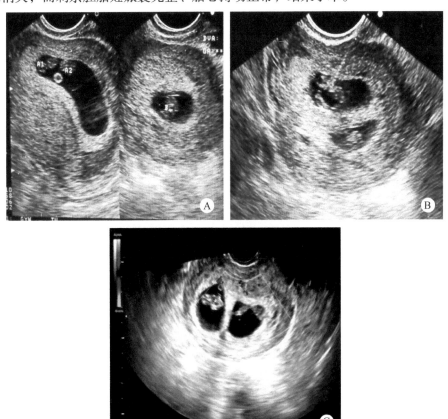

图5-4-4 超声引导下减胎术声像图

A.术前,宫内可见双绒毛膜囊三胎妊娠,其中一个为单绒毛膜囊双胎妊娠;B.术中,可见穿刺针高回声穿刺胚胎;C.术后,被减胎的胚胎轮廓模糊、胎心搏动消失,剩余胚胎妊娠囊完整、胎心搏动正常

多胎妊娠常发生于女性不孕症患者接受 IVF-ET 促排卵治疗后，妊娠不易，因此会有部分患者拒绝减胎。操作医师应在操作前向患者做充分知情同意，详细解释多胎妊娠的危险性及减胎术的必要性，注重人文关怀，安抚患者，减轻患者心理负担。

卵巢储备功能在女性生殖不孕症中占据着极为重要的地位，无论是自然周期卵泡监测、对排卵障碍患者诱导排卵还是 ART 前控制性超促排卵，均要求生殖超声医师掌握相关临床知识、激素变化规律，了解不孕发生的原因及机制，明确超声检查关注重点，以规范的理论及操作手法结合多种超声特殊技术，为临床提供更多及时有效的辅助诊断信息。

# 参 考 文 献

曹泽毅. 1999. 中华妇产科学. 北京：人民卫生出版社.

常才. 2016. 经阴道超声诊断学. 第 3 版. 北京：科学出版社.

陈倩. 2016. 妇产科疾病超声诊断路径. 北京：北京大学医学出版社.

贡雪灏，李泉水，张家庭，等. 2006. 超排卵过程中卵泡周围血流与卵泡成熟度之间的关系. 中国医学影像技术，22（8）：1239-1242.

国家卫生计生委能力建设和继续教育中心. 2016. 超声医学专科能力建设专用初级教材妇产和计划生育分册. 北京：人民卫生出版社.

季慧玲，邵敬於. 2001. 血管内皮生长因子与卵巢血流和功能的关系. 中华妇产科杂志，36（5）：314-315.

廖月婵，吴日然，杜彦，等. 2007. 多胎妊娠减胎术的临床应用. 中国妇幼保健，22（31）：4405-4408.

林金菊，叶碧绿，赵军招，等. 2002. 超排卵周期卵巢反应性与体外受精、卵胞浆内单精子注射结局的关系. 中华妇产科杂志，37（10）：601-603.

刘大艳，刘红，朱文杰，等. 2015. 抗苗勒管激素联合三维超声卵巢血管成像预测超排卵周期中多囊卵巢综合征反应性. 中国优生与遗传杂志，23（6）：107-110.

鲁红. 2012. 妇科超声诊断与鉴别诊断. 北京：人民军医出版社.

潘长穿，陈文卫，石华，等. 2004. 经阴道彩色多普勒超声诊断卵巢早衰的研究. 中国医学影像学杂志，12（6）：455-456.

沈鸿敏. 2015. 女性生殖内分泌疾病临床指导与实践. 北京：中国医药科技出版社.

王玉真，陈新娜，李美芝. 2002 卵巢早衰治疗策略探讨. 中国实用妇科与产科杂志，18（12）：734-736.

徐苓，宋亦军. 2003. 卵巢早衰的临床表现和诊断标准. 实用妇产科杂志，19（4）：195-196.

毓星，董晓秋. 2009. 计划生育超声诊断学. 北京：科学技术文献出版社.

张志兴，苗竹林，杨慧，等. 2013. 卵巢早衰患者卵巢纤维化的超声诊断价值. 临床超声医学杂志，15（5）：334-336.

Akande VA, Fleming CF, Hunt LP, et al. 2002. Biological versus chronological ageing of oocytes, distinguishable by raised FSH levels in relation to the success of IVF treatment. Hum Reprod, 17（8）：2003-2008.

Alcazar JL, Lopez GG. 2001. Transvaginal color Doppler assessment of venous flow in adnexal masses. Ultrasound Obstet Gynecol, 17（5）：434-438.

Altundag M, Levi R, Adakan S, et al. 2002. Intraovarian stromal artery Doppler indices in prediction ovarian response. J Reprod Med, 47（11）：886-890.

Amir L, Peter B. 1999. The role of ovarian volume in reproductive medicine. Hum Reprod Update, 5（3）：

256-266.

Baba G，Lev-Toaff A，Khlman K，et al. 2001. Three-dimensional ultrasonographic imaging in obstetrics. J Ultrasound Med，20（4）：391-408.

Baba K，Ishihara O，Hayashi N，et al. 2000. Where does the embryo implant after embryo transfer in humans? Fertil Steril，73（1）：123-125.

Bancsi LF，Brockmans FJ，Eijkemans MJ，et al. 2002. Predictiors of poor ovarian response in in vitro fertilization：a prospective study comparing basal markers of ovarian reserve. Fertil Steril，77（2）：328-336.

Bancsi LF，Huijs AM，den Ouden CT，et al. 2000. Basal follicle stimulating hormone levels are of limited value in predicting ongoing pregnancy rates after in vitro fertilization. Fertil Steril，73（3）：552-557.

Barash A，Dekel N，Fieldust S，et al. 2003. Local injury to the endometrium doubles the incidence of successful pregnancies in patients undergoing in vitro fertilization. Fertility and Sterility，79（6）：1317-1322.

Barroso G，Barrionuevo M，Rao P，et al. 1999. Vascular endothelial growth factor，nitricoxide，and leptin follicular fluid levels correlate negatively with embryo quality in IVF patients. Fertil Steril，72（6）：1024-1026.

Basir GS，Lam TP，Chau MT，et al. 2001. Colour Doppler analysis of peri-implantation utero-ovarian haemodynamics in women with excessively high oestradiol concentrations after ovarian stimulation. Hum Reprod，16（10）：2114-2117.

Bassil S，Wyns C，Toussaint-Demylle D，et al. 1997. The relationship between ovarian vascularity and the duration of stimulation in in-vitro fertilization. Hum Reprod，12（6）：1240-1245.

Bonilla MF，Raga F，Osborne NG，et al. 1995. Use of three-dimensional ultrasound in reproductive medicine. Assist Reprod Rev，5（3）：170-188.

Campbell S，Bourne TH，Waterstone J，et al. 1993. Transvaginal color blood flow imaging of the periovulatory follicle. Fertil Steril，60（3）：433-438.

Ceeus M，Penarrubia J，Fabregues F，et al. 2000. Day 3 serum inhibin B and FSH and age as predictors of assisted reproduction treatment outcome. Hum Reprod，15（11）：2341-2346.

Chae HD，Kim CH，Kang BM，et al. 2000. Clinical usefulness of basal FSH as a prognostic factor in patients undergoing intracytoplasmic sperm in jection. J Obstet GynRes，26（1）：55-60.

Chuang CC，Chen CD，Chao KH，et al. 2003. Age is a better predictor of pregnancy potential than basal follicle stimulating hormone levels in women undergoing in vitro fertilization. Fertil Steril，79（1）：63-68.

Coulam CB，Goodman C，R inehart JS，et al. 1999. Color Doppler indices of follicular blood flow as prediction of pregnancy after in vitro fertilization and embryo transfer. Hum Reprod，14（8）：1979-1982.

Dada T，Salha O，Allgar V，et al. 2001. Utero-ovarian blood flow characteristics of pituitary desensitization. Hum Reprod，16（8）：1663-1670.

Ebrard-Charra S，Reyftmann L，Hedon B，et al. 2005. Ultrasonographical predictive factors of ovarian response to stimulation prior to in vitro fertilization. Gynecol Obstet Fertil，33（10）：762-767.

Eldar-Geva T，Ben-Chetrit A，Spitz IM，et al. 2005. Dynamic assays of inhibin B，anti-Mullerian hormone and estradiol following FSH stimulation and ovarian ultrasonography as predictors of IVF outcome. Hum

Reprod, 20（10）: 3178-3183.

Eltoukhy T, Khalaf Y, Hart R, et al. 2002. Young age does not protect against the adverse effects of reduced ovarian reserve—an eight year study. Human Reproduction, 17（6）: 1519.

Engmann L, Sladkevicius P, Agrawsl R, et al. 1999. The pattern of changes in ovarian stromal and uterine artery blood flow velocities during in vitro fertilization treatment and its relationship with outcome of the cycle. Ultrasound Obstet Gynecol, 13（1）: 26-33.

Engmann L, Sladkevicius P, Agrawsl R, et al. 1999. Value of ovarian stromal blood flow velocity measurement after pituitary suppression in the prediction of ovarian responsiveness and outcome of in vitro fertilization treatment. Fertil Steril, 71（1）: 22-29.

Erdem M, Erdem A, Biberoglu K, et al. 2003. Age-related changes in ovarian volume, antral follicle counts and basal follicle stimulating hormone levels: comparison betweem fertile and in fertile women, Gynecol Endocrinol, 17（3）: 199-205.

Esposito MA, Coutifaris C, Barnhart KT, et al. 2002. A moderately elevated day3 FSH concentration has limited predictive value, especially in younger women. Hum Reprod, 2002, 17（1）: 118-123.

Fanchin R, Schonäuer LM, Righini C, et al. 2003. Serum anti-Müllerian hormone is more strongly related to ovarian follicular status than serum inhibin B, estradiol, FSH and LH on day 3. Hum Reprod, 18（2）: 323-327.

Fauser BC, Devroey P, Yen SS, et al. 1999. Minimal ovarian stimulation for IVF: appraisal of potential benefits and drawbacks. Human Reprod, 14（1）: 2681-2686.

Fleming R, Seifer DB, Frattarelli JL, et al. 2015. Assessing ovarian response: antral follicle count versus anti-Müllerian hormone. Reproductive Biomedicine Online, 31（4）: 486.

Frattarelli JL, Bergh PA, Drews MR, et al. 2000. Evaluation of basal estradiol levels in assisted reproductive technology cycles. Fertil Steril, 74（3）: 518-524.

Frattarelli JL, Lauria-Costab DF, Miller BT, et al. 2000. Basal antral follicle number and mean ovarian diameter predict cycle cancellation and ovarian responsiveness in assisted reproductive technology cycles. Fertil Steril, 74（3）: 512-517.

Frattarelli JL, Levi AJ, Miller BT. 2002. A prospective novel method of determining ovarian size during in vitro fertilization cycles. Assist Reprod Genet, 19（1）: 39-41.

Geyter C, Schmitter M, Geyter MD, et al. 2000. Prospective evaluation of the ultrasound appearance of the endometrium in a cohort of 1, 186 infertile women. Fertility and Sterility, 73（1）: 106-113.

Hock KL, Sharafi K, Dagostino L, et al. 2001. Contribution of diminished ovarian reserve to hypofertility associated with endometriosis. J Reprod Med, 46（1）: 7-10.

Hofmann GE, Khoury J, Thie J. 2000. Recurrent pregnancy loss and diminished ovarian reserve. Fertil Steril, 74（6）: 1192-1195.

Huang FJ, Chang SY, Tsai MY, et al. 2001. Determination of the efficiency of controlled ovarian hyperstimulation in the gonadotropin-releasing agonissuppression cycle using the initial follicle count during gonadotropin stimulation. J Assist Reprod Genet, 18（2）: 91-96.

Huey S, Abuhamad A, Barroso G, et al. 1999. Perifollicular blood flow Doppler indices, but not follicular $pO_2$, $pCO_2$, or pH, predict oocyte developmental competence in in vitro fertilization. Fertil Steril, 72（4）:

707-712.

Jayaprakasan K, Campbell B, Hopkisson J, et al. 2010, A prospective, comparative analysis of anti-Mullerianhormone, inhibin-B, and three-dimensional ultrasounddeterminants of ovarian reserve in the prediction ofpoor response to controlled ovarian stimulation. Fertility &Sterility, 93（3）: 855.

John JL, Frattarelli MD, Denis F, et al. 2000. Basal antral follicle number and mean ovarian diameter predict cycle cancellation and ovarian responsiveness in assisted reproductive techology cycles. Fertil Steril, 74（3）: 512-517.

Kably AA, Barron VJ, Tapia LRC, et al. 2000. Effect of blood concentrations of preovulatory estradiol on the quality of eggs and pre-embryo in patients treated with fertilization in vitro. Gynecol Obstet Mex, 68: 435-441.

Kably AA, Carballo ME, Garcia BC, et al. 2001. Ovarian volume as a predictive factor of ovarian reserve in response to exogenous stimulation with gonadotropins and its correlation with ovum/embryo development in FIVTE/ICSI results. Ginecol Obstet Mex, 69: 24-29.

Keane KN, Cruzat VF, Wagle SR. 2017. Specific ranges of anti-Mullerian hormone and antral follicle count correlate to provide a prognostic indicator for IVF outcome. Reproductive Biology, 17（1）: 51-59

Kim SH, Ku SY, Jee BC, et al. 2002. Clinical significance of transvaginal color Doppler ultrasonography of the ovarian artery as a predictior of ovarian response in controlled ovarian hyperstimulation for in vitro fertilization and embryo transfer. J Assist Reprod Genet, 19（3）: 103-112.

Klinkert ER, Broekmans FJ, Looman CW, et al. 2005. Expected poor responders on the basis of an antral follicle count do not benefit from a higher starting dose of gonadotrophins in IVF treatment: a randomized controlled trial. Hum Reprod, 20（3）: 611-615.

Krakow D, Sautulli T, Platt LD. 2001. Use of three-dimensional ultrasonography in differentiating craniosynostosis from severe fetal molding. J Ultrasound Med, 20（4）: 427-431.

Kupesic S, Kurjak A, Bjelos D, et al. 2003. Three dimensional ultrasonographic ovarian measurements and in vitro fertilization outcome are related to age. Fertil Steril, 79（1）: 190-197.

Kupesic S, Kurjak A. 2002. Predictors of IVF outcome by three-dimensional ultrasound. Hum Reprod, 17（4）: 950-955.

Kupesic S. 1996. The first three weeks assessed by transvaginal color Doppler. J Perinat Med, 24: 301-317.

Kyei-Mensah A, Zaidi J, Pittrof R, et al. 1996. Transvaginal three-dimensional ultrasound: accuracy of follicle volume measurement. Fertil Steril, 65（2）: 371-376.

Larsen EC, Muller J, Rechnitzer C, et al. 2003. Diminished ovarian reserve in female childhood cancer survivor with regular menstrual cycles and basal FSH < 10IU/L. Hum Reprod, 18（2）: 417-422.

Lass A, Brinsden P. 1999. The role of ovarian volume in reproductive medicine. Hum Reprod Update, 5（3）: 256-266.

Lass A, Silye R, Abrams DC, et al. 1997. Follicular density in ovarian biopsy of infertile women: a novel method to assess ovarian reserve. Hum Reprod, 12（5）: 1028-1031.

Lass A, Skull J, McVeigh E, et al. 1997. Measurement of ovarian volume by transvaginal sonography before ovulation induction with human menopausal gonadotrophin for in vitro fertilization can predict poor response. Hum Reprod, 12（2）: 294-297.

Lass A. 2001. Assessment of ovarian reserve-is there a role for ovarian biopsy? Hum Reprod, 16（6）: 1055-1057.

Lass A. 2003. Monitoring of in vitro fertilization-embryo transfer cycles by ultrasound versus by ultrasound and hormonal levels, a prospective, multicenter, randomized study. Fertility and Sterility, 80（1）: 80-85.

Levi AJ, Drews MR, Bergh PA, et al. 2001. Controlled ovarian hyperstimulation does not adversely affect endometrial receptivity in in vitro fertilization cycles. Fertility and Sterility, 76（4）: 670-674.

Loverro G, Vicino M, Lorusso F, et al. 2000. Polycystic ovary syndrome: relationship between insulin sensitivity, sex homeone levels and ovarian stromal blood flow. Gynecol Endocrinol, 15（2）: 142-149.

Martinez F, Barri PN, Coroleu B, et al. 2002. Women with poor response to IVF have lowered circulating gonadotrophin surge-attenuating factor （GnSAF） bioactivity during spontaneous and stimulated cycles. Hum Reprod, 17（3）: 634.

Meo F, Ranieri DM, Khadum I, et al. 2002. Ovarian response and in vitro fertilization outcome in patients with reduced ovarian reserve who were stimulated with recombinant follicl-stimulating hormone or human menopausal gonadotropin. Fertil Steril, 77（3）: 630-632.

Merce LT, Bau S, Bajo JM. 2001. Doppler study of arterial and venous intraovarian blood flow in stimulated cycles. Ultrasound Obstet Gynecol, 18（5）: 505-510.

Miller KF, Attaran M, Goldberg JM, et al. 2001. Response to clomiphene challenge predicts outcome of ovarianm stimulation for IVF. Fertil Steril, 76（3）: S132-S133.

Muttukrishna S, McGarrigle H, Wakim R, et al. 2005. Antral follicle count, anti-mullerian hormone and inhibin B: predictors of ovarian response in assisted reproductive technology. BJOG, 112（10）: 1384-1390.

Nahum R, Shifren JL, Chang Y, et al. 2001. Antral follicle assessment as a tool for predicting outcome in IVF-is it a better predictor than age and FSH? J Assist Reprod Genet, 18（3）: 151-155.

Ng EH, Tang OS, Chan CC, et al. 2005. Ovarian stromal blood flow in the prediction of ovarian response during in vitro fertilization treatment. Hum Reprod, 20（11）: 3147-3151.

Oosterhuis GJ, Vermes I, Michgelsen HW, et al. 2002. Follicle stimulating hormone measured in unextracted urine throughout the menstrual cycle correlates with age and ovarian reserve. Hum Reprod, 17（3）: 641-646.

Oyesanya OA, Parsons JH, Collins WP, et al. 1996. Prediction of oocyte recovery rate by transvaginal ultrasonography and color Doppler imaging before human chorionic gonadotropin administration in in vitro fertilization cycles. Fertil Steril, 65（4）: 806-809.

Ozaki T, Hata K, Xie H, et al. 2002. Utility of color Dopler indices of dominant follicular blood flow for prediction of clinical factors in in vitro fertilization-embryo transfer cycles. Ultrasound Obstet Gynecol, 20（6）: 592-596.

Pellicer A, Ardiles G, Neuspiller F, et al. 1980. Evaluation of the ovarian reserve in young low responders with normal basal levels of follicle-stimulating hormone using three-dimensional ultragraphy. Fertil Steril, 70（4）: 671-675.

Pellicer A, Gaitan P, Neuspiller F, et al. 1998. Ovarian fo llicular dynamics: from basic science to clinical practice. J Reprod Immunol, 39（122）: 29-61.

Pigny P, Merlen E, Robert Y, et al. 2003. Elevated serum level of anti-mullerian hormone in patients with polycystic ovary syndrome: relationship to the ovarian follicle excess and to the follicular arrest. J Clin Endocrinol Metab, 88（12）: 5957-5962.

Popovic-Todorovic B, Loft A, Lindhard A, et al. 2003. A prospective study of predictive factors of ovarian response in "standard" IVF/ICSI patients treated with recombinant FSH. A suggestion for a recombinant FSH dosage normogram. Hum Reprod, 18（4）: 781-787.

Practice Committee of the American Society for Reproductive Medicine. 2012. Testing and interpreting measures ofovarian reserve: a committee opinion, Fertility &Sterility, 98（6）: 1407.

Ranieri DM, Phophong P, Khadum L, et al. 2001. Stimulaneous response to GnRH analogure（F-Gtest）allows effective drugregimen selection for IVF. Hum Reprod, 16（4）: 673-676.

Ravhon A, Lavery S, Michasel S, et al. 2000. Dynamic assays of inhibin B and oestradiol following buserelin acetate administration as predictors of ovarian response in IVF. Hum Reprod, 15（11）: 2297-2300.

Reljic M, Vlaisavljevic V, Gavric V, et al. 2001. Value of the serum estradiol level on the day of human chorionic gonadotropin injection and on the day after in predicting the outcome in natural in vitro fertilization/intracytoplasmic sperm injection cycles. Fertil Steril, 75（3）: 539-543.

Saadat P, Slater CC. 2004. Accelerated endometrial maturation in the luteal phase of cycles utilizing controlled ovarian hyperstimulation, impact of gonadotropin releasing hormone agonists versus antagonists. Fertility and Sterility, 82（1）: 167-171.

Scheffer GJ, Broekmans FJ, Dorland M, et al. 1999. Antral follicle counts by transvaginal ultrasonography are related to age in women with proven natural fertility. Fertil Steril, 72（5）: 845-851.

Seifer DB, Scott RJ, Bergh PA, et al. 1999. Women with declining ovarian reserve may demonstrate a decrease in day 3 serum inhibin B before a rise in day 3 follicle-stimulating hormone. Fertil Steril, 72（1）: 63-65.

Sharara FI, McClamrocl HD. 1999. The effect of aging on volume measurement in infertile women. Obstet Gynecol, 94（1）: 57-60.

Sharara FI, Scott RT Jr, Seifer DB. 1998. The detection of diminished ovarian reserve in infertile women. Am J Obstet Gynecol, 179（1）: 804-812.

Spressão M, Oliani AH, Oliani DC. 2016. Value of the Ultrasound in the Study of OvarianReserve for Prediction of Oocyte Recovery. Rev Bras Ginecol Obstet, 38（10）: 499-505.

Syrop CH, Dawson JD, Husman KJ, et al. 1999. Ovarian volume may predict assisted reproductive outcomes better than follicle stimulating hormone concentration on day 3. Hum Reprod, 14（7）: 1752-1756.

Tan SL. 1999. Clinical applications of Doppler and three-dimensional ultrasound in assisted reproductive technology. Ultralsound Obstet Gynecol, 13（1）: 153-156.

Tinkanen H, Blauer M, Laipplla P, et al. 1999. Prognosic factors in controlled ovarian hyperstimulation. Fertil Steril, 72（5）: 932-936.

Toukhy T, Khalaf Y, Hart R, et al. 2002. Young age does not protect against the adverse effects of reduced ovarian reserve an eight year study. Hun Reprod, 17（6）: 1519-1524.

Van BJ, Antczak M, Schrader K, et al. 1997. The developmental potential of the human oocytes is related to the dissolved oxygen content of follicular fluid: association with vascular endothelial growth factor levels and perfollicular blood flow characteristics. Hum Reprod, 12（5）: 1047-1055.

Watt AH, Legedza AT, Ginsburg ES, et al. 2000. The prognostic value of age and follicle-stimulating hormone levels in women over forty years of age undergoing in vitro fertilization. J Assist Reprod Genet, 17（5）: 264-268.

Weenen C, Laven JS, Von Bergh AR, et al. 2004. Anti-Müllerian hormone expression pattern in the human ovary: potential implications for initial and cyclic follicle recruitment. Mol Hum Reprod, 10（2）: 77-83.

Yokota A, Nakai A, Ova A, et al. 2000. Changes in uterine and ovarian arterial impedance during the periovulatory period in conception and nonconception cycles. J Obstet Gynecol Res, 26（6）: 435-440.

Yong PY, Baird DT, Thong KJ, et al. 2003. Prospective analysis of the relationships between the ovarian follicle cohort and basal FSH concentration, the inhibin response to exogenous FSH and ovarian follicle number at different stages of the normal menstrual cycle and after pituitary down-regulation. Hum Reprod, 18（1）: 35-44.

Younis JS, Matilsky M, Radin O, et al. 2001. Increased progesterone/estradiol ratio in the late follicular phase could be related to low ovarian reserve in in vitro fertilization-embryo transfer cycles with a long gonadotropin-releasing hormone agonist. Fertil Steril, 76（2）: 294-299.

Zaidi J, Barber J, Kyei-mensha A, et al. 1996. Relationship of ovarian stromal blood flow at the baseline ultrasound scan to subsequent follicular response in vitro fertilization program. Obstet Gynecol, 88（5）: 779-784.

Ziegler D, Fanchin R, de Moustier B, et al. 1998. The hormonal control of endometrial receptivity, estrogen（E2）and progesterone. Journal of Reproductive Immunology, 39（1-2）: 149-166.

# 第六章　输卵管通畅性评估

## 第一节　概　　述

### 一、输卵管解剖

输卵管（uterine tube）是女性生殖系统的主要组成部分，是精子和卵子相遇受精的场所，也是受精卵输送的通道。子宫位于中盆腔的中央，左、右输卵管为一对细长而弯曲的肌性管道，位于阔韧带上缘内，内侧与宫角相连，外端游离呈伞状，与卵巢相近（图 6-1-1）。育龄期妇女输卵管长 8 ～ 14cm，依据输卵管形态可将其分为四部分，从双侧子宫角向盆腔侧依次为输卵管间质部、峡部、壶腹部和伞部。输卵管壁由 3 层构成：外层为浆膜层，中层为平滑肌层，内层为黏膜层，黏膜层由单层高柱状上皮覆盖，其平滑肌的收缩和纤毛上皮的摆动及分泌黏液有助于拾卵和运送受精卵，并在一定程度上阻止经血逆流，减少由生殖道逆行感染的病菌向盆腔内扩散。

输卵管间质部起自双侧宫角，长 1 ～ 1.5cm，管腔内径最窄，为 0.5 ～ 1mm，解剖学以子宫圆韧带为标准，子宫圆韧带内侧为宫角部，子宫圆韧带外侧为间质部。输卵管峡部长度为 2 ～ 3cm，管径为 0.9 ～ 2mm，其肌层最厚，管腔较窄，相对平直，是精子获能、发生顶体反应和贮存的主要部位。壶腹部为峡部向外延伸的部分，是精子和卵子受精的场所，壁薄，管腔宽大且弯曲，长 5 ～ 8cm，占输卵管全长 1/2 以上，黏膜层含丰富皱襞，近端内径为 1 ～ 2mm，近伞部内径可达 10mm 以上。伞部位于壶腹部的远端，长 1 ～ 1.5cm，开口于腹腔，开口处有许多放射状排列的指状突起，为输卵管伞，具有拾卵功能。

受性激素的影响，输卵管上皮会随着月经周期发生周期性变化。在排卵期，输卵管上皮分泌的黏液有助于捡拾卵子并将卵子向宫腔方向运输，同样，该黏液有助于精子的运送，并为精子和受精卵提供营养。

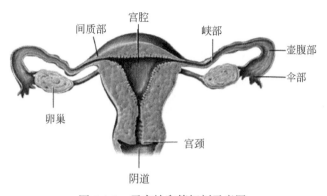

图 6-1-1　子宫输卵管解剖示意图

## 二、输卵管性不孕症

育龄期女性原发性不孕的主要原因是排卵障碍，继发性不孕的原因以输卵管和宫腔因素异常为主。输卵管在拾卵、运输卵子和精子方面有着极其重要的作用，同时也是精子获能、精卵相遇及受精的场所。盆腔炎症感染、宫腔手术、子宫内膜异位症等均可引起宫腔、输卵管黏膜受损、瘢痕形成，使输卵管壁僵硬或周围粘连，引起输卵管通而不畅或阻塞，从而影响输卵管蠕动和拾卵功能。因此，输卵管阻塞、通而不畅及盆腔粘连是引起育龄期女性不孕或异位妊娠的重要原因。

## 三、输卵管通畅性评估的价值

据统计，我国不孕症的发病率近年有逐年增加趋势，其发病率为 10% ～ 15%，其中，盆腔炎导致继发性输卵管功能障碍占女性不孕因素的 30% ～ 35%。阻塞部位不同，相应治疗方式也不同。其中，输卵管近段梗阻包括间质部和峡部梗阻，其中 42% ～ 95% 为假性梗阻，原因可能是痉挛、瓣膜样作用、黏液栓堵塞等，只有慢性炎症增生纤维化才形成真性梗阻。近段梗阻治疗方法首选宫腔镜下输卵管置管术或 X 线下导丝介入疏通术，均可在门诊进行，方便快捷。而输卵管远段梗阻包括壶腹部和伞部阻塞，常合并盆腔粘连，影响输卵管蠕动及伞端拾卵功能，造成不孕或异位妊娠。此类结局往往需要住院手术治疗，如通过腹腔镜手术行输卵管伞端造口术，或结扎水肿、损伤严重、积水明显的输卵管，分离、剪切输卵管周围盆腔膜性或钝性粘连带等。有文献报道，输卵管积水内径超过 1cm 的患者，行试管生殖助孕技术前，腹腔镜下进行患侧输卵管峡部结扎术，可提高试管助孕技术胚胎宫内着床率，降低异位妊娠的风险。所以，准确判断输卵管阻塞部位及伞段积水的程度，对临床医生下一步诊治方案的选择尤为重要。

## 四、子宫输卵管超声造影

经阴道实时三维子宫输卵管超声造影（transvaginal real-time three-dimensional hysterosalpingo-contrast sonography，RT 3D-HyCoSy）检查是近年来迅速发展的三维超声影像技术（图 6-1-2），是通过将造影剂混合液经置入宫腔的导管注入子宫输卵管腔，观察造影剂经过宫腔、输卵管腔时，子宫输卵管显影形态及伞端造影剂溢出流入盆腔后的分布情况，来判断宫腔形态及输卵管通畅性的检查方法。其中，超声造影剂和超声造影成像技术是影响 RT 3D-HyCoSy 检查结果准确性的两个重要因素。随着超声造影剂、计算机三维实时重建技术和经阴道超声造影成像技术的迅速发展，实时三维子宫输卵管超声造影已成为不孕症患者

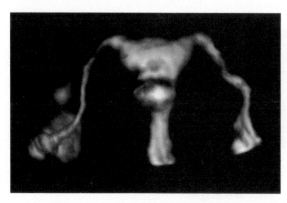

图 6-1-2　正常子宫输卵管超声造影图

输卵管通畅性检查的主要筛查方法，并获得超声及妇科生殖领域医生的广泛关注。

## （一）超声造影剂

应用于 HyCoSy 的造影剂分为两大类：一类为呈无回声的阴性造影剂，如生理盐水、葡萄糖等，多用于宫腔造影，可清晰显示宫腔病变，如内膜息肉与内膜息肉样增生的鉴别、宫腔粘连带、黏膜下肌瘤，但阴性造影剂在输卵管内显影与周围组织对比度较差，因此，显影效果不佳；另一类为呈强回声的阳性造影剂，从最初的双氧水、晶氧到如今各种新型的微泡。阳性造影剂对输卵管的显示率明显优于阴性造影剂，但双氧水等该类造影剂粒径大，气体表面缺少保护层，显影维持时间短，图像质量不佳，且刺激性稍大。

新型微泡造影剂包括 Ecovist、Levovist、Optison、SonoVue、雪瑞欣（全氟丙烷人血白蛋白微球注射液）等，其粒径小，稳定性好，显影维持时间长。自 20 世纪 90 年代起，国内外开始运用各种新型微泡造影剂进行 HyCoSy。1989 年 Deichert 应用 Echovist（SHU-454）微泡型造影剂，通过经阴道二维超声造影评估输卵管通畅度；Voorhis 报道应用 Echovist 进行 HyCoSy，与 HSG 及 LPS 相比，符合率分别为 84%～91% 和 81%～93%。2004 年意大利 Bracco 公司生产的新型微泡造影剂 SonoVue 以磷脂为外壳，内含六氟化硫气体，具有粒径小、安全性高、微泡显影持续时间长、增强效果明显等优点。2009 年 Exacoustos 等首次报道采用 SonoVue 进行三维子宫输卵管超声造影检查。目前，国内主要应用 SonoVue 和雪瑞欣（全氟丙烷人血白蛋白微球注射液）进行子宫输卵管超声造影检查。

新型微泡造影剂安全性高、副作用小，对人体无毒副作用；微泡大小均匀一致，平均粒径小，可自由通过肺泡微循环，有类似红细胞的血流动力学特征，在很低的声压下可产生明显的非线性效应。利用超声造影专用成像软件去除或分离组织的线性信号，并接收微气泡产生的非线性回波信号，可有效显示组织的微循环血流灌注。其用于血管外腔内器官造影，则利用其微泡产生丰富的谐波信号，具有显影持续时间长、稳定性好等优点。新型微泡造影剂外层包裹稳定的脂质壳膜，柔性好，可有效延长微泡显影持续时间。

HyCoSy 检查采用微泡造影剂应用于血管外腔内器官造影（如子宫输卵管超声造影）获得了良好的显影效果。专用的超声探头造影模式仅接收谐波信号，周围组织的基波信号被抑制，提高了图像信噪比，同时延长了微泡显影时间，造影效果和图像质量均得到显著改善。上述原因使微泡造影剂能明显增强宫腔、输卵管与周围组织的对比度，清晰显示输卵管走行、形态、伞端溢出及卵巢周围造影剂包绕和盆腔内造影剂弥散情况。

## （二）超声造影技术

1. 基波成像：主要包括二维灰阶超声、彩色多普勒超声及能量多普勒超声技术等。

2. 谐波成像：谐波成像是利用人体组织回波中谐波的非线性效应形成声像图，可分为组织谐波成像和造影谐波成像。造影谐波成像是选择性接收造影剂微泡的非线性谐波信号形成的增强声像图，明显提高图像信噪比，有效改善造影图像质量，从而提高超声造影图像的分辨力、敏感性。常用的超声造影成像技术主要有脉冲序列成像技术、编码造影成像技术（CCI）、脉冲反相谐波成像技术等。

3. 三维成像技术：根据计算机三维成像速度分为静态和实时三维成像。

（1）三维数据采集：三维数据的采集方式和类型包括自由臂和非自由臂式，非自由臂式扫查是通过容积探头获取三维图像数据，容积探头有机械驱动扫查式和电子式。机械驱动扫查主要用于妇产科和腹部的三维成像。电子式扫查是采用二维面阵探头，以电子相控阵的原理控制声束进行二维扫查成像，实现三维空间数据采集，目前应用于心脏超声检查成像。

（2）三维图像重建：主要有对感兴趣脏器边界的识别三维图像重构法和将二维平面图像中的每一个像素都转换及保留到三维坐标系的三维重建方法。

（3）静态三维成像和实时三维成像：容积探头放置在探测部位保持相对稳定，采集的静态三维图像不可移动，静态三维图像帧频稍低，图像质量立体感明显，有时会产生闪烁现象。实时三维成像是利用连续容积采集和同步计算机三维重建技术，实时三维图像帧频稍高，过高的帧频会影响图像质量。

（4）容积图像显示方式含有多种成像模式：常用的有断层超声成像（TUI）、表面成像模式、仿真内镜成像模式（HD Live）等。

HyCoSy检查从基波成像发展到谐波成像，应用低机械指数成像技术，对微泡破坏小，显影时间延长；同时低振幅声波抑制了来自周围组织的基波信号，探头只接收造影剂产生的谐波信号并将其增强，仅显示造影剂流动经过的部分，从而使输卵管与周围组织区别开来。HyCoSy显像技术由二维显像发展到实时三维动态显像模式，对组织器官显影的清晰辨识有明显提高。

HyCoSy除了用于评价输卵管通畅性以外，还可用于子宫畸形与宫腔病变的诊断。经腔内探头三维重建模式显示子宫冠状切面图像，可鉴别子宫畸形如弓形子宫、纵隔子宫、双角子宫、单角子宫等；注射阴性造影剂，如用生理盐水充盈宫腔，可清晰显示宫腔内是否有粘连带，内膜面是否光滑平整，是否有黏膜下肌瘤或息肉等占位性病变及剖宫产后子宫瘢痕处肌层厚度。据报道，生理盐水对宫腔病变诊断的准确性可达到95%以上；也有文献报道应用3D-HyCoSy对疑似子宫畸形患者进行检查，结果表明实时3D-HyCoSy在诊断不同类型子宫畸形方面与宫腔镜及腹腔镜检查诊断的准确率达到100%。

临床上，在实际采用实时三维超声进行输卵管造影过程中，不仅可以通过观察造影剂在宫腔及输卵管显影形态、伞端有无造影剂溢出、盆腔造影剂弥散是否均匀及盆腔有无粘连带漂浮，推注造影剂时的压力、反流量、患者疼痛度等综合指标评估输卵管通畅性，还可通过推注生理盐水对宫腔有无病变、子宫形态有无畸形等进行诊断。造影结束后，通过二维超声观察卵巢内窦卵泡数目及附件区有无输卵管积液、盆腔粘连带等，均有助于女性不孕原因的分析诊断。

# 第二节　常用输卵管通畅性检查方法

常规的超声检查无法清晰显示输卵管组织回声、走行及通畅程度。目前，临床上常用的输卵管通畅性检查方法包括输卵管通液术（hydrotubation，HDT）、X线子宫输卵管碘油造影（X-ray hysterosalpingography，HSG）、腹腔镜下亚甲蓝通液术（laparoscopy with chromotubation，lap and dye）及实时三维子宫输卵管超声造影（3D-HyCoSy）。

## 一、输卵管通液术

HDT 是临床应用最早、最普遍的检测输卵管通畅性的方法，通过宫腔置管将生理盐水经导管注入宫腔和输卵管腔，根据推注生理盐水阻力大小、液体反流量的多少及患者的疼痛度粗略判断输卵管通畅性。由于其操作的盲目性，不能观察输卵管显影图像，无法评估子宫输卵管阻塞部位、输卵管伞端是否粘连、推液后是否形成积水等，主观性强，评估输卵管通畅性的准确性较低，误诊率约为45.9%，是一种评价输卵管是否通畅的粗略筛查方法，反复通液也可损伤子宫内膜，甚至引起输卵管积水。目前，已不推荐常规使用。

## 二、子宫输卵管碘油造影

子宫输卵管碘油造影是通过向宫腔置管将碘造影剂注入宫腔和输卵管后经 X 线摄片（图 6-2-1），根据输卵管显示的形态和造影剂在盆腔内弥散情况来判断输卵管通畅性和阻塞部位及宫腔形态的一种检查方法，诊断准确率达55% ～ 85%，具有轻微疏通输卵管作用，该方法已有近百年应用历史，是目前国内公认的首选筛查方法。但 X 线检查具有电离辐射，部分人存在碘过敏反应，检查后需避孕2～3个月等局限性。同时碘油分子量大，易引起输卵管痉挛；发生造影剂逆流时有引起肺动脉栓塞的风险，当输卵管远端阻塞时，碘油吸收及排出缓慢，有报道称碘油吸收可能形成慢性刺激，可引起输卵管黏膜肉芽组织增生或粘连。

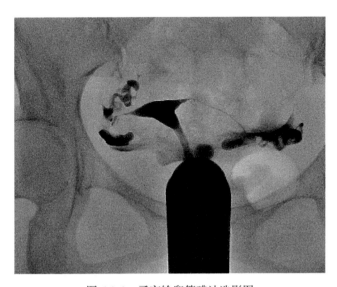

图 6-2-1　子宫输卵管碘油造影图

## 三、腹腔镜下通液术

腹腔镜下通液术是微创手术，可直接观察子宫输卵管的形态和输卵管周围及盆腔粘连情况（图 6-2-2），并通过向宫腔内注入稀释的亚甲蓝液观察输卵管充盈及伞端液体溢出情况来判断输卵管的通畅度，是目前评估输卵管通畅性的金标准。其优点是图像直观、既可作为检查手段又可进行治疗，局限性是有创、费用昂贵、有麻醉风险及操作复杂。临床更多的是用于盆腔炎性疾病及其后遗症的治疗，如盆腔粘连分解术、输卵管伞端修补成形术、卵巢巧克力囊肿剔除等。手术效果与手术医师经验密切相关，如双侧输卵管伞端修补成形术，操作不良者也可继发性引起盆腔粘连和输卵管堵塞或粘连。

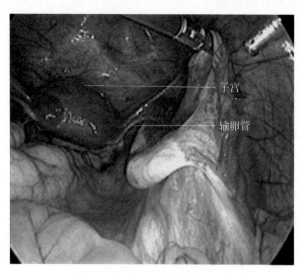

图 6-2-2　腹腔镜显示双侧输卵管解剖图

## 四、子宫输卵管超声造影

实时 3D-HyCoSy 是评估输卵管通畅性的常用方法，其将超声造影剂通过置入宫腔的导管注入子宫和输卵管腔，通过子宫和输卵管腔的显影形态，评估输卵管的通畅性，也用于观察宫腔和盆腔病变。

2D-HyCoSy 检查可以对输卵管显影形态进行实时追踪扫查，但由于输卵管走行迂曲，难以在单一平面上采集到完整的输卵管显影图像，且对超声医生的操作技巧和经验要求较高，经常不能做到全程显影；同时，二维扫查时从伞端溢出的造影剂与宫旁静脉丛逆流及周围肠管组织回声相似，不易区分。

静态 3D-HyCoSy 虽可获得直观的立体图像，但不能实时显影输卵管内造影剂的流动情况，有时难以鉴别造影剂逆流与输卵管显影图像；同时，因为容积扫描帧频的限制，其扫查范围有限，对输卵管伞端造影剂的溢出不能实时观察。

实时动态 3D-HyCoSy 是在静态 $X$、$Y$、$Z$ 轴三维超声造影基础上，加上时间轴快速压缩扫描成像叠加，按一定的时间和空间顺序重建感兴趣区，可获得更高品质的动态三维容积数据，实时连续地显示造影剂在输卵管内的流动情况，不仅能更清晰地评估宫腔输卵管的形态及通畅性，还能动态观察输卵管伞端及盆腔造影剂弥散情况。

实时 3D-HyCoSy 因其准确性高、安全、重复性好、无电离辐射等优点，已成为不孕症患者输卵管通畅性检查的首选筛查方法，也是近年来临床医生推荐的主要检查方法。

其通过向宫腔导管注入造影剂，实时观察子宫输卵管显影形态，伞端造影剂溢出量等情况，了解输卵管通畅性、阻塞部位及宫腔有无粘连、息肉等病变。整个操作过程，在超声引导下向宫腔输卵管共推注 20 ～ 40ml 液体，对轻度输卵管粘连或黏液栓堵塞有疏通作用，几乎无过敏风险，能准确评估输卵管通畅性及阻塞部位，一定程度上取代了碘油造影。有文献报道，以腹腔镜为标准，实时 3D-HyCoS 检查准确性约为 94.2%，其在诊断宫腔和输卵管病变引起的不孕症中具有很好的临床应用价值。而且检查术中、术后无明显毒副作用，缓慢匀速推注造影液时，仅个别输卵管阻塞或子宫肌层逆流患者有一过性下腹胀痛，随注药过程结束和休息后可缓解。

# 第三节　子宫输卵管超声造影检查

## 一、适应证和禁忌证

### （一）适应证

1. 怀疑为输卵管因素导致的不孕症。
2. 对碘油过敏、输卵管介入复通术后复查。
3. 输卵管结扎再通术和异位妊娠药物治疗后疗效评估。
4. 不想接受射线或着急怀孕的患者。
5. 下腹部手术史（阑尾、剖宫产等）、盆腔炎史、子宫内膜异位症患者。
6. 腹腔镜发现盆腔粘连，术后 3 ～ 6 个月仍然未孕的患者。
7. 怀疑子宫畸形或宫腔病变的患者。

### （二）禁忌证

阴道流血、急性生殖道炎症、本周期检查前 3 天有性生活的患者。

## 二、造影前准备

1. 白带清洁度 Ⅰ ～ Ⅱ 度，患者签署检查同意书，为减少疼痛及防止输卵管痉挛，置管前 30 分钟可肌内注射 0.5mg 阿托品或间苯三酚 20mg。
2. 宫腔置管：常规消毒铺巾，暴露宫颈，插入 12 号双腔导管，于导管的斜管注入生理盐水 1.5 ～ 2.0ml。
3. 造影剂的配置：将 5ml 注射用生理盐水加入 SonoVue 瓶中，振摇后即形成所需乳白色混悬液，术前抽取 2.5ml 加入 18ml 生理盐水中配成造影混悬液（图 6-3-1）。

## 三、仪器调节

采用配备经阴道三维探头及编码对比成像软件彩色超声诊断仪，如 GE Voluson E6/E8/E10 系列，声学造影机械指数 0.12 ～ 0.18，频率 5.0 ～ 9.0MHz，扇扫角度 0° ～ 179°。

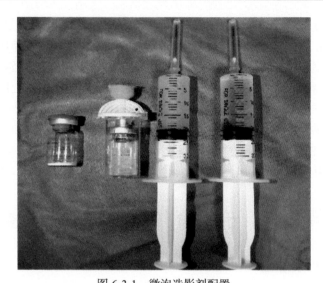

图 6-3-1 微泡造影剂配置

从左至右依次为造影剂冻干粉剂、造影剂混悬液、20ml 超声造影液、20ml 生理盐水

## 四、检查步骤与技巧

### （一）检查步骤

1. 常规经阴道二维超声检查子宫、卵巢大小，输卵管、盆腔有无积液和粘连带，以及卵巢有无病变，根据患者舒适度及宫腔容受性，适度调节球囊管大小及位置，球囊管直径为 1.4～1.8cm。宫腔容受性小，则球囊管稍小，宫腔容受性大，则球囊管稍大；球囊位于宫腔中下段为宜，建议超声引导下调节球囊大小及位置。

2. 将探头横切，置于子宫冠状切面水平，选取合适的三维预扫描初始平面，显示双侧宫角及宫旁组织进行预扫描，尽量将双侧卵巢包括在图像内，保持探头不动。

3. 启动四维造影模式，拉大感兴趣区域框后，嘱助手经导管直管匀速推注20ml造影液，动态观察造影液在子宫输卵管流动过程和伞端有无溢出，适时按 P2 动态图像存储键存储图像；切换到静态三维造影模式，存储 1～2 幅静态图像，接着在对比成像模式下（CCI），观察卵巢周边造影剂包绕及盆腔弥散情况并存图；最后，在二维超声引导下经导管继续推注 10～20ml 生理盐水，观察液体在双侧宫角流动的方向、输卵管伞端液体溢出性及盆腔粘连带的有无，回放动态存储图像，通过"魔术剪"观察剪切子宫输卵管显影形态及伞端造影液溢出量，并结合推注造影剂混合液时的压力和患者的疼痛反应，综合判断输卵管通畅度（图 6-3-2）。

### （二）检查技巧

进行实时 3D-HyCoSy 检查，为获得清晰完整的图像，操作仪器时应注意以下技巧。

1. 选择合适的三维冠状预扫描平面（使双侧宫角及卵巢显示完整）。

2. 静态容积扫描帧为 6～12 帧／秒，动态容积扫描帧为 0.6～1 帧／秒，容积帧频率相对高时，图像边界清晰、平滑、连续。动态容积帧频是仪器自动计算，与采集框大小、线密度、扫查深度、聚焦数等参数有关。

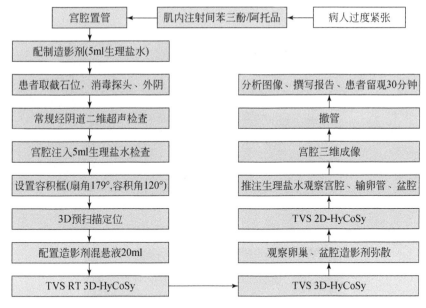

图 6-3-2　实时三维子宫输卵管超声造影检查流程

3. 患者肥胖及子宫较大时，应适当调节扫查深度。

4. 推注造影混合液时，同步进行实时扫查，仔细观察输卵管全程显影及伞端造影液溢出情况，以鉴别输卵管远段显影增粗是由伞端阻塞引起还是由造影剂溢出片状所致。静态扫描有助于观察盆腔造影剂弥散相，以及对比成像扫查时观察卵巢周围有无造影剂强回声环状包绕；然后结合二维超声引导下经导管推注 10 ～ 20ml 生理盐水，观察液体在双侧宫角流动方向、输卵管伞端溢出情况及盆腔有无造影液弥散等，均有助于鉴别正常输卵管远段显影增粗与伞端阻塞引起的输卵管显影增粗，此为输卵管超声造影最重要的一个环节。

5. 当显示屏右下方时间显示 2 秒时，开始匀速缓慢推注造影液，以 50 秒匀速推注10ml 的速度为宜，双侧输卵管显影后，如输卵管伞端造影液溢出显示不清时，可适当增加推注速度，以观察伞端造影液溢出情况。造影后，如显示阳性图像，应 20 分钟后进行二次推注造影液再次检查，以降低假阳性发生率，减少患者因紧张引起子宫或输卵管痉挛导致的假阳性，提高诊断的准确性。

6. 图像出现明显逆流时，应立即停止推药，等造影剂代谢后（20 ～ 30 分钟），适当调整球囊大小和位置，缓慢推注造影液进行二次检查成像，以减少逆流率发生。如果图像出现明显逆流，建议患者 2 ～ 3 天后再次检查成像，可降低逆流的发生率，有助于获得准确的诊断报告。

7. 造影后，在二维超声引导下，推注 10 ～ 20ml 生理盐水观察宫腔、输卵管伞端及盆腔粘连带分布情况。

8. 在三维造影过程中，可适时旋转 $X$、$Y$、$Z$ 轴，多角度观察输卵管显影形态，也可轻微调整声束方向，以获得最佳观察平面（图 6-3-3）。$X$ 轴表示图像的前后旋转，$Y$ 轴表示图像左右旋转，$Z$ 轴表示图像的顺时针旋转。旋转 $X$ 轴、$Y$ 轴及 $Z$ 轴选择最佳观察角度时，$Y$ 轴旋转时尽量小于 180°，以免图像左、右完全翻转后造成左、右输卵管的错误识别。

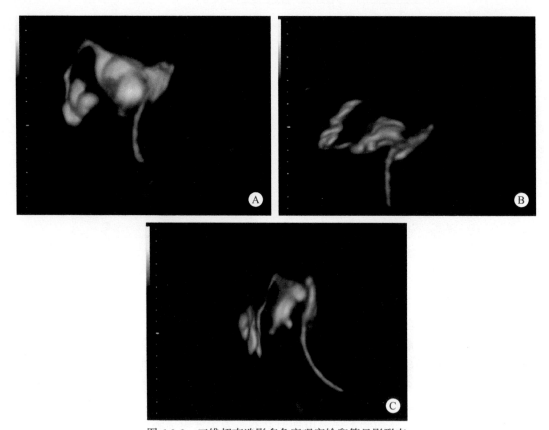

图 6-3-3　三维超声造影多角度观察输卵管显影形态

A.RT 3D-HyCoSy 造影 X 轴，图像正面观；B.A 图由 X 轴旋转 180°，图像背面观，显示子宫输卵管背面；C. 将 A 图
沿 Y 轴向左旋转 90°，显示子宫输卵管侧面

### （三）图像质量影响因素与预防

1.球囊导管位置与充盈大小：球囊应位于宫腔中下段位置，球囊大小应根据患者宫腔大小而定，以患者未出现明显不适感为宜。球囊过大，患者疼痛明显，宫腔压力增大，容易出现逆流，影响造影图像质量；球囊过小，宫腔显影欠佳，造影剂易沿宫颈管反流，影响输卵管伞端造影剂溢出性的观察。经产妇宫腔较大，球囊充盈应相应较大。

当球囊置管过深或宫腔稍小时，球囊导管顶端插入一侧宫角，推注造影液时容易造成对侧输卵管不显影或延迟显影，此时将球囊管下移至宫腔中下段或向外适当牵拉球囊管推注造影液，可减少假阳性结果的发生和改善一侧输卵管延迟显影，牵拉时注意力度，勿使球囊管脱出。

2.造影剂逆流及预防：造影剂逆流是指造影剂通过子宫肌层及周围静脉、盆腔淋巴管回流至循环系统的现象。造影剂发生逆流后弥散入肌层内的微小静脉，或进入宫旁静脉丛，使这些管壁结构异常显影，与正常的输卵管显影混淆不清。子宫肌层逆流表现为宫体或肌层弥漫的云雾状和斑片状强回声（图 6-3-4A）；而宫旁静脉丛逆流则表现为子宫输卵管周围条带状、"枯树枝状"或"细网状"强回声影像，常与输卵管显影图像重叠，二者难以分辨（图 6-3-4B、C）。

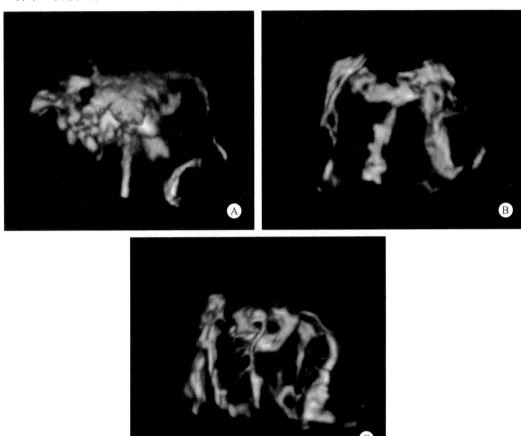

图 6-3-4　造影剂逆流现象

A. 子宫肌层为主逆流：子宫肌层显示斑片状强回声；B. 静脉丛为主逆流：子宫输卵管周围显示条带状强回声；C. 混合性逆流：二者显影图像同时出现

　　造影剂逆流原因与子宫输卵管痉挛或器质性病变、推注造影液速度过快、压力突然升高、内膜过薄或损伤后修复不良等有关。各种原因引起的宫腔粘连、缩小或输卵管梗阻，需要缓慢加压注入造影液方能获得良好的显影图像。推注造影液压力过高时，造影剂易通过损伤或过薄的内膜而逆流子宫肌壁及周围静脉丛；导管置入过深，导管末端紧贴一侧宫角时，因导管刺激会引起近段输卵管发生痉挛，亦会导致宫腔压力增高，产生逆流；人工推注造影液速度过快时，也会导致逆流发生率明显升高。月经干净后检查时间过早，子宫内膜过薄或尚未完全修复，亦可能造成造影剂经黏膜下小静脉逆流入子宫肌层。

　　造影剂逆流常引起患者呕吐、腹痛等人流综合征反应，此时需停止推注造影液，让患者休息放松，待症状好转后，调节球囊大小及位置，再次缓慢推注。宫腔置管时动作应轻柔，可减少反复插管人为造成的内膜损伤。推液时，造影剂轻度逆流或肌层局限性逆流，可通过回放动态图像，从宫角起始部辨认追踪输卵管显影全程，静脉丛逆流无方向性，由近至远，一般显影图像逐渐暗淡，正常输卵管显影有方向性，显影图像不会出现逐渐暗淡。此外，还可以结合二维造影编码对比成像模式、彩色多普勒显像和利用二维常规谐波显像模式追踪输卵管走行和伞端造影剂的溢出，以提高诊断结果的准确性。

3. 其他影响因素：适当增加推注造影液压力，可使输卵管内轻微黏液栓被分离，输卵管缓慢显影，显示为通畅声像。中位子宫或过度肥胖患者，子宫底部位于声束远场，双侧卵巢位置较远，不能完全包含在三维图像扫查容积数据内，因此检查前静态三维预扫描时应选择合适的中心平面，提高仪器扫查深度，并垫高患者臀部，以获得良好的输卵管全程显影图像。同时，在扫查过程中适当轻微移动探头声速方向，也有助于观察输卵管伞端造影剂溢出性。

### （四）输卵管造影检查时机

子宫输卵管超声造影检查时机以月经干净后 3 ～ 7 天为宜，月经间隔周期大于 35 天或内膜菲薄患者，可于月经干净后 5 ～ 8 天检查。该次月经后检查前三天禁止同房，术前体温正常。造影时间过早，部分患者子宫内膜尚未完全修复，插管时导管易损伤内膜造成造影剂逆流；造影时间太迟，宫角部增厚的内膜及推注造影液时宫腔的压力，患者紧张等因素易使子宫平滑肌痉挛，导致输卵管间质部假性阻塞。因此，宫腔置管前最好采用经阴道超声检查评估子宫内膜厚度，以 5 ～ 7mm 为佳。术后禁止性生活 2 周，避免坐浴。

### （五）输卵管通畅度的判断标准

1. 输卵管通畅：输卵管显影自然、粗细均匀、造影剂自伞端呈片状溢出；卵巢周边可见环状强回声；注入造影剂时无阻力、无反流。

2. 输卵管通而不畅：输卵管显影粗细不均，显影明显迂曲或反折，伞端显影扭曲膨大，无或仅有少量造影剂溢出；卵巢周围可见少许造影剂增强回声；注入造影液有阻力。

3. 输卵管阻塞：输卵管不显影或显影明显增粗迂曲，伞端无造影液溢出，双侧卵巢周围未见环状增强回声；推注造影液阻力大，见液体沿宫颈管反流，患者疼痛明显。

# 第四节　子宫输卵管超声造影图像分析

RT 3D-HyCoSy 可动态实时观察子宫输卵管显影形态、伞端造影剂溢出量等情况，了解输卵管通畅性、阻塞部位。通过向宫腔内推注适量阴性造影剂如生理盐水，还能观察宫腔是否存在畸形、粘连、息肉、黏膜下肌瘤等病变。根据造影剂在子宫输卵管内的动态显影过程，可将造影过程依次分为宫腔显影相、输卵管显影相及盆腔显影相。宫腔显影相用于观察有无子宫畸形、宫腔占位及粘连等病变，输卵管显影相用于观察输卵管显影形态及阻塞部位，盆腔显影相主要观察伞端造影剂溢出情况、卵巢周围造影剂包绕情况及盆腔造影剂弥散是否均匀。

## 一、双侧输卵管通畅

输卵管全程显影自然、柔顺，造影剂自伞端呈片状溢出；卵巢周边可见环状强回声，盆腔造影剂弥散均匀；注入造影液时无阻力、无反流（图 6-4-1）。

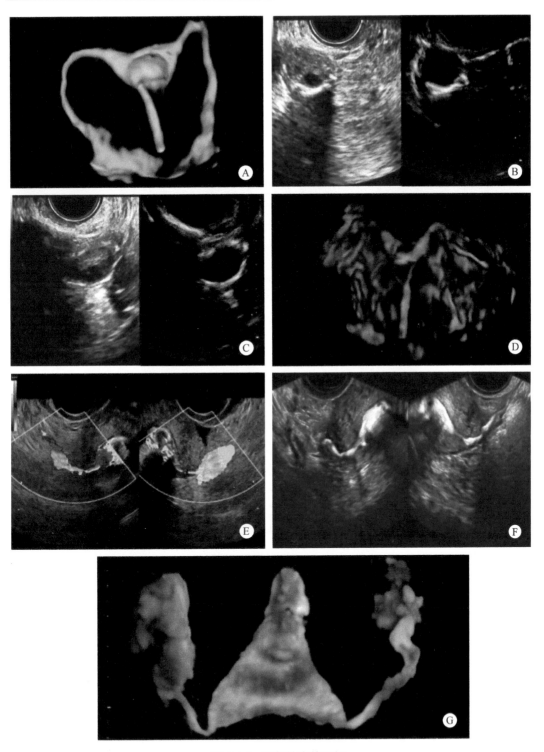

图 6-4-1　双侧输卵管通畅

A. 双侧输卵管伞端造影剂呈片状溢出；B、C. 双侧卵巢周围显示造影剂环状增强回声；D. 盆腔造影剂弥散均匀；E.CDFI 双侧输卵管走形区显示"伪彩血流"，可作为补充追踪输卵管伞端造影剂溢出的观察；F. 推注生理盐水时，二维谐波组织显像模式追踪输卵管走形；G.HDlive 模式显示双侧输卵管通畅，图像更具立体感

## 二、双侧输卵管近端阻塞

输卵管近端阻塞多因宫腔逆行感染或粘连，导致输卵管间质部粘连或阻塞。推注造影剂时阻力较大，需加压推注，停止加压后可见造影剂部分或全部反流，宫腔充盈饱满，宫角显影圆钝，双侧输卵管全程不显影或仅近端显影（图6-4-2A），伞端未见造影剂溢出，卵巢周围无造影剂增强回声（图6-4-2B、C），子宫周围及盆腔未见造影剂，患者有明显下腹疼痛。

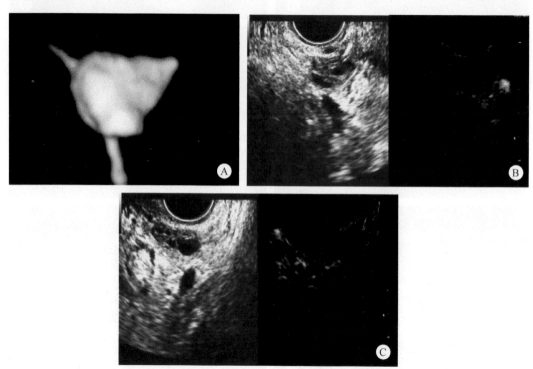

图 6-4-2　双侧输卵管近端阻塞
A.双侧输卵管走行区未见显影；B.右侧卵巢周围未见造影剂强回声；C.左侧卵巢周围未见造影剂强回声

## 三、输卵管伞端阻塞

输卵管伞端阻塞多继发于盆腔炎性疾病后遗症，盆腔积液及炎性因子的刺激，易造成伞端粘连水肿或闭锁。推注造影剂时阻力逐渐增大，输卵管中远段显影增粗、膨大、扭曲，伞端未见造影剂溢出（图6-4-3A），卵巢周围无环状强回声或显示造影剂强回声积聚（图6-4-3B-F），同侧盆腔未见造影剂弥散。

## 四、双侧输卵管伞端阻塞并积水

输卵管积水常见于造影前二维超声检查附件区显示不规则或管状液暗区，壁稍厚，有时与包裹性积液不易鉴别（图6-4-4A），后者壁薄。注入造影液及生理盐水后，积水内可见造影剂高回声悬浮液，范围可扩大（图 6-4-4B、C）；不全阻塞的输卵管可出现推注造影剂过程中，压力逐渐升高后又突然下降，实时 3D-HyCoSy 可动态显示一侧输卵管伞端造影剂积聚到溢出的过程（图 6-4-4D ～ G）。

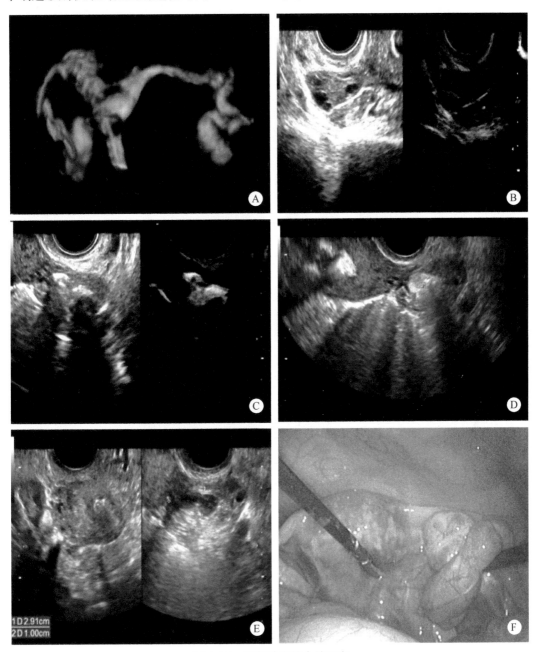

图 6-4-3　双侧输卵管伞端阻塞

A. 双侧输卵管中远段显影增粗、扭曲，伞端未见造影剂溢出；B. 右侧卵巢周围无造影剂强回声包绕；C. 左侧卵巢周围显示造影剂强回声积聚；D. 二维超声显示推生理盐水后，左侧输卵管伞端造影剂强回声混悬液积聚增多；E. 推注生理盐水后，右侧卵巢周围显示造影液强回声积聚，左侧输卵管伞端造影液微泡部分破裂后形成无回声积液（标尺范围）；F. 腹腔镜下显示左侧输卵管伞端积液肿胀闭锁，扭曲变形，右侧输卵管伞端增粗，与盆壁粘连

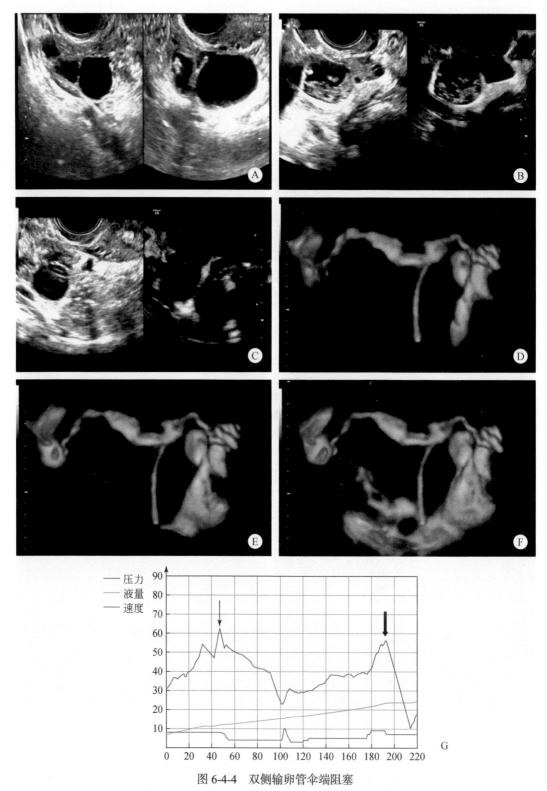

图 6-4-4　双侧输卵管伞端阻塞

A. 二维超声显示双侧积水，内壁见皱褶；B、C. 二维造影模式下的输卵管积水内可见造影剂增强回声；D. 造影剂进
入双侧输卵管显影；E. 双侧输卵管中远段显影扭曲、增粗，远段明显膨大；F. 加压后，左侧伞端可见造影剂片状溢出；
G. 推注压力 - 时间曲线，细箭头所示峰值为推注造影剂峰值压力，粗箭头为推注生理盐水峰值压力

## 五、输卵管通而不畅

推注造影剂阻力中等，双侧或一侧输卵管显影粗细不均，中远段显影增粗、扭曲，加压后输卵管伞端可见少量造影剂溢出，卵巢周围可见半环状增强回声，盆腔可见造影剂，分布不均匀，造影剂沿宫颈管有反流（图 6-4-5～图 6-4-7）。

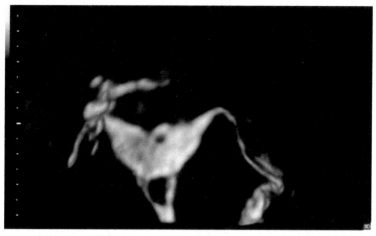

图 6-4-5　前位子宫，双侧输卵管远段通而不畅，显影扭曲

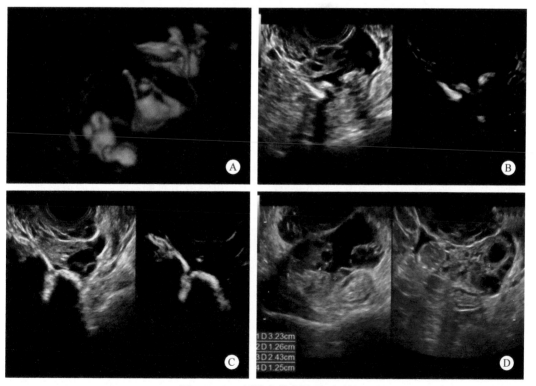

图 6-4-6　双侧输卵管伞端通而不畅

A. 后位子宫，双侧输卵管远段显影扭曲、膨大，加压后伞端可见少量造影剂溢出；B. 左侧卵巢周围显示造影剂强回声少量积聚；C. 右侧卵巢周围显示造影剂强回声包绕小于 1/2；D. 造影后显示盆腔积液，双侧卵巢周围增粗的输卵管

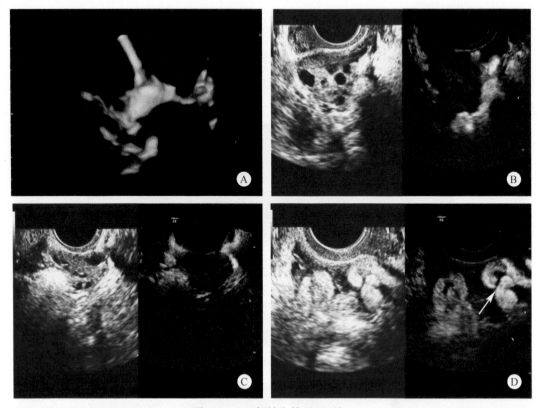

图 6-4-7　双侧输卵管通而不畅

A.后位子宫，双侧输卵管显影明显扭曲；B.左侧卵巢周围可见造影剂强回声积聚；C.右侧卵巢周围可见造影剂强回声少量积聚；D.盆腔内显示输卵管显影增粗、扭曲，动态观察伞端可见少量造影剂溢出

## 六、一侧输卵管近段阻塞，一侧输卵管通畅

　　注入造影剂时阻力较大，阻塞侧宫角显影圆钝，输卵管全程不显影或仅部分显影（图6-4-8A），伞端未见造影剂溢出，卵巢周围无或可见少许增强回声，由于对侧输卵管通畅或通而不畅，伞端有造影剂溢出（图6-4-8B、C），可弥散至对侧盆腔，盆腔造影剂弥散不均匀（图6-4-8D）。

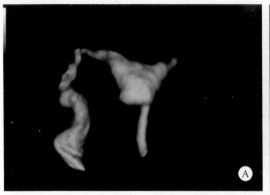

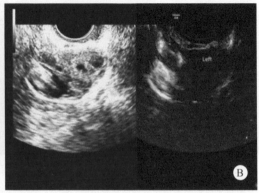

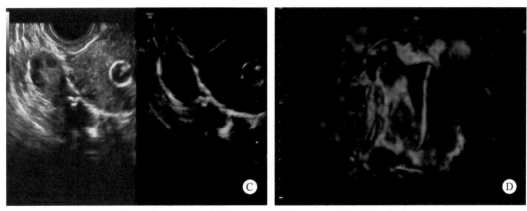

图 6-4-8　一侧输卵管近端阻塞，一侧输卵管通畅

A.右侧输卵管全程显影，左侧输卵管未见显影；B.左侧卵巢周围未见造影剂环状增强回声；C.右侧卵巢周围造影剂环状包绕；D.盆腔造影剂弥散不均匀，右侧盆腔可见造影剂弥散，左侧盆腔见少许造影剂弥散

## 七、一侧输卵管伞端阻塞，一侧输卵管远段通而不畅

例1：右侧输卵管远段通而不畅，左侧输卵管伞端阻塞（图 6-4-9）

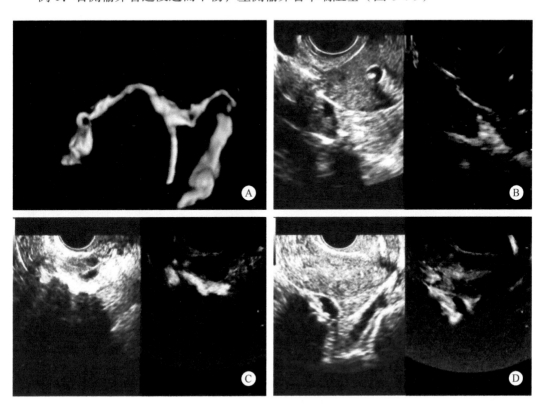

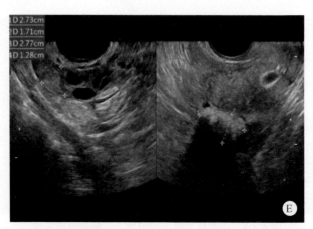

图 6-4-9 右侧输卵管远段通而不畅，左侧输卵管伞端阻塞

A. 右侧输卵管远段通而不畅，左侧输卵管伞端阻塞，右侧输卵管远段显影明显扭曲，左侧输卵管中远段明显扭曲膨大；B. 右侧卵巢周围可见少许增强回声；C. 右侧输卵管造影剂增强回声，伞端造影剂溢出不明显；D. 左侧输卵管造影剂积聚增强回声，伞端造影剂无溢出；E. 造影后左侧卵巢周围显示造影剂强回声混悬液，右卵巢周围显示输卵管增粗

例 2：左侧输卵管伞端通而不畅，右侧输卵管伞端阻塞（图 6-4-10）

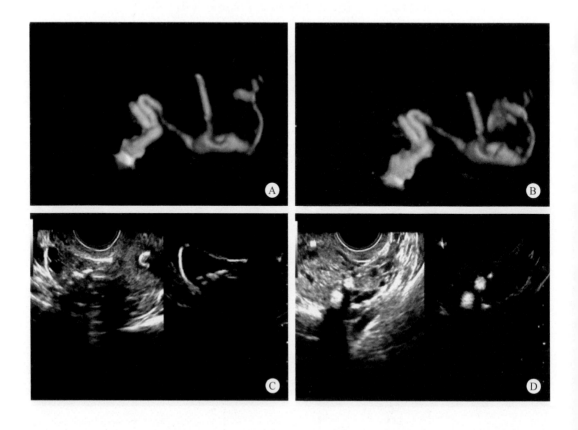

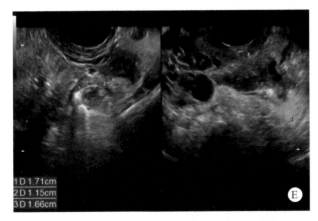

图 6-4-10　左侧输卵管伞端通而不畅，右侧
输卵管伞端阻塞

A.加压前，左侧输卵管伞端通而不畅，右侧输卵管伞端阻塞；B.加压后左侧输卵管伞端少许造影剂溢出，右侧输卵管伞端未见造影剂溢出；C.右侧卵巢周围可见少许增强回声，考虑为对侧盆腔造影剂弥散所致；D.左侧卵巢周围可见少许增强回声；E.造影后右卵巢周围显示造影剂混悬液强回声积聚，左侧卵巢周围显示盆腔积液

## 八、一侧输卵管中段阻塞，一侧输卵管切除术后

输卵管中段阻塞很少见，因其内径较宽，形成粘连阻塞可能性较少，阻塞多见于输卵管保守治疗后水肿瘢痕形成所致。部分输卵管间质部切除术后患者，造影检查时显示的近段输卵管长度，比手术切除时残留端显影稍长，可能与子宫痉挛牵拉、结扎线松弛或滑脱有关，出现输卵管显影纤细、微弱显影或不连续显影，需与宫旁静脉丛逆流鉴别（图 6-4-11、图 6-4-12）。

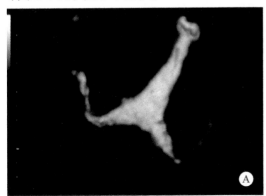
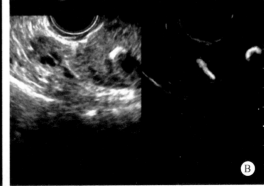
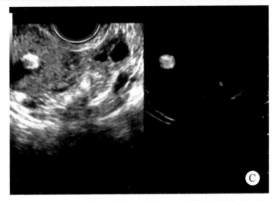

图 6-4-11　右输卵管中段阻塞，左输卵管切除术后

A.部分微弱"显影"，可能与结扎线松弛有关；B.对比成像模式，右输卵管近中段显影，远段无显影；C.对比成像模式，左输卵管走形区未见显影

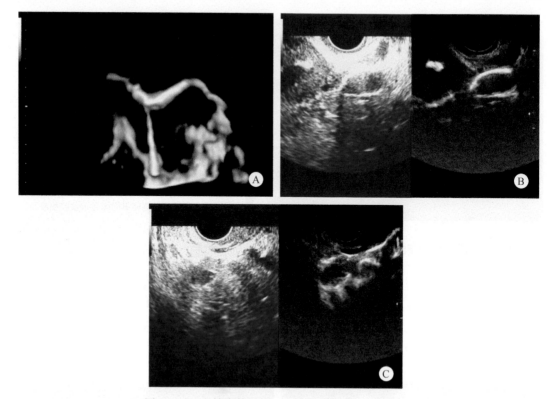

图 6-4-12　左输卵管通畅，右输卵管间质部切除术后

A. 造影显示右侧近段输卵管长约 10mm，较切除部位显影稍长，左输卵管通畅，造影剂从左侧输卵管伞端溢出弥散至
右侧盆腔；B、C. 双侧卵巢周围造影剂环状显影，左侧伞端溢出的造影剂弥散至右侧盆腔所致

## 九、宫腔及盆腔病变

### （一）宫腔粘连带及宫腔息肉

1. 宫腔粘连（intrauterine adhesion）：多继发于内膜损伤，可分为膜性粘连、纤维肌性粘连和结缔组织粘连（图 6-4-13A）。

2. 子宫内膜息肉（endometrial polyp）：为炎性子宫内膜局部血管和结缔组织增生形成息肉状赘生物突出宫腔内所致（图 6-4-13B ～ E），也可能与雌激素水平升高有关。

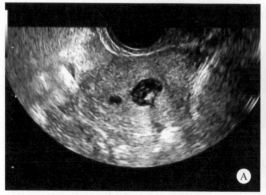

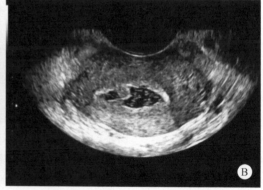

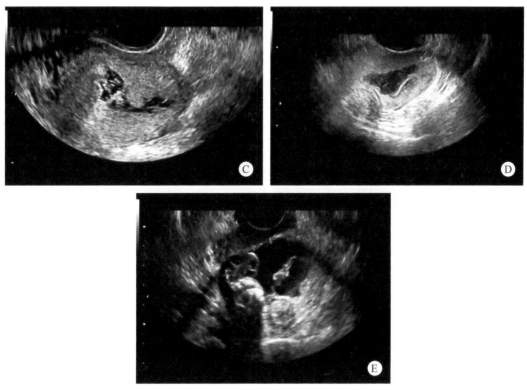

图 6-4-13 宫腔粘连带及宫腔息肉

A.宫腔推注生理盐水，近右侧宫角部宫腔部分粘连带；B.宫腔推注生理盐水显示内膜息肉；C.宫腔注入生理盐水后，显示宫腔粘连带和后壁内膜息肉样增生；D.造影后二维超声显示盆腔造影剂分布不均匀；E.造影 20 分钟后二维超声显示盆腔粘连带漂浮

**（二）子宫畸形诊断**

1.单角子宫（uterus unicornis）：子宫形态呈梭形，横径较小，宫腔呈管状，仅见一侧宫角，常合并对侧残角子宫（图 6-4-14A ～ D）。

2.残角子宫（rudimentary horn of uterus）：单角子宫对侧的肌性突起，内膜可有可无，与单角宫腔可相通或不通（图 6-4-14A）。

3.纵隔子宫（uterus septate）

（1）不全纵隔子宫畸形：宫体增宽，宫腔底部见肌性突起，肌性突起顶端距双侧宫角连线水平距离＞ 1.0cm（图 6-4-15A、B）。

（2）完全纵隔子宫畸形：宫体增宽，宫腔底部见肌性突起达到宫颈，内膜呈双轨状，宫底浆膜层无凹陷，可见 1 ～ 2 个宫颈管回声（图 6-4-15C ～ G）。

4.弓形子宫（uterus arcuatus）：子宫横径稍宽，宫底部浆膜层平坦或轻微凹陷，两侧宫角连线与凹陷最低点深度 0.5 ～ 1.0cm，内膜夹角＞ 90° （图 6-4-15H、I）。

5.双角子宫（uterus bicornis）：子宫横切面宫底增宽，宫底部两个宫角呈分叶型，两宫角间距一般大于 40mm。浆膜层及黏膜层均凹陷，宫底部凹陷深度达宫颈内口水平以上，为不完全双角子宫；宫底部凹陷深度达到宫颈内口或以下水平为完全双角子宫（图 6-4-15J、K）。

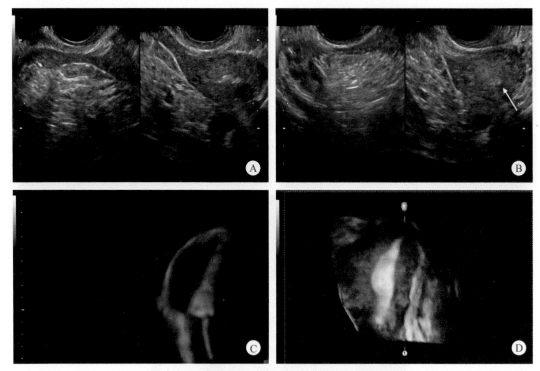

图 6-4-14　单角子宫、残角子宫二维及三维声像图

A. 二维超声显示左侧单角，右侧残角子宫畸形；B. 左侧宫角显示（箭头所示），左侧卵巢上举；C. 造影显示左侧
单角子宫，右侧残角未显影，考虑右侧残角不与宫腔相通；D. 三维超声显示左侧单角子宫畸形

6. 双子宫（uterus didelphys）：可见两个完整的宫体，可见 1 ～ 2 个宫颈，有 1 ～ 2 个宫颈管及 2 个子宫内膜回声，宫腔造影显示两宫腔均呈梭形，两侧宫角各自与同侧输卵管相连（图 6-4-15L、M）。

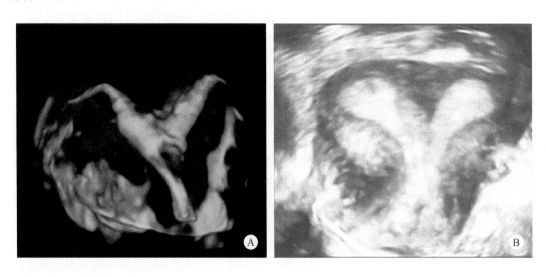

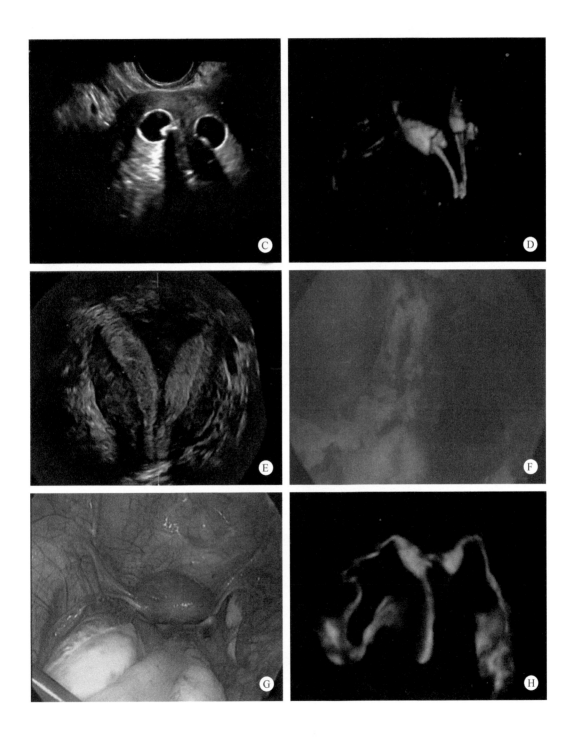

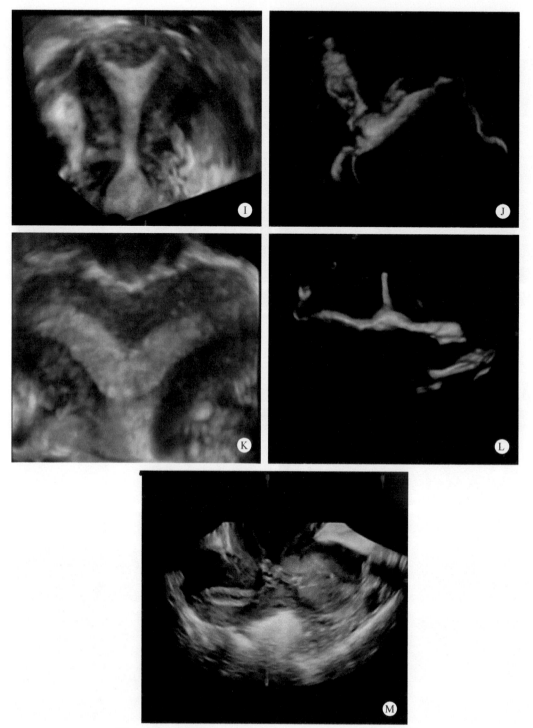

图 6-4-15　纵隔子宫、弓形子宫、双角子宫及双子宫声像图

A. 造影显示不全纵隔子宫畸形，双侧输卵管通畅；B. 三维超声显示不全纵隔子宫畸形；C. 完全纵隔子宫畸形，两侧宫腔各置入球囊管；D. 同时推注造影剂，两侧宫腔均显影，双侧输卵管显影纤细；E. 三维超声显示完全纵隔子宫畸形；F. 宫腔镜显示子宫纵隔；G. 术中显示双侧输卵管发育纤细，与盆壁紧贴；H. 造影显示弓形子宫，双侧输卵管通畅；I. 三维超声显示子宫腔底部凹陷呈弓形；J. 双角子宫显影；K. 双角子宫三维显像；L. 单宫颈双宫体子宫畸形，双侧宫腔及输卵管显影通畅；M. 三维超声显示双子宫畸形

# 第五节　子宫输卵管超声检查的质量控制与诊断思路

子宫输卵管超声造影能获得输卵管的立体动态显影图像，得到输卵管形态、通畅度情况及梗阻部位等信息，操作简单易行，安全、无创、无辐射，且与腹腔镜手术对比符合率高。因此，在不孕症的临床应用中有广阔前景，可作为评价输卵管通畅性检查的首选方法。这就要求对诊断结果必须有严格的质量控制，确保诊断准确率，有助于指导临床选择合适的治疗方法。

## 一、质量控制

根据专科疾病的检查特点，建立输卵管造影检查室与留观室，该诊室仅在日间开放，晚上关闭消毒，为患者提供相对无菌、安全、便捷、高效的检查环境。

诊室设施，包含妇科插管床 1 张，超声检查床 1 张，输卵管造影超声仪器 1 台，观察休息床 3 张，各种造影物品及抢救药品。所有医疗设备、人员配备、抢救配套设施齐全，保证当意外事件发生时患者能得到及时的处理急救。

1. 人员配备与分工：团队应包含妇产科相关科室门诊医生（具有妇产科临床执业证）、有腹腔镜手术资质的妇科临床医生、高年资妇科超声医师（具有影像医学执业证）、护士及报告编辑人员。临床医生选择符合造影检查时机的患者，检查前与患者谈话签署知情同意书；由超声科医生完成子宫输卵管超声造影检查，定期随访腹腔镜手术记录，以提高诊断质量；护士负责造影术前准备及心理疏导，减轻患者紧张情绪，并负责患者检查后的观察与处理。

2. 超声工作站管理：超声工作站是记录患者资料的存储设备，工作人员必须规范操作，保证工作站正常运行，未经允许任何人不得安装不相关程序，不得删除工作站内资料，每个患者都进行规范资料存储，当班人员随时记录工作站故障，并向相关负责人员汇报。

（1）报告模板由专人管理及维护，报告打印后不能随意修改。

（2）以患者诊疗卡号为识别号，每个患者的所有超声影像资料均存储在同一超声病历上。

（3）建立上级会诊系统，确保能第一时间解决疑难病例。

（4）定期备份超声仪器原始资料，方便回访及追踪病例。

3. 子宫输卵管超声造影术后不良反应的管理：子宫输卵管超声造影不良反应主要包括人流反应综合征和疼痛。人流反应综合征是因宫颈或子宫受到刺激痉挛引起迷走神经兴奋，患者出现恶心、头晕、面色苍白、胸闷、大汗淋漓、四肢厥冷、血压下降，甚至昏厥和抽搐等症状，多发生在造影过程中。为避免该不良反应的发生，要求检查者在检查前减轻患者的紧张情绪，推注造影剂时缓慢匀速，并根据是否有孕产史及宫腔容受性，调整球囊管大小和位置。

根据世界卫生组织（WHO）标准及疼痛表现，将造影检查中不良反应分为 0 ～ 4 级。笔者所在中心 2012 ～ 2017 年共完成 13 000 多例患者的检查，不良反应占比如图 6-5-1，处理方式如表 6-5-1。

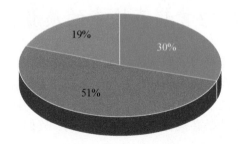

图 6-5-1 不良反应构成比

**表 6-5-1 造影不良反应及处理表**

| 分级 | 症状 | 处理方式 |
| --- | --- | --- |
| 0 | 无明显不适及不良反应 | 不需处理 |
| 1 | 疼痛与经期疼痛相似 | 热敷或休息观察 |
| 2 | 疼痛重于经期疼痛,不伴迷走神经反应 | 热敷及留观床静卧 |
| 3 | 严重疼痛或伴迷走神经反应 | 热敷静卧,建议急诊 |
| 4 | 明显迷走神经反应(昏厥或抽搐) | 立即送急诊 |

要达到建立预期质控效果,必须要求医护人员熟练掌握诊治流程,并对患者的心理护理给予足够重视和相应的人文关怀。

4. 病例追踪

(1)监测目标:子宫输卵管超声造影报告质量评估;以腹腔镜下输卵管亚甲蓝通液术为金标准,进行病例随访分析,评估诊断准确率。

(2)追踪方法

1)设立病例追踪记录表,内容包括:

临床资料:姓名、年龄、手机号、末次月经时间、月经周期、月经干净后天数、内膜厚度、孕产史、手术史、不孕年限、过敏史、影像学资料、知情同意书签署等。

造影报告内容:常规超声子宫及双侧附件区情况、插管情况、宫腔内推注造影液的量、阻力大小、患者疼痛程度、宫腔形态有无异常、有无宫腔病变、双侧输卵管显影形态、伞端溢出情况、卵巢周围造影剂包绕及盆腔分布情况,子宫肌层、宫旁静脉丛有无逆流、造影后推注生理盐水观察宫腔及盆腔的描述,造影液反流量及患者造影后不良反应情况。

2)金标准:腹腔镜下输卵管亚甲蓝通液术。

3)时间:每月进行一次病例追踪。

4)计算与手术结果的符合率,记录盆腔粘连带及推注亚甲蓝时压力。

(3)对于病例追踪工作,应注意以下几点:

1)适当拓宽追踪范围,进行病例二次追踪。

2)及时记录追踪少见病例并进行科内讨论,与临床沟通,对输卵管通畅病例的怀孕方法及时间进行随访。

3）定期讨论漏诊、误诊病例原因，提高诊断符合率。

## 二、诊断思路

对于检查结果为阴性者（双侧输卵管通畅）直接发出报告。对于所有阳性患者要根据具体情况，分别进行二次成像或超声引导下推注适量生理盐水观察，以减少以下几种假阳性结果的发生，提高诊断准确率。

1. 检查时着重观察输卵管远端显影增粗、膨大与伞端造影剂溢出的鉴别，如发现远端增粗膨大而无造影剂溢出，应考虑为输卵管伞端阻塞所致的显影增粗膨大；如发现远端显影膨大，加压推注后伞端有造影液溢出，可考虑为伞端不全阻塞或通而不畅，为获得正确的诊断，必须仔细分析、回放动态图像以减少误诊。

2. 一侧输卵管全程显影，另一侧输卵管不显影

（1）如检查结果为假阳性，多见于输卵管近端痉挛造成，为避免和减少假阳性结果发生，推注造影液时速度宜缓慢匀速，正确选择造影时间。内膜薄者适当延后造影检查时间，例如月经干净后 5～8 天检查，内膜厚度 5～7mm 为宜，建议内膜厚度一般不超过 10mm 检查。

（2）当排除输卵管已切除的因素，可在二维模式超声引导下向宫腔注入生理盐水，观察宫角是否膨胀，避免输卵管间质部痉挛造成假阳性，建议等待 20～30 分钟，造影剂代谢后再次推注造影液进行二次检查。

（3）宫腔置管过深、球囊过大，导致球囊管顶端偏向一侧宫角或插入一侧宫角，造影液进入一侧输卵管，导致另一侧输卵管部分显影或不显影，造成一侧输卵管阻塞的假象，这时应缩小球囊往外拉至宫腔下段后重新调整球囊大小，再行造影检查，观察输卵管是否显影（图 6-5-2）。

3. 对于输卵管全程显影，伞端未见造影剂溢出或溢出不明显，检查过程中输卵管显影欠佳或逆流明显的患者，可于腹部覆热水袋缓解患者疼痛痉挛等不良反应，在 20～30 分钟造影剂代谢后，重复推注造影液再次检查。

## 三、规范化操作流程

1. 二维扫查子宫附件有无病变。

2. 选择合适的三维冠状切面预扫描平面，尽量将子宫、双侧卵巢包括。

3. 启动 4D 键，动态观察子宫输卵管显影及伞端造影剂溢出的过程。

4. 存储静态三维图像，转换至造影对比成像模式，观察双侧卵巢周围造影液强回声环状包绕情况。

5. 继续在二维超声引导下，推注 15ml 生理盐水观察宫腔、输卵管伞端液体溢出性及有无盆腔粘连带漂浮。

6. 回放动态图像，综合判断得出结论并进行报告书写，内容包括：

（1）造影前常规子宫及附件检查描述。

（2）宫腔内推注造影剂液的量、阻力大小及反流量。

（3）造影液在双侧输卵管显影形态、伞端造影液溢出情况，卵巢周围是否见环状增强。

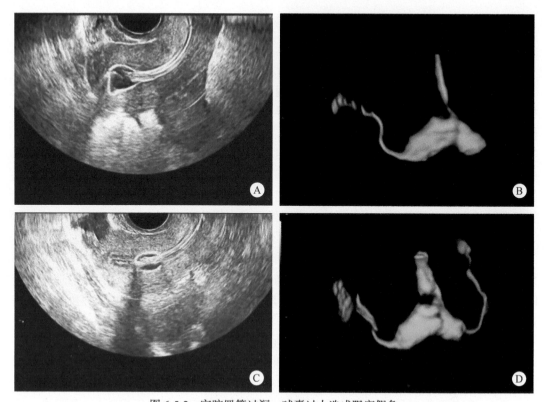

图 6-5-2　宫腔置管过深、球囊过大造成阻塞假象

A、B. 球囊管位置过深，插入一侧宫角，导致另一侧输卵管不显影；C、D. 球囊调整至最适宜位置（宫腔中下段），
再次推注造影剂，左侧输卵管显影

（4）肌层及宫旁静脉丛有无逆流，盆腔造影剂分布及有无粘连带漂浮。

（5）宫腔三维成像观察有无子宫畸形及宫腔病变（推注生理盐水观察）。

## 四、规范化报告书写

规范的子宫输卵管超声造影报告书写应包括：常规子宫附件二维超声所见、超声造影子宫输卵管显影情况、推注压力、有无反流、患者疼痛情况、推注生理盐水后观察宫腔和盆腔情况，以及撤管后宫腔三维成像显示宫腔形态，造影术后超声诊断及注意事项等。以下为几类输卵管通畅性结果的报告书写模板，仅供读者参考。

### （一）双侧输卵管通畅

超声所见：

取膀胱截石位，常规消毒铺巾，经宫颈置入 12 号子宫造影通水管，置管顺利。

经宫腔水囊导管注入 20ml SonoVue 造影剂，推注无阻力，可见宫腔形态正常，造影剂经宫腔进入双侧输卵管，双侧输卵管内造影剂显影清晰，柔顺，双侧输卵管伞端可见造影剂进入盆腔，双侧卵巢周围可见环状增强回声，子宫肌层及宫旁静脉丛见或未见逆流，盆腔可见造影剂，分布均匀，反流量 ×ml。

造影后宫腔内推注生理盐水 15ml，宫腔形态显影是否正常，内膜面是否光滑。

术中、术毕患者无不适，安全离开。

经宫腔输卵管超声造影术显示：双侧输卵管通畅。

### （二）双侧输卵管通而不畅

超声所见：

取膀胱截石位，常规消毒铺巾，经宫颈置入 12 号子宫造影通水管，置管顺利。

经宫腔水囊导管注入 ×ml SonoVue 造影剂，推注阻力大，可见宫腔形态正常，造影剂经宫腔进入双侧输卵管，双侧输卵管显影粗细不均，中远段显影扭曲、增粗，加压后双侧输卵管伞端可见少量造影剂进入盆腔，双侧卵巢周围可见半环状或不连续的增强回声，子宫肌层及宫旁静脉丛未见逆流，盆腔可见造影剂，分布欠均匀，反流量 ×ml。

造影后宫腔内推注生理盐水 ×ml，宫腔形态显影是否正常，内膜面是否光滑，盆腔积液内可见少许粘连带漂浮。

术中、术毕患者无明显不适，安全离开。

经宫腔输卵管超声造影术显示：双侧输卵管通而不畅。盆腔积液并少许粘连带漂浮。

### （三）双侧输卵管近端阻塞

超声所见：

取膀胱截石位，常规消毒铺巾，经宫颈置入 12 号子宫造影通水管，置管顺利。

经宫腔水囊导管注入 ×ml SonoVue 造影剂，推注阻力大，患者疼痛明显，可见宫腔形态正常，宫腔内可见造影剂延宫腔反流，双侧宫角显影膨大、圆钝，双侧输卵管走行区未见造影剂显影，双侧输卵管伞端未见造影剂进入盆腔，双侧卵巢周围未见增强回声，子宫肌层及宫旁静脉丛见或未见逆流，盆腔未见造影剂，反流量 ×ml。

造影后宫腔内推注生理盐水 ×ml，宫腔形态显影是否正常，内膜面是否光滑，反流量 ×ml。术毕患者无明显不适，安全离开。

经宫腔输卵管超声造影术显示：双侧输卵管近端阻塞。

### （四）双侧输卵管伞端阻塞并积水

超声所见：

取膀胱截石位，常规消毒铺巾，经宫颈置入 12 号子宫造影通水管，置管顺利。

造影前二维超声：双侧附件区各可见迂曲管状无回声区，左侧范围 ×mm，右侧范围 ×mm，边界清晰，内壁毛糙。

经宫腔水囊导管注入 ×ml SonoVue 造影剂，推注阻力中或大，可见宫腔形态正常，造影剂经宫腔进入双侧输卵管，双侧输卵管远段显影增粗、迂曲，加压后双侧输卵管伞端未见明显造影剂进入盆腔，双侧卵巢周围见造影剂强回声积聚，子宫肌层及宫旁静脉丛见或未见逆流，盆腔见或未见造影剂，分布欠均匀，反流量 ×ml。

造影后宫腔内推注生理盐水 ×ml，宫腔形态显影是否正常，内膜面是否光滑。

造影后二维超声：双侧附件区各可见迂曲管状高回声悬浮液，左侧范围 ×mm，右侧范围 ×mm（临床常见高回声悬浮液范围较前增大），边界清晰。

术中、术毕患者无明显不适，安全离开。

超声提示：

双侧附件区无回声区：考虑为输卵管积水可能。

经宫腔输卵管超声造影术显示：双侧输卵管伞端未见造影剂进入盆腔，考虑为输卵管伞端阻塞并积水可能。

### （五）左侧单角子宫并右侧残角子宫畸形、左侧输卵管通畅

超声所见：

取膀胱截石位，常规消毒铺巾，经宫颈置入 12 号子宫造影通水管，置管顺利。

经宫腔水囊导管注入 ×ml SonoVue 造影剂，推注阻力中等，可见宫腔形态呈圆柱状，右侧宫角未显示，造影剂经宫腔进入左侧输卵管，左侧输卵管显影稍弯曲或柔顺，左侧输卵管伞端可见造影剂进入盆腔，左侧卵巢周围可见环状增强回声；右侧输卵管走行区未见造影剂显影，伞端未见造影剂进入盆腔，卵巢周边未见增强回声。子宫肌层及宫旁静脉丛未见逆流，盆腔可见造影剂，分布欠均匀，反流量 ×ml。

造影后宫腔推注生理盐水 ×ml，宫腔形态圆柱状，仅显示左侧宫角，右侧宫角未显示。

三维宫腔成像显示左侧单角子宫，右侧残角子宫畸形（有或无内膜型）。

术中、术毕患者无明显不适，安全离开。

经宫腔输卵管超声造影术显示：左侧单角并右侧残角子宫畸形（有或无内膜型）。

左侧输卵管通畅，右侧输卵管走行区未见造影剂显影。

术后注意事项：①术后 2 周禁止同房；②禁止盆浴；③建议在临床医师指导下服用抗生素；④出血未净者忌剧烈运动，忌酒类及辛辣食品。

总之，HyCoSy 检查（尤其是经阴道 RT 3D-HyCoSy）可清晰地显示子宫输卵管形态及空间立体走行，可以全方位观察输卵管显影的扭曲、重叠关系，明确输卵管狭窄及阻塞部位，操作简便易行、安全准确、无创、无电离辐射、重复性好，可作为输卵管通畅性及宫腔病变的首选筛查方法。相信随着超声造影剂和超声造影技术的不断发展，该技术也会越来越成熟，为临床研究及应用提供更准确和更有价值的信息。

## 参 考 文 献

陈俊雅 . 2015. 四维子宫输卵管超声造影的临床应用价值 . 实用妇产科杂志 . 31（3）：171-174.

程琦，王莎莎，朱贤胜，等 . 2013. 经阴道子宫输卵管四维超声造影评估输卵管的通畅性 . 中国医学影像技术，29（3）：455-458.

古淑芳，程琦，朱贤胜，等 . 2017. 低压推注造影剂在子宫输卵管超声造影中的应用 . 中国医学影像学杂志，25（1）：34-36.

郭俊，王莎莎，程琦，等 . 2014. 经阴道实时三维子宫输卵管超声造影剂逆流分析 . 中国医学影像技术，30（7）：1063-1066.

刘红梅，何燕妮，耿蕾 . 2013. 三维超声造影技术评价输卵管通畅性的初步研究 . 中国超声医学杂志，29（7）：637-642.

罗丽兰 . 1998. 不孕与不育 . 北京：人民卫生出版社 .

王莎莎，程琦，朱贤胜，等 . 2013. 经阴道实时三维子宫输卵管超声造影的临床应用 . 中华超声影像学杂志，22（5）：414-417.

王莎莎 . 2014. 子宫输卵管超声造影 . 北京：军事医学科学出版社 .

王伟群，陈智毅，江岚，等 . 2014. 经阴道子宫输卵管三维超声造影评价输卵管通畅性 . 中国医学影像学杂志，29（11）：853-855.

王伟群，周秋兰 . 陈智毅，等 . 2017. 经阴道四维超声造影联合宫腔通液术评价输卵管伞端通畅性的研究 . 中华超声影像学杂志，26（8）：57-61.

张新玲，古健，黄泽萍，等 . 2013. 经阴道实时三维超声造影评价输卵管通畅性的初步研究 . 中华超声影像学杂志，22（11）：970-973.

周力学 . 2016. 高效子宫输卵管动态三维超声造影 . 北京：科学技术文献出版社 .

Abrao MS，Muzii L，Marana R. 2013. Anatomical causes of female infertility and their management. Int J Gynecol Obstet. 123（2）：s18-s24.

Alcázar JL，Martinez-Astorquiza Corral T，Orozco R，et al. 2016. Three-Dimensional Hysterosalpingo-Contrast-Sonography for the Assessment of Tubal Patency in Women with Infertility：A Systematic Review with Meta-Analysis. Gynecol Obstet Invest，81（4）：112-112.

Bartolotta TV，Midiri M，Quaia E，et al. 2005. Benign focal liver lesions：spectrum of findings on SonoVue-enhanced pulse-inversion ultrasonography. Eur Radiol，15（8）：1643-1649.

Chen FH，Quan J，Huang PT，et al. 2017. Hysterosalpingo-contrast sonography with four-dimensional technique for screening fallopian tubal patency：let's make an exploration. Journal of Minimally Invasive Gynecology，24（3）：407-414.

Danielle EL，Caterine E，Anthony AL. 2014. Contrast sonography for tubal patency. Minim Invasive Gynecol，21（6）：994-998.

Deichert U，Schleif R，van de Sandt M，et al. 1989. Transvaginal hysterosalpingo-contrast-sonography（Hy-Co-Sy）compared with conventional tubal diagnostics. Hum Reprod，4（4）：418-424.

Exacoustos C，Di Giovanni A，Szabolcs B，et al. 2009. Automated sonographic tubal patency evaluation with three-dimensional coded contrast imaging（CCI）during hysterosalpingo-contrast sonography（HyCoSy）. Ultrasound Obstet Gynecol，34（5）：609-612.

Giugliano E，Cagnazzo E，Bazzan E，et al. 2012. Hysterosalpingo-contrast sonography：is possible to quantify the therapeutic effect of a diagnostic test? Clin Exp Reprod Med，39（4）：161-165.

Guan X，Bardawil E，Liu J，et al. 2018. Transvaginal NOTES as a Rescue for Total Vaginal Hysterectomy. J Minim Invasive Gynecol，pii：S1553-4650（18）30103-1.

Kupesic S，Plavsic BM. 2007. 2D and 3D hysterosalpingo-contrast sonography in the assessment of uterine cavity and tubal patency. Eur J Obste Gynecol Reprod Biol，133（1）：64-69.

Lanzani C，Savasi V，Leone FPG，et al. 2009. Two dimensional HyCoSy with contrast tuned imaging technology and a second generation contrast media for the assessment of tubal patency in an infertility program. Fertil Steril，92（3）：1158-1161.

Lim SL，Jung JJ，Yu SL，et al. 2015. A comparison of hysterosalpingo-foam sonography（HyFoSy）and hysterosalpingo-contrast sonography with saline medium（HyCoSy）in the assessment of tubal patency. Eur J Obstet Gynecol Reprod Biol，195：168-172.

Luciano DE，Exacoustos C，Johns DA，et al. 2011. Can hysterosalpingo-contrast sonography replace hysterosalpingography in confirming tubal blockage after hysterosalpic sterilization and in the evaluation of the uterus and tubes in infertile patients？ Am J Obstet Gynecol，204（1）：71-79.

Maheux-Lacroix S，Boutin A，Moore L，et al. 2014. Hysterosalpingosonography for diagnosing tubal occlusion in subfertile women：a systmnatic review with meta-analysis. Human Reproduction，29（5）：953-963.

Malek-Mellouli M，Gharbi H，Reziga H. 2013. The value of sonohysterography in the diagnosis of tubal patency among infertile patients. Tunis Med，91（6）：387-390.

Marci R，Marcucci I，Marcucci AA，et al. 2013. Hysterosalpingocontrast sonography（HyCoSy）revaluation of the pain perception，side effects and complications. BMC Med Imaging，13（1）：28.

Milewski R，Milewska AJ，Czermiecki J，et al. 2010. Analysia of the demogyaphic profile of patients treated for infertility using assisted reproductive techniques in 2005-2010 . Ginekol Pol，84：609-614.

Muzii L，Sereni MI，Battista C，et al. 2010. Tubo-peritoncel factor of infertility：diagnosis and treatment. Clin Ter，161：77-85.

Radić V，Canić T，Valetić J，et al. 2005. Advantages and disadvantages of hysterosonosalpingography in the assessment of the reproductive status of uterine cavity and fallopian tubes. Eur J Radiol，53（2）：268-273.

Saunders RD，Nakajima ST，Myers J，2013. Experience improves performance of hysterosalpingo-contrast sonography（HyCoSy）：a comprehensive and well-tolerateed screening modality for the subfertile patient. Clin Exp Obstet Gynecol，40（2）：203-209.

Savelli L，Pollastri P，Guerrini M，et al. 2009. Tolerability，side effects and complications of hysterosalpingocontrast sonography（HyCoSy）. Fertil Steril，92（4）：1481-1486.

Tanaka K，Chua J，Cincotta R，et al. 2018. Hysterosalpingo-foam sonography（HyFoSy）：Tolerability，safety and the occurrence of pregnancy post-procedure. Aust N Z J Obstet Gynaecol，58（1）：114-118.

Testa AC，Timmerman D，Van Belle V，et al. 2009. Intravenous contrast ultrasound examination using contrast-tuned imaging（CnTI）and the contrast medium SonoVue for discrimination between benign and malignant adnexal masses with solid components. Ultrasound Obstet Gynecol，34（6）：699-710.

Wang W，Zhou Q，Gong Y，et al. 2017. Assessment of Fallopian Tube Fimbria Patency With 4-Dimensional Hysterosalpingo-Contrast Sonography in Infertile Women. J Ultrasound Med，36（10）：2061-2069.

Weiqun W，Qiulan Z，Xingxing Z. 2018. Influence Factors on Contrast Agent Venous Intravasation during Transvaginal Four-Dimensional Hysterosalpingo-Contrast Sonography. J Ultrasound Med，doi：10. 1002/jum. 14594.

Zhou L，Zhang X，Chen X，et al. 2012. Value of three-dimensional hystero-salpingo-contrast sonography with SonoVue in the assessment of tubal patency. Ultrasound Obstet Gynecol，40（1）：93-98.

# 第七章　女性生殖疾病超声检查

导致女性不孕症的疾病因素主要包括子宫、卵巢、输卵管、阴道及盆腔相关疾病。

超声技术在这些疾病的评估中具有重要作用，尤其是能准确发现导致不孕症的病因，并对其进行术前评估、术中监测及术后疗效观察。掌握这些疾病的超声检查将有助于临床判断及预后分析。

## 第一节　子宫相关疾病

子宫是女性重要的生殖脏器，位于小骨盆中央，直肠与膀胱之间，呈倒置的梨形，前后略扁。子宫宫腔具有产生月经、储存和输送精子、受精卵着床及孕育胎儿等多种功能。宫颈管是子宫与阴道的连接部位，在精子运输、分娩中起重要作用。

常见引起女性不孕症的子宫相关因素主要包括子宫体及宫颈解剖结构异常、宫颈黏液异常、免疫学功能异常、宫腔粘连、炎症性因素等，这些因素可阻碍精子、受精卵的运输及胚胎顺利着床，导致不孕症的发生。

### 一、先天性子宫畸形

胚胎时期子宫发育主要取决于性激素和性染色体核型。子宫发育异常是由于副中肾管发育及融合异常所致，在不孕女性中的发病率为 0.16% ～ 10%。先天性子宫畸形患者可合并卵巢发育不全及功能低下，月经不调，严重影响女性的正常生育功能。先天性子宫畸形常合并泌尿系统发育异常，如肾脏和（或）输尿管缺如、畸形及异位等。

#### （一）先天性无子宫

1. 临床概述：先天性无子宫（congenital absence of uterus）是由于双侧副中肾管缺如，或双侧副中肾管中段及尾段未发育 / 未汇合所引起，此类患者常合并先天性无阴道畸形。患者可无明显不适，由于卵巢正常发育，女性第二性征无明显异常，多因原发性闭经而就诊。患者行双合诊或三合诊时未能触及子宫。

2. 对生殖功能的影响：先天性无子宫患者无月经周期，不具备正常生殖功能。

3. 典型声像图：下腹部各切面扫查均未探及正常子宫声像，部分患者可在弧形骶骨强回声上方探及薄层组织回声，双侧卵巢较小或正常。因为先天性无子宫常合并先天性无阴道畸形，故超声常无法探及阴道强回声气线。

4. 鉴别诊断：先天性无子宫需要与始基子宫、幼稚子宫相鉴别，前者无子宫回声，而始基子宫可在膀胱后方探及条索状实性回声，幼稚子宫可探及较小的子宫回声。

5. 临床处理原则：除无生育功能外，先天性无子宫患者可无任何不适症状。由于卵巢及第二性征发育正常，患者可有正常的性欲需求，对于此类患者可行人工阴道成形术，提高患者生活质量。

### （二）始基子宫

1.临床概述：始基子宫（primordial uterus）是由于双侧副中肾管融合后，短期内停止发育所致，又称痕迹子宫。该病患者子宫较小，多数无子宫内膜及宫腔，仅表现为一实体肌性结构。患者女性第二性征发育正常或稍受影响，多数因原发性闭经来诊，常合并先天性无阴道畸形。

2.对生殖功能的影响：始基子宫小，缺少功能性子宫内膜，因此没有月经来潮，也不具备正常生殖功能。

3.典型声像图：盆腔内无正常子宫声像，于膀胱后方可探及条索状实性结构回声，其长径为 1 ～ 3cm，大多数无宫腔线及子宫内膜回声，宫体宫颈分界不清（图 7-1-1）。双侧卵巢大小正常或稍小。

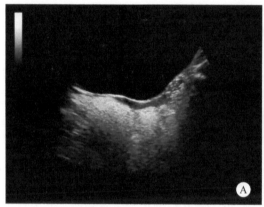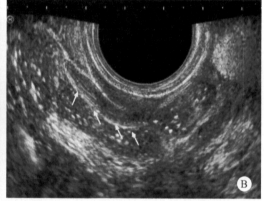

图 7-1-1 始基子宫

A.经腹部扫查；B.经直肠扫查（箭头所示）

4.鉴别诊断：始基子宫主要与幼稚子宫进行鉴别，二者在声像图上均可见类似子宫回声，但前者一般无子宫内膜及宫腔回声，仅表现为一实体肌性结构，后者可探及内膜及宫腔回声，但整体子宫明显较正常小。

5.临床处理原则：与先天性无子宫相似，始基子宫患者除了不具备生育功能外可无明显异常症状，由于其多合并先天性无阴道，必要时可行阴道成形术。

### （三）幼稚子宫

1.临床概述：幼稚子宫（infantile uterus）是子宫发育异常较为常见的类型，因双侧副中肾管融合后，在短期内停止发育所致。青春期前任何时期子宫停止发育都会引起子宫发育不良，常表现为子宫体明显较正常小，一般仅维持幼儿期大小，内膜发育不良，宫腔形态狭窄，子宫壁较薄，宫颈较长，宫体与宫颈比例为 2 ：3 或 1 ：1。

幼稚子宫患者可具有正常卵巢，第二性征发育正常或稍受影响，月经量稀少，多因原发不孕来诊。

2.对生殖功能的影响：幼稚子宫由于子宫、内膜及宫腔发育不良，不能正常储运精液，也不利于孕卵着床、植入。

3.典型声像图：子宫各径线测值均较正常者小，其前后径小于 2.0cm；可探及宫体内膜回声，内膜菲薄，回声纤细或显示不清；宫颈与子宫体等大或稍长，宫体与子宫颈比例为 2 ：3 或 1 ：1（图 7-1-2）；双侧卵巢发育正常。

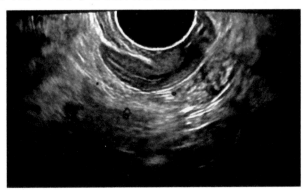

图 7-1-2 幼稚子宫

子宫较正常小

4.鉴别诊断：见始基子宫鉴别诊断。

5.临床处理原则：如早期发现，可应用雌激素促进子宫继续生长发育；但若发现时期较晚，服用雌激素的疗效不明显。

**（四）单角子宫**

1.临床概述：单角子宫（uterus unicornis）的发生是由一侧副中肾管发育良好，另一侧副中肾管停止发育，且宫腔偏向发育良好的一侧所形成。据统计，约 65% 的单角子宫合并残角子宫。单角子宫患者双侧卵巢多正常，若另一侧副中肾管完全未发育时，未发育侧卵巢、输卵管和肾脏可缺如。由于此类患者多以不孕或习惯性流产为主诉来诊，单角子宫的诊断容易被漏诊或误诊。

2.对生殖功能的影响：单角子宫可妊娠，但易流产和早产。如果与单角子宫腔不相通的残角子宫腔内存在正常的子宫内膜，容易形成经血滞留或经血逆流入腹腔，引起经期不适、子宫内膜异位症等，严重者可导致不孕。

3.典型声像图：建议在子宫内膜分泌晚期行超声检查，这有利于宫腔形态及子宫内膜的显示。子宫横切面显示单角子宫常偏于一侧（图 7-1-3），横径较小。从宫底向宫颈方向扫查时可见宫腔呈梭形，三维超声及子宫输卵管造影可有助于确诊。合并残角子宫时，可在单角子宫旁探及实性回声团。

4.鉴别诊断：单角子宫需要与正常子宫相鉴别，二者皆只有一个宫腔，但声像图上内膜及宫底表现不同；单角子宫还需与一侧宫角的宫腔粘连相鉴别，后者常有清宫术、子宫内膜息肉切除术等手术病史，治疗后可恢复正常宫腔形态。

5.临床处理原则及预后：单纯单角子宫无需手术治疗，当合并残角子宫时，建议患者在妊娠前切除有功能的残角和该侧附件结构，以有效减轻痛经症状，减少异位妊娠的发生，预防因经血倒流所导致的子宫内膜异位症。

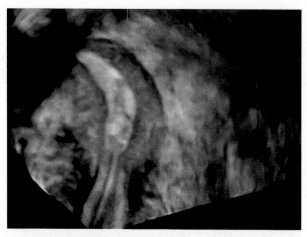

图 7-1-3 右侧单角子宫三维成像图

可见宫腔呈梭形，偏于一侧

### （五）残角子宫

1. 临床概述：残角子宫（rudimentary horn of uterus）的主要成因是一侧副中肾管发育正常（发育侧子宫），而另一侧副中肾管发育不全而形成。残角子宫可有正常输卵管和卵巢，往往伴有同侧泌尿器官结构发育畸形。根据结构不同可将残角子宫划分为三种类型。

Ⅰ型（残角子宫存在宫腔，并与单角子宫宫腔相通）：此型可受孕。残角子宫妊娠需中止妊娠时，人工流产或药物流产均不可刮出或排出妊娠囊。

Ⅱ型（残角子宫存在宫腔，与单角子宫宫腔不相通）：此型残角子宫易发生宫腔积血及周期性腹痛，以痛经为主要症状，可发展为子宫内膜异位症。

Ⅲ型（无宫腔及内膜）：该型残角子宫多无明显不适症状，但残角子宫体位改变时可以发生扭转。

2. 对生殖功能的影响：Ⅲ型残角子宫不具备生殖能力，Ⅰ型及Ⅱ型残角子宫可受孕（Ⅱ型受孕概率小），但妊娠至 12 ～ 16 周容易破裂，导致急腹症，严重危及患者的生命安全。

3. 典型声像图

Ⅰ型：在单角子宫一侧可显示向外突出的实性包块，内可见内膜回声（图 7-1-4B）；宫腔超声造影时可显示残角子宫包块内有造影剂流入。

Ⅱ型：当伴有残角子宫积血时，声像图表现为单角子宫的对侧可见圆形或椭圆形包块，包块周围厚度均匀，回声强度与单角子宫肌层一致，内为无回声伴细小光点，无回声区周围显示稍高的内膜回声。

Ⅲ型：单角子宫对侧可见实性椭圆形包块，边界清晰，内部回声与子宫肌层回声一致，无子宫内膜显示（图 7-1-4A）。当残角子宫发生扭转时，内部无明显彩色血流信号。

4. 鉴别诊断

（1）无内膜的残角子宫需与子宫浆膜下肌瘤相鉴别：后者常呈类圆形，形态规则，内部呈漩涡状低回声。此外，前者多合并单角子宫，因此对子宫角形态的评估有助于鉴别诊断。

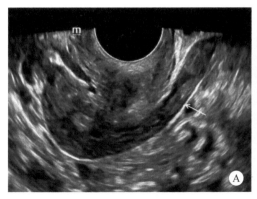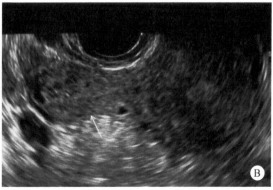

图 7-1-4　残角子宫

A.右侧单角子宫，左侧长条状残角子宫（箭头所示），无内膜；B.左侧单角子宫，右侧椭圆形残角子宫（箭头所示），有内膜

（2）与卵巢肿瘤相鉴别：残角子宫无宫腔、无内膜，或残角子宫内合并积血时，声像图与卵巢肿瘤相似。但卵巢肿瘤多数形态不规则、回声不均匀，而残角子宫不伴宫腔积血时，回声较均匀；此外，对正常卵巢的寻找及结合病史均有助于鉴别诊断，如周期性腹痛病史有助于诊断残角子宫合并宫腔出血。

5.临床处理原则：当残角子宫合并宫腔积血时，可适当进行扩宫，若能引流干净则无需进一步手术治疗；若宫腔积血引流失败，则需行手术切除残角子宫；未出现扭转的Ⅲ型残角子宫，可定期复查观察，当发生扭转时，则需进行手术治疗。

#### （六）双子宫

1.临床概述：双子宫（uterus didelphys）是因两侧副中肾管未完全融合所致，未融合的两侧副中肾管各自发育形成两个子宫体。双子宫宫颈的发育有多种类型，可表现为双宫颈、单宫颈双宫颈管或单宫颈。部分患者可伴有阴道发育畸形如阴道纵隔和斜隔。双侧子宫各有单一的输卵管及卵巢。双子宫患者通常无特殊不适，多于人工流产、产前检查及分娩时发现。偶尔表现为月经期延长，月经量增多。当伴有阴道纵隔或斜隔时，可伴随性生活不适。

2.对生殖功能的影响：双子宫可不影响生育能力，患者表现为经血较多，常由于带环怀孕、早孕阴道出血及人工流产失败等原因行超声检查而发现。

3.典型声像图：纵切面可显示两个宫体、宫颈和阴道（阴道较难显示）。而冠状切面可见子宫体呈"蝴蝶翅膀"样，各有独立宫腔回声（图 7-1-5B）。宫体横切面可见两个子宫体分离，两子宫肌壁间有明显的分界（图 7-1-5A），有时两个子宫可不对称，略有高低；宫颈横切扫查可见宫颈表现为双宫颈、单宫颈双宫颈管或单宫颈回声。

4.鉴别诊断

（1）浆膜下子宫肌瘤：不对称的双子宫极易与浆膜下肌瘤混淆。月经前期超声检查仔细观察目标结构中央有无内膜，若有内膜并与宫腔相通，并可探及宫颈管异常则为双子宫。超声造影有助于鉴别诊断。

（2）单角子宫合并Ⅰ型残角子宫：大小明显不对称的双子宫易与单角子宫合并Ⅰ型残角子宫相混淆，后者可探及偏向一侧的宫腔及一个宫颈，超声造影及宫腔镜可协助诊断。

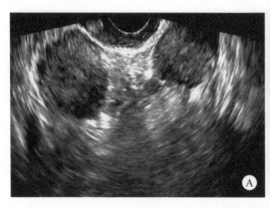 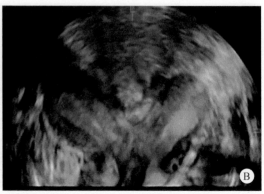

图 7-1-5　双子宫声像图

A. 二维横切面可见两个独立宫体，不对称，右侧宫体稍大；B. 三维冠状切面，子宫体呈"蝴蝶翅膀样"，各有独立宫腔

5. 临床处理原则及预后：双子宫患者妊娠期间较正常子宫更容易发生流产、早产等并发症，如不慎意外怀孕其终止妊娠的风险较正常女性明显增高，临床上如遇到此类患者一定要格外小心，务必仔细查体并积极完善必要的相关检查，尽量避免相关意外的发生。

### （七）双角子宫

1. 临床概述：双角子宫（uterusbicornis）是因副中肾管宫底水平融合不全，子宫左右两侧各有一角突出形成，可分为完全和不全双角子宫两种类型。完全双角子宫从子宫颈内口或以下分开，不全双角子宫从子宫颈内口以上分开。双角子宫患者一般无明显临床症状。

2. 对生殖功能的影响：双角子宫患者可有反复流产史，妊娠后可出现胎位异常，以臀位居多，因此妊娠结局较差，有较高的流产率和早产率，产时可能出现胎膜早破、宫缩异常、胎位异常性难产和胎盘滞留，产后出血的发生率也较高。

3. 典型声像图

（1）子宫底部横径增宽，宫底浆膜层在中央内陷＞ 1cm。

（2）内膜被隔膜分开左、右两部分，隔膜较厚，多为肌性三角形，其夹角＞ 90°。

（3）完全双角子宫：宫腔呈"V"字形，其内隔膜深度达宫颈内口或以下水平，宫颈多为正常形态，部分可有两个宫颈管（图 7-1-6A）。

（4）不全双角子宫：宫腔呈"Y"字形，其内隔膜深度达宫颈内口以上水平，宫颈多为正常形态。

（5）三维超声冠状面直观显示宫底中央凹陷，形成左右双角，因两侧副中肾管融合受阻的程度不同，双角间的切迹深浅亦不同，可呈"心形"或"弧形"子宫，内膜呈"蝴蝶翅样"（图 7-1-6B）。

4. 鉴别诊断

（1）双角子宫与双子宫：前者宫底部内陷，宫底浆膜层连续；后者为两个独立宫体，宫底浆膜层不连续。

（2）双角子宫与纵隔子宫：前者宫底浆膜层内陷深度＞ 1cm，夹角＞ 90°；后者宫底浆膜层内陷深度＜ 1cm，夹角＜ 90°。

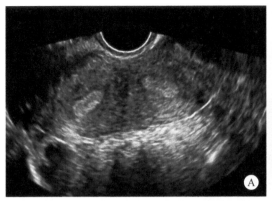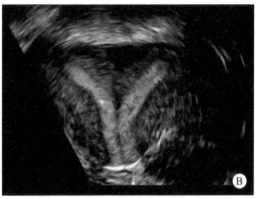

图 7-1-6　双角子宫（完全性）

A. 二维横切面，子宫体部增宽，宫腔分为左、右两部分；B. 三维冠状面，子宫底部宫底浆膜层凹陷＞1cm，内膜夹角＞90°

5. 临床处理原则及预后：目前认为双角子宫一般可不予处理，对于复发性流产、早产等患者，排除其他原因后可行手术治疗。

## （八）纵隔子宫

1. 临床概述：纵隔子宫是由于副中肾管间隔在结合时无法完全被吸收所致，是最常见的子宫发育异常疾病。纵隔子宫可分为完全纵隔（complete septate uterus）和不完全纵隔（partial septate uterus）：完全纵隔子宫的纵隔末端到达或超过宫颈内口水平，而不全纵隔子宫的纵隔部分吸收，其终止端在子宫颈内口水平以上，将子宫腔部分分开。纵隔子宫一般无明显临床症状，患者易发生流产、早产或胎位不正；产后易发生胎盘粘连或胎盘滞留等。

2. 对生殖功能的影响：纵隔子宫对生殖功能的影响包括不育、自然流产、习惯性流产、宫颈功能不全、早产和胎儿宫内发育迟缓等。纵隔子宫是临床上造成习惯性流产最常见的子宫畸形，其原因可能是子宫腔空间变小、正常宫腔形态被破坏、纵隔组织中平滑肌、纤维组织及血管数量的构成比异常导致纵隔处血液循环不足、纵隔组织引起子宫收缩不协调等。多项针对该人群的研究显示，子宫纵隔可致不孕、反复自然流产、胎位异常、胎膜早破，并可影响妊娠结局，无论是大于 1.5cm 或相对较小纵隔（1.3 ～ 1.5cm），其流产率均高于宫腔正常女性，其主要原因在于子宫发生了结构性改变，影响受精卵着床及胚胎发育。Shahrokh 等对 263 例子宫纵隔患者手术切除前、后的妊娠结局进行了对比，结果显示术后流产率、异位妊娠率、早产率均显著下降，足月产率上升。

一篇 Meta 分析比较了先天性纵隔子宫畸形、行宫腔镜子宫纵隔切除的子宫畸形及正常子宫女性三者妊娠结局，研究表明先天性纵隔子宫畸形的妊娠率降低，流产率增高，早产率、先露异常、低体重儿和围生期死亡率显著增加；和未矫正的先天性纵隔子宫畸形相比，行宫腔镜子宫纵隔切除术可降低自然流产的发生。

3. 典型声像图

（1）子宫横径稍增宽，宫底部可似正常宫底或略凹陷（深度＜1cm）。

（2）内膜被隔膜分开为左、右两部分，隔膜较双角子宫薄，其夹角＜90°。

（3）完全纵隔子宫：宫腔呈 "V" 字形，其内隔膜深度达宫颈内口或以下水平，宫颈多为正常形态，部分可有两个宫颈管（图 7-1-7A）。

（4）不全纵隔子宫：宫腔呈 "Y" 字形，其内隔膜深度达宫颈内口以上水平，宫颈形态多数正常（图 7-1-7B）。

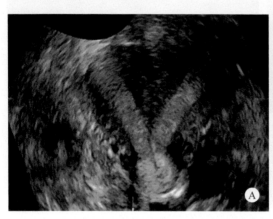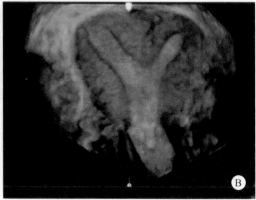

图 7-1-7 纵隔子宫（三维超声冠状面）

A. 完全纵隔子宫，子宫内纵隔达宫颈内口以下水平，宫腔呈 "V" 形，内膜夹角为锐角；B. 不全纵隔子宫，子宫内纵隔达宫颈内口以上，宫腔呈 "Y" 形，内膜夹角为锐角

（5）三维超声冠状面直观显示：宫底部正常或略凹陷，内膜呈 "V" 或 "Y" 字形，内膜夹角 < 90°。

4. 鉴别诊断

（1）纵隔子宫与双角子宫鉴别：纵隔子宫的宫底浆膜层内陷 < 1cm，内膜夹角 < 90°，双角子宫的宫底浆膜层内陷 > 1cm，内膜夹角 > 90°。

（2）与弓形子宫鉴别：详见弓形子宫鉴别诊断。

5. 临床处理原则及预后：目前认为小于 1cm 的纵隔子宫可暂不予矫正，或采用宫腔镜子宫成形术切开纵隔，而非切除术；合并不良孕产史或不孕的患者应考虑子宫成形术。

## （九）弓形子宫

1. 临床概述：目前临床上尚无统一的弓形子宫诊断标准，最为常用的是修改后的美国生殖协会先天性子宫畸形分类标准（The Modified American Fertility Society Classification，MAFSC）。也有说法将弓形子宫归类为不全纵隔子宫。

2. 对生殖功能的影响：弓形子宫对生殖能力有无影响一直存在争议。一项前瞻性研究发现，在行辅助生殖技术助孕患者中，弓形子宫较为常见，占所有研究对象的 11.8%，但弓形子宫组患者 ART 术后妊娠早期流产率与正常子宫组比较差异无统计学意义。

3. 典型声像图：子宫体部增宽，子宫底外部轮廓向外隆突或向内凹陷深度 < 1.0cm，子宫下段的宫腔回声与正常子宫一致。三维超声冠状面内膜略呈 "Y" 形，子宫底凹陷内膜顶点与双侧内膜形成的夹角为钝角（ > 90°）（图 7-1-8）。

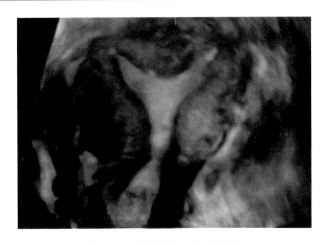

图 7-1-8　弓形子宫三维声像图
子宫底凹陷内膜顶点与双侧内膜形成的夹角为钝角

4. 鉴别诊断：弓形子宫需与不全纵隔子宫鉴别，具体指标参照修改后的美国生殖协会先天性子宫畸形分类标准：①子宫底凹陷内膜顶点与双侧内膜形成的夹角为钝角（＞90°），子宫底外部轮廓向外隆突或向内凹陷深度＜1.0cm诊断为弓形子宫；②以子宫内纵隔顶点与双侧子宫内膜形成的夹角为锐角（＜90°），子宫底外部轮廓向外隆突或向内凹陷深度＜1.0cm诊断为纵隔子宫，根据纵隔是否达宫颈内口分为不全纵隔和完全纵隔子宫。三维超声有助于弓形子宫与纵隔子宫的鉴别诊断。

5. 临床处理原则及预后：在临床中弓形子宫合并复发性流产或原发不孕患者，在充分排除其他不孕不育因素后，可考虑行宫腔镜矫形手术以改善妊娠结局。

### （十）T形子宫

1. 临床概述：在20世纪80年代，Kaufman提出传统苗勒管上畸形的发生和在母体子宫内胎儿受到己烯雌酚（diethylstilbestrol，DES）刺激作用有关，己烯雌酚可引起子宫肌层形成收缩带样发育异常，宫腔为T形，称为T形子宫（T-shaped uterus），特点是子宫体积小、宫腔狭窄及宫颈功能不全。

近年来发现，各种原因导致的子宫内膜及部分肌层损伤也可导致宫腔形态改变，致宫腔呈T形，也称为缩窄型宫腔形态异常。2011年，Fernandez等提出T形子宫可因后天因素形成，如宫腔粘连综合征。

2. 对生殖功能的影响：T形子宫宫腔变形，不易受孕，易造成自然流产、异位妊娠及宫颈功能不全，足月妊娠率低。

3. 典型声像图：宫腔呈"T"形，宫腔上段宽或下段窄。因内膜及部分肌层损伤导致宫腔缩窄，二维声像图多显示为内膜回声薄，形态僵硬，缺少周期性变化或周期性变化小；三维超声显示宫腔呈"T"形。超声在诊断T形子宫方面存在一定局限性。

4. 临床处理原则及预后：治疗上述临床症状可考虑于怀孕后行宫颈环扎术，以有效减少流产或早产发生的概率。

各类子宫畸形鉴别见表7-1-1及图7-1-9。

表 7-1-1　子宫畸形鉴别诊断

| | 体部 | | | 宫颈 |
| --- | --- | --- | --- | --- |
| | 形态 | 宫底部横径 | 内膜／宫腔 | |
| 双子宫 | 两个独立宫体<br>纵切面：两个宫体<br>横切面：宫体分离<br>冠状切面：蝶状 | 单侧宫底横径较窄 | 左、右各一个，呈梭形 | 双宫颈或单宫颈或单宫颈双宫颈管 |
| 双角子宫 | 宫底浆膜层凹陷＞1.0cm<br>纵切面：宫体底部内陷<br>横切面：宫底部蝶状 | 宫底部横径增宽 | "V"形或"Y"形内膜夹角＞90° | 单宫颈或单宫颈双宫颈管 |
| 纵隔子宫 | 正常或宫底浆膜层凹陷＜1.0cm | 宫底部横径稍增宽 | "V"形或"Y"形内膜夹角＜90° | 单宫颈或单宫颈双宫颈管 |
| 弓形子宫 | 宫底浆膜层向外隆突或稍向内凹陷＜1.0cm | 宫底部横径增宽 | "Y"形内膜夹角＞90° | 正常 |

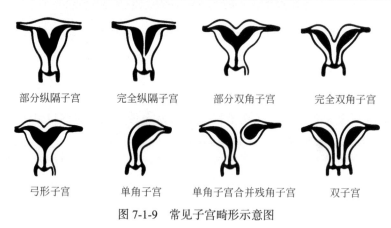

部分纵隔子宫　　完全纵隔子宫　　部分双角子宫　　完全双角子宫

弓形子宫　　单角子宫　　单角子宫合并残角子宫　　双子宫

图 7-1-9　常见子宫畸形示意图

## 二、内膜息肉

### （一）临床概述

子宫内膜息肉（endometrial polyp，EP）是不孕症子宫因素中重要且常见的原因之一，也是影响胚胎种植的一个独立因素。子宫内膜息肉一般是指子宫内膜局灶性增生，腺体、纤维性间质和粗大血管突向宫腔内，其发生原因多为雌激素绝对或相对增多使局部子宫内膜腺体及间质增生，部分因炎症等因素的刺激作用而形成，总发病率约为25%，可发生于任何年龄段，好发于35岁以上妇女。早期息肉较小时，患者可无症状，息肉较多或较大时半数以上患者出现异常子宫出血，通常表现为月经过多、经期延长、不规则出血；也有少部分患者无明显症状，仅在接受超声或内镜检查时偶然发现。

### （二）对生殖功能的影响

一项研究结果表明，在行宫腔镜检查的不孕妇女中20%患有EP。EP导致不孕的可能机制包括：EP导致的宫腔占位及异常子宫出血妨碍精子运输（机械性阻止精子通过，增加免疫抑制性糖蛋白浓度，抑制精子穿过透明带）、孕卵着床和胚胎发育；合并感染时，宫腔内环境改变，子宫内膜容受性降低，不利于精子和孕卵的存活；合并输卵管或卵巢炎症时，可引起梗阻性或无排卵性不孕。EP 还可增强芳香化酶的表达，促进局部雌激素合成，导致雌、孕激素受体异常表达，进而影响子宫内膜蜕膜化。Karakug 等对合并 EP 的不孕症患者进行一项回顾性研究，分析宫腔镜检查息肉的大小、部位、数目等对妊娠的影响，结果显示 EP 大小对妊娠结局无影响，而发生在子宫输卵管连接部位的息肉及多发性息肉对妊娠的影响更为明显。此外，另外一项研究对 230 例患有 EP 的不孕女性行宫腔镜下 EP 电切术或刮除术，发现子宫后壁内膜是 EP 最常见的发生部位，约占 32%，输卵管开口处仅占 8%，但切除位于输卵管开口处的息肉后，妊娠率提高至 57.4%，其原因可能是输卵管开口处的息肉阻碍精子运行及精卵结合，从而影响受孕。

### （三）典型声像图

超声检查子宫内膜息肉最佳时机为月经干净 3 天左右。典型的子宫内膜息肉周围有"高回声标志线"，为息肉与正常子宫内膜分界。子宫内膜息肉通常呈类圆形或椭圆形，多为中高回声，少数呈等或低回声，与正常内膜不易区分；内膜息肉伴腺囊样改变时，声像图可显示病变内有不规则形小无回声区。多发息肉时可表现为内膜增厚，回声增强且分布不均匀。

CDFI：较大的息肉蒂部可探及动、静脉血流信号（图 7-1-10）。

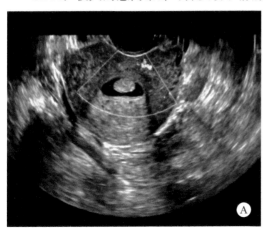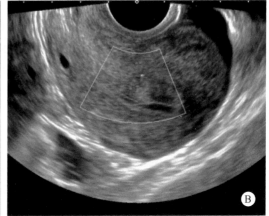

图 7-1-10　内膜息肉声像图

A. 在宫腔积液衬托下，清晰显示宫腔内类圆形高回声结节；B.CDFI 示高回声结节内可探及条状血流信号

### （四）鉴别诊断

EP 需要与黏膜下肌瘤、子宫内膜增生及子宫内膜癌等相鉴别：内膜增生多表现为内膜均匀性增厚，宫腔线居中，但当内膜增生表现为内膜不均匀性增厚时，难以与多发小息肉鉴别；内膜囊性增生表现为增厚的子宫内膜内见多发散在、大小不一的无回声区；子宫内膜癌内膜回声明显不均，与肌层分界不清，CDFI 可见内膜癌病灶内及肌层受累部位异常丰富血流信号；部分多发子宫内膜息肉声像图表现不典型时，难以与内膜癌鉴别，最终鉴别诊断依靠宫腔镜和病理检查。

### （五）临床处理原则及预后

对于无临床症状、直径＜1cm 的子宫内膜息肉，可观察随诊；对于直径较大、突出于宫口外的子宫内膜息肉及多发息肉应该切除治疗。不孕合并 EP 的患者，无论息肉大小，均具有宫腔镜检查和切除的指征，尤其是对于多发性和子宫输卵管连接部位的息肉。大量研究表明，宫腔镜下 EP 切除可以提高妊娠率和改善妊娠结局，如 Kalampokas 等将 191 例不孕合并 EP 的患者随机分组并分别给予宫腔镜下 EP 切除、单纯检查及术后人工授精，结果显示 EP 切除组术后妊娠率显著高于检查组；另有研究将 TVS 发现 EP 的患者，随机分为宫腔镜下息肉切除组和未切除组，术后随访观察 IUI 结局，结果显示息肉切除组妊娠率达 63%，而未切除组的妊娠率仅为 28%。

## 三、宫腔粘连

### （一）临床概述

宫腔粘连（intrauterine adhesion）即子宫颈或子宫腔内粘连导致子宫腔全部或部分闭塞，常发生于生育、流产、宫腔操作、宫内放置节育器及急性或慢性子宫内膜炎（endometritis）后，另外如子宫肌瘤切除、剖宫产、化学物质刺激、结核性子宫内膜炎等亦是常见的病因。生殖器的感染可导致子宫内膜炎，从而造成宫腔粘连。其病理表现为宫腔形态不规则，出现不规则粘连带，局部可出现积液或积血等。粘连带可由内膜、结缔组织或平滑肌形成，粘连带组织成分的不同与子宫内膜损伤的程度有关。根据粘连的程度可将宫腔粘连分为部分性粘连和完全性粘连。当内膜损伤程度较轻时，仅为子宫内膜层的相互粘连；随着损伤程度的加重，内膜层破坏加深，从而造成黏膜下层的结缔组织增生或平滑肌组织增生，形成相应的粘连带。

患者临床表现有痛经、闭经、月经量减少、不孕症、反复性流产等，可并发嵌入性胎盘。诊断方式主要为子宫输卵管造影或宫腔镜检查。

### （二）对生殖功能的影响

宫腔粘连会影响子宫内膜层的完整性，并可引起宫壁组织瘢痕粘连而导致宫腔闭锁，降低子宫内膜容受性，不利于精子储存、成活和获能，也不利于孕卵着床、胎盘植入和胚胎发育。

### （三）典型声像图

宫腔粘连病理组织成分的多样性造成超声表现的多样性。有学者将宫腔粘连的超声表现分四型，Ⅰ型：宫腔内膜显示清晰，宫腔内膜线局部不连续，于不连续处可见不规则低回声区或低回声带，且与子宫肌层相连，范围小于宫腔长径的 1/2（图 7-1-11A）；Ⅱ型：宫腔轻度分离，分离内径在 1cm 以内，分离宫腔内有稍高回声带，与宫腔前后壁相连（图 7-1-11B）；Ⅲ型：宫腔内膜显示欠清，厚度较薄，一般 < 2mm，与周围肌层分界不清，可见多处不规则的蜂窝状无回声，累及宫腔长径的 1/2（图 7-1-11C）；Ⅳ型：宫腔重度分离，积液宽径 > 10mm，周边见带状强回声，为宫颈内口完全粘连引起宫腔积血（图 7-1-11D）。

宫腔粘连也可根据粘连累及部位进行划分。宫腔部分粘连：子宫内膜回声部分缺失，可见粘连带，部分病例可伴有宫腔内积血。宫腔广泛粘连：子宫内膜大部分缺失，内膜无周期性改变。宫颈粘连：宫腔线分离，内见暗区，宫颈内口正常。完全粘连患者无正常月经。

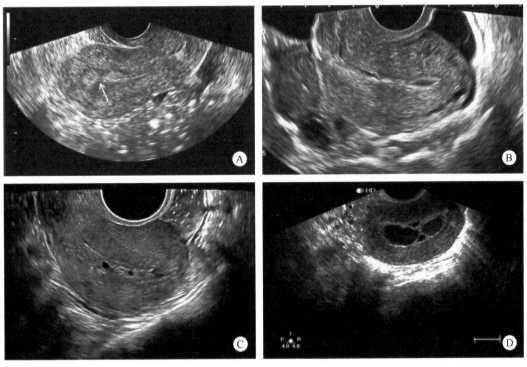

图 7-1-11　宫腔粘连

A. Ⅰ型，宫腔低回声粘连带（箭头所示）；B. Ⅱ型，宫腔轻度分离，分离内径在 10mm 以内；C. Ⅲ型，宫腔内可见多处不规则无回声，累及宫腔长径的 1/2；D. Ⅳ型，宫腔内积液，宽径超过 10mm

#### （四）鉴别诊断

宫腔粘连出现闭经及下腹痛时，应与异位妊娠鉴别，可依据典型声像及妊娠试验进行鉴别；还需与盆腔粘连鉴别，后者无周期性发作史，并有发热、白细胞增多等感染表现。

#### （五）临床处理原则及预后

宫腔镜下宫腔粘连松解术为主联合其他治疗（性激素、宫内放置机械性支撑装置、防粘连制剂等）是目前宫腔粘连治疗的主要手段，可有效改善轻、中度粘连患者预后。可应用宫腔造影进行疗效追踪。

### 四、子宫内膜增生症

#### （一）临床概述

子宫内膜增生症（endometrial hyperplasia）是内膜腺体和间质异常增殖伴有腺体和间质的比例失调，好发于育龄期妇女，无排卵性功能的子宫内膜受雌激素持续作用而无孕激素拮抗，内膜可发生不同程度的增生。雌激素对子宫内膜的长期持续刺激是导致子宫内膜增生的主要因素，内源性雌激素增高的原因包括不排卵、肥胖及内分泌功能性肿瘤；外源性雌激素的来源包括雌激素补充治疗及三苯氧胺（tamoxifen，TAM）的应用。内膜增生病理分型为单纯性增生、复杂性增生及不典型增生。

### （二）对生殖功能的影响

子宫内膜增生症患者常表现为月经周期延长或无正常月经期、阴道不规则出血伴有大血块、月经稀发、闭经或闭经一段时间后出血不止，出血较多者可导致贫血甚至出血性休克。生育期无排卵功血的患者可表现为不孕。

### （三）典型声像图

月经周期正常者，于月经干净后 3 天内（即子宫内膜增生早期）检查。超声表现为子宫增大或大小正常，内膜多有不同程度的增厚，呈弥漫性或局灶性；局灶性增厚可呈息肉样；内膜回声不均匀，伴腺囊样改变者可见微小无回声区（图 7-1-12）。部分病例内膜与肌层分界不清。具体分型表现如下：

（1）单纯性增生表现为内膜均匀性增厚，厚度常 > 1.2cm。

（2）复杂性增生内膜可呈局限性或非对称性增厚，亦可呈腺囊样改变；增厚的内膜与肌层分界清晰。

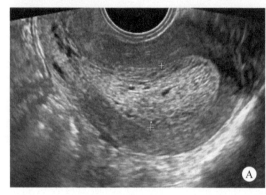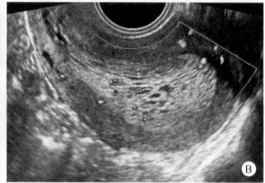

图 7-1-12　子宫内膜增生声像图

A. 子宫内膜呈囊腺样增生，内可见多发微小无回声区；B.CDFI 示增生内膜处可见小条状彩色血流信号

CDFI：增厚的内膜可探测到点状或短条状血流信号，当非典型增生时内膜血流信号增多，血流阻力指数偏低。

### （四）鉴别诊断

内膜增生与内膜息肉鉴别：后者宫腔内可见单发或多发实性回声团，CDFI 可探及自基底向息肉内延伸的血流信号。

内膜增生与子宫内膜癌鉴别：内膜癌超声检查见局部或弥漫性宫腔内不均匀性中高回声，与子宫肌层分界不清，形态不规则，合并宫腔积液时可呈"菜花样"。CDFI 提示：子宫内膜癌血流信号丰富。诊断性刮宫是明确诊断的最佳方法。

### （五）临床处理原则及预后

内膜增生、内膜非典型增生的年轻患者需用孕激素对症治疗。无生育要求者可上曼月乐环。治疗目的是控制异常子宫出血、逆转子宫内膜及防止少数患者发展为子宫内膜癌。绝经后妇女内膜非典型增生建议切除子宫。

## 五、子宫肌瘤

### (一)临床概述

子宫平滑肌瘤简称子宫肌瘤(myoma of uterus),是妇科最常见的良性肿瘤,多发于30～50岁。子宫肌瘤可位于肌壁间、浆膜下、黏膜下及宫颈,浆膜下肌瘤向阔韧带内生长,称为阔韧带肌瘤,其病因不明,普遍认为子宫肌瘤的发生与性激素有关。镜下肌瘤组织由平滑肌细胞及纤维结缔组织构成。

肌瘤较小时一般无明显临床表现。瘤体较大时可出现下腹部包块或压迫周围脏器而出现相应临床症状。若巨大肌瘤突向宫腔可引起经期延长、经量增多、大血块、痛经、白带增多,可伴有贫血;若肌瘤突向浆膜下,向前方压迫膀胱可引起尿频尿急、排尿困难,向后压迫直肠可引起便秘症状及疼痛。

### (二)对生殖功能的影响

子宫肌瘤占不孕症病因的 1%～ 2.4%。目前认为,肌瘤导致不孕的机制包括:子宫内膜变形、子宫收缩异常、堵塞输卵管开口、慢性子宫内膜炎(chronic endometritis,CE)、异常的子宫血管形成、子宫内膜容受性下降、肌瘤压迫着床或肌瘤侧内膜静脉曲张导致着床于同侧的受精卵萎缩等。子宫体部的肌瘤改变肌层及内膜血流分布,使子宫底部内膜组织血供不足,导致内膜炎症、溃疡、萎缩,破坏受精卵着床和发育;间质部附近的壁间肌瘤和黏膜下肌瘤,可使宫腔变形,压迫和闭锁输卵管导致不孕,黏膜下肌瘤或者过大的肌瘤造成子宫腔或子宫颈的阻塞,可干扰胚胎着床导致不孕;肌瘤可影响子宫肌纤维的正常分布,改变子宫收缩的极性,使精子运输及受精卵着床受到影响。

子宫肌瘤的位置不同,对生育的影响不同。有学者研究发现黏膜下子宫肌瘤患者的妊娠率、种植率和分娩率均明显低于无子宫肌瘤的不孕症患者,并且肌瘤切除术后妊娠率会显著上升,而浆膜下肌瘤基本不影响受孕。肌壁间肌瘤对妊娠的影响主要与肌瘤的大小及肌瘤是否影响宫腔形态有关。有学者回顾性分析认为,肌壁间肌瘤的部位和数目对 IVF- 胞质内单精子注射(ICSI)结局无相关影响;肌瘤直径＜ 4cm 且未压迫宫腔的肌壁间肌瘤患者在接受 IVF、ICSI 前可不予治疗;对于肌壁间肌瘤直径＞ 4cm 的患者则应在接受辅助生殖技术前给予治疗;距离子宫内膜＜ 5mm 的子宫肌瘤,即使不影响宫腔形态,也影响辅助生殖结局。

### (三)典型声像图

根据发生部位及数目不同,子宫肌瘤有不同的超声表现。仅有小肌瘤(＜ 1.0cm)时子宫大小正常,当较大或多个肌瘤时子宫明显增大,形态失常。肌瘤一般为类圆形或椭圆形,边界清晰。多发性肌瘤因肌瘤之间相互挤压,可以呈不规则形。

黏膜下肌瘤完全位于宫腔内时,由于宫腔内肌瘤的存在,将正常的两层子宫内膜分离,宫腔内可见带蒂、与宫壁相连的低或等回声团,与周围组织界限清楚,若带蒂黏膜下肌瘤脱垂至宫颈管内或阴道内,于宫颈管或阴道内可见低或等回声团,上方有蒂部呈条状低回声伸向宫腔;黏膜下肌瘤部分位于宫腔内时,则可见自宫壁突向宫腔的低回声或中低回声结节(图 7-1-13)。肌壁间肌瘤与周围肌层界限较清楚,影响宫腔时,可以造成宫腔线的变形或相对移位。浆膜下肌瘤向子宫浆膜下生长，突出于子宫表面，完全突出于宫体的浆膜下肌瘤与宫体仅以一蒂相连；宫颈肌瘤则表现为宫颈肥大，宫颈内低回声团，边界清晰；阔韧带肌瘤超声显示瘤体位于子宫侧方，将子宫推向对侧，子宫宫体形态可正常。

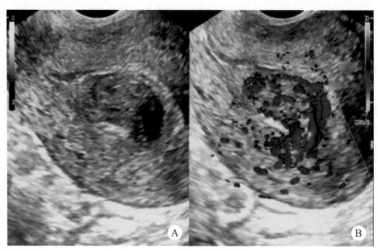

图 7-1-13　子宫黏膜下肌瘤声像图

A.可见一低回声团自宫壁突向宫腔，边界清晰；B.CDFI 示该低回声团周边及内部可见条状及点状彩色血流信号

　　CDFI 示：小型子宫肌瘤周边及内部可见短线状或点状血流信号；较大肌瘤可于瘤体假包膜中见半环状或环状的彩色血流包绕；带蒂的肌瘤可见蒂部条状血流。

　　当子宫肌瘤变性时，声像图表现为以下几点。

　　（1）玻璃样变：瘤体内表现为相应的低回声区，后部回声略增强，边界不清楚。

　　（2）囊性变：瘤体内表现为大小不等的无回声区，后方回声增强，无回声区周围组织境界清楚，若有坏死或液化不全，则在无回声区中出现散在的点状和条状回声（图 7-1-14A）。

　　（3）脂肪变性和钙化：脂肪变性时肌瘤回声增强，包膜仍清晰，后方无声影（图 7-1-14B）。钙化时，可见肌瘤包膜呈弧形或环状强回声，或瘤体内弥漫性钙化或局灶性钙化斑，后方衰减明显伴声影（图 7-1-14C、D）。

　　（4）红色样变性：多见于妊娠期妇女，表现为以低回声为主、合并不规则无回声的混合回声团，为囊实性包块（图 7-1-15）。

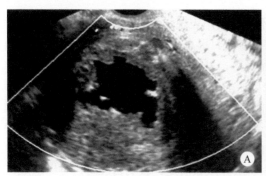
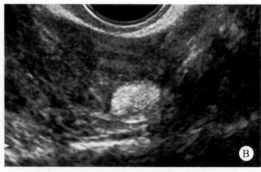

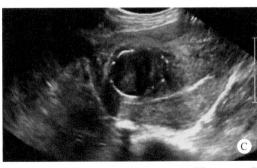
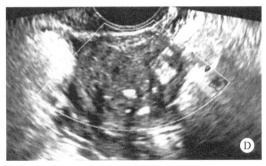

图 7-1-14　肌瘤变性声像图

A.子宫肌瘤囊性变，内可见不规则无回声区；B.肌瘤脂肪变，呈高回声，边界清晰，后方无声影；C、D.子宫肌瘤钙化，
肌瘤内可见环状、点状或团状强回声

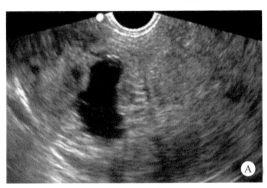
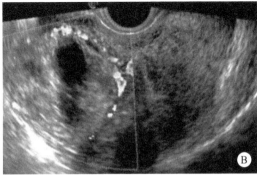

图 7-1-15　肌瘤红色样变声像图

A.肌瘤呈囊实性，内部可见不规则无回声区；B.肌瘤周边可见半环状血流信号，内部少许点状血流信号

（5）肉瘤变：如果子宫肌瘤体积迅速增大而且血流异常丰富时，应警惕肌瘤恶性变或子宫肉瘤的可能。声像图表现为肌瘤内部回声不均质，部分可见不规则无回声区，呈囊实性相间或呈蜂窝状回声，边界不清。CDFI：子宫肌瘤内血流信号丰富（图 7-1-16），分布无规律，动脉阻力指数较低。

**（四）鉴别诊断**

1.卵巢肿瘤与浆膜下肌瘤鉴别：主要观察肿物的血供来源，如找到浆膜下肌瘤与子宫相连的蒂及蒂内的血管，则可明确诊断为子宫肌瘤。另外，显示同侧正常结构的卵巢也是除外卵巢肿物的要点。

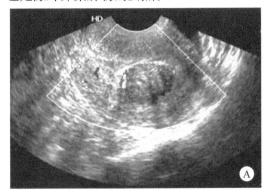
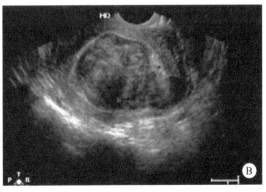

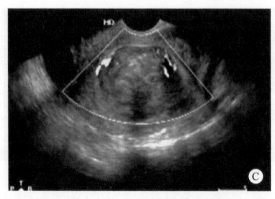

图 7-1-16　子宫肌瘤肉瘤变声像图

A.该患者首次检查,宫腔内可见低回声团,大小约 26mm×23mm;B、C.9 月后复查,宫腔内低回声团增大近一倍,大小约 56mm×44mm

2.黏膜下肌瘤与子宫内膜息肉鉴别:黏膜下肌瘤多为低回声且回声不均匀,而内膜息肉的回声多为中高回声,内部回声多均匀;肌瘤多为类圆形,而息肉为椭圆形。CDFI:息肉内可见滋养血管自蒂部伸入病灶中央,而黏膜下肌瘤则以周边环绕血流为主。

3.子宫腺肌瘤与子宫平滑肌瘤的鉴别:见表 7-1-2。

表 7-1-2　子宫平滑肌瘤与子宫腺肌瘤鉴别

| | 子宫平滑肌瘤 | 子宫腺肌瘤 |
|---|---|---|
| 临床症状 | 无痛经 | 有痛经 |
| 子宫肌层 | 正常 | 增厚,回声粗杂,分布不均匀 |
| 内部回声 | 低回声,漩涡状 | 栅栏样声影,散在小无回声区 |
| 边界 | 多数清晰 | 多数不清晰 |
| CDFI | 环绕型(周边较内部丰富) | 穿入型(内部较周边丰富) |

### (五)临床处理原则及预后

2009 年 Pritts 等对 23 项子宫肌瘤与不孕关系的研究进行 Meta 分析发现,不孕症患者合并或不合并黏膜下肌瘤,其在受孕、自然流产、妊娠时间、足月产率等方面均存在差异。肌瘤切除术后患者的妊娠率优于未手术者,与正常人群妊娠率相比差异无统计学意义,提示不孕患者肌瘤切除的必要性。

子宫腔内黏膜下的小肌瘤者伴有不明原因的不孕或习惯性流产时,需进行手术治疗。在手术中应尽量切除肌瘤,并予以适当的止血;肌瘤侵犯到子宫腔时须予以雌激素,以减少宫腔粘连的可能。体积庞大、手术困难的肌瘤,在手术前使用 GnRH 激动剂治疗 3 个月以上,可有效地减少子宫肌瘤的体积及手术中的出血量。预后随访情况表明,肌瘤切除术后受孕的概率较前增加。

## 六、子宫腺肌症

### (一)临床概述

子宫内膜异位症为激素依赖性疾病,约 76% 发生于 25～45 岁的育龄期女性。近年来随着宫、腹腔镜及剖宫产手术的增多，其发病率逐年上升。当子宫内膜腺体及间质异位侵入子宫肌层时，称子宫腺肌症（adenomyosis of the uterus），多发生于生育期妇女（约占 15%），半数左右合并子宫肌瘤，是女性常见不孕症病因之一。目前认为该病是由于子宫基底层内膜受高雌激素的影响所致，或由于多次妊娠、分娩、人工流产、慢性子宫内膜炎损伤子宫内膜基底层。弥漫性生长者称为弥漫性子宫腺肌症；少数病灶呈局限性生长，在局部形成肌瘤状结节，称为子宫腺肌瘤，即局灶性子宫腺肌病。

子宫腺肌症临床表现主要为：继发性痛经进行性加重，经量过多、经期延长伴疼痛（经前 1 周至月经结束），可引发贫血，少部分病情较轻患者无症状。常合并卵巢肿物（卵巢子宫内膜异位囊肿）。

大体病理：子宫增大呈球形，一般小于孕 3 个月大小，病灶呈弥漫性或局部肌层增厚变硬，肌层内常见黄褐色或蓝色小囊腔，腔内为咖啡色稀薄液体。显微镜下可见肌层内呈岛状分布的子宫内膜腺体和间质，内膜腺体常处于增生期改变。

### （二）对生殖功能的影响

子宫腺肌症患者子宫肌层形态改变、内膜受压变薄，影响正常月经周期及胚胎着床；可使子宫肌层及内膜血供异常，内膜容受性下降，导致着床障碍及流产。

### （三）典型声像图

子宫均匀性增大或呈球形增大，部分浆膜层可与周围组织粘连。子宫肌层明显增厚肥大，多数呈不对称性增厚，后壁增厚较为常见。肌层可见弥漫性或局灶性不均质低回声、等回声或稍强回声，典型表现为病灶内多个线样衰减区，呈"栅栏征"（图 7-1-17A、C、D），有时肌层内可出现小囊腔（图 7-1-17B）。子宫内膜常见受压偏移。子宫腺肌瘤形成时，增大的子宫内可见类圆形低回声团，边界不清晰，内部回声不均匀。

CDFI：单纯腺肌症病灶内部血流分布杂乱，呈高阻动脉血流。腺肌瘤内部可见散在点状血流信号。

### （四）鉴别诊断

局灶型子宫腺肌症（腺肌瘤）需要与子宫肌瘤鉴别，详见表 7-1-2。

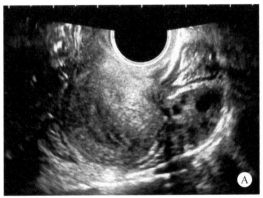
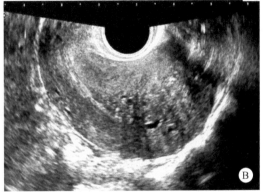

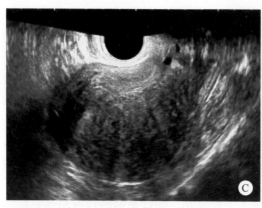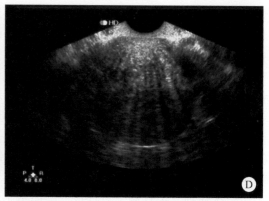

图 7-1-17　子宫腺肌症声像图

A. 子宫后壁局灶性腺肌症，后壁浆膜层不平滑，与周围组织粘连，局部回声减低；B. 子宫底部局灶性腺肌症，子宫底部可见栅栏状衰减区及散在小囊腔；C. 子宫弥漫性腺肌症，后壁增厚显著，宫腔线前移，子宫内可见栅栏状声影；D. 子宫弥漫性腺肌症，子宫呈球形，宫腔显示不清，子宫内可见栅栏状声影

### （五）临床处理原则及预后

既往子宫腺肌症的主要治疗措施是子宫切除，但近年来要求保留子宫的患者越来越多。目前保留子宫的治疗方式主要有高能聚焦超声、子宫动脉栓塞术、子宫减灶术和放置曼月乐环等。

## 七、宫颈囊肿

### （一）临床概述

宫颈囊肿（nabothcyst），亦称宫颈腺囊肿，绝大多数情况下是宫颈的生理变化，是慢性炎症等因素导致宫颈腺管口堵塞，致腺上皮鳞化和上皮下间质的纤维化导致腺体颈部狭窄或阻塞，分泌物潴留而形成。肉眼下可见宫颈表面突出多个小囊泡，内含无色黏液；镜下表现为囊壁被覆单层扁平子宫颈黏膜上皮。患者一般无特殊症状，合并感染时可出现分泌物增多、感染相应症状。

### （二）对生殖功能的影响

宫颈囊肿的发生是宫颈慢性炎症的结果，慢性炎症可影响宫颈正常环境，囊肿较大时可产生机械性压迫，均可能阻碍精子运输至宫腔。

### （三）典型声像图

宫颈内可见圆形或类圆形无回声区，边界清晰，可伴侧方声影，后方回声增强（图 7-1-18）；合并感染或出血时囊内可见密集悬浮光点。

CDFI：上述无回声区周边及内部未见明显彩色血流信号。

### （四）临床处理原则及预后

囊肿较小且无明显临床症状时无需特殊处理，定期复查。囊肿较大引起相应症状或合并不孕时，可进行穿刺抽液。

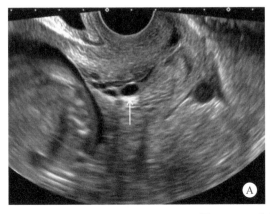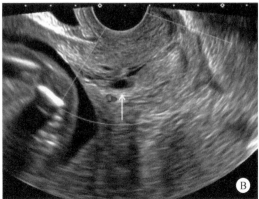

图 7-1-18　宫颈囊肿声像图

A. 宫颈后唇内可见一类圆形无回声区，边界清晰，后方回声增强；B. 宫颈无回声区内未见彩色血流信号

## 八、宫颈息肉

### （一）临床概述

宫颈息肉（cervical polyp）绝大部分来自宫颈管内膜，大多数由炎性刺激引起。慢性宫颈炎时，宫颈内膜表面上皮、腺体和间质增生，使宫颈管的皱襞肥大而突出，渐渐向外生长并垂悬而成为息肉。一般宫颈息肉较小，多在数毫米，也可大至数厘米，呈红色或淡红色，表面光滑或分叶状，质软而脆，单发多见，有蒂与子宫颈管黏膜相连，蒂部多附着于子宫颈外口，也可在子宫颈管内。患者临床表现为不规则阴道出血、接触性出血或绝经后出血，阴道分泌物增多，或无明显临床表现，而仅在查体时才发现。

### （二）对生殖功能的影响

宫颈息肉可导致宫颈形态的改变及宫颈黏液异常，阻碍精子顺畅地进入宫腔；息肉较大时可阻塞宫颈管。

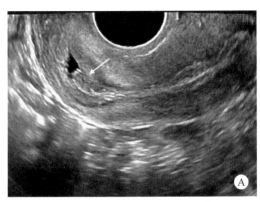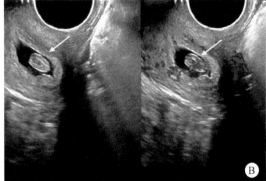

图 7-1-19　宫颈息肉声像图

A. 纵切面，可见宫颈管内等回声团（箭头所示）；B. 横切面，CDFI 示等回声团内可探及条状血流（箭头所示）

### （三）典型声像图

子宫颈管内或子宫颈外口可见中、等、低或高回声团，呈椭圆形或条状，边界清晰，内部回声尚均匀（图7-1-19A）。一般宫颈管线仍可清晰显示，较小宫颈息肉超声诊断困难。

CDFI：可见条状血流自子宫颈异常回声团向上延伸至子宫颈内壁（图7-1-19B），以此判断其蒂部位置，血流信号一般为高阻力频谱，也可为静脉血流。

### （四）临床处理原则及预后

息肉较小时可无需特殊处理，定期复查；息肉较大引起症状时可手术摘除。

# 第二节　卵巢相关疾病

常见的致不孕症的卵巢相关疾病包括卵巢子宫内膜异位症、成熟性畸胎瘤、囊腺瘤及卵巢纤维瘤等。

## 一、卵巢子宫内膜异位症

### （一）临床概述

子宫内膜组织出现在子宫腔以外的部位时，称为子宫内膜异位症，属于激素依赖性疾病。绝经后或切除双侧卵巢后异位内膜组织可逐渐萎缩吸收，妊娠或使用性激素抑制卵巢功能可暂时阻止病程发展。子宫内膜异位症以子宫肌层、卵巢、宫骶韧带异位最常见。临床行为学上具有类似恶性肿瘤的特征，如种植、侵袭和远处转移等。持续加重的盆腔粘连、疼痛、不孕是其重要的临床表现，也有约25%患者无任何临床症状。卵巢子宫内膜异位囊肿在内膜异位症中最为常见，可分为微小病灶型和典型病灶型两型，其基础病理是在性激素的周期性作用下异位内膜同时发生周期性出血，导致周围纤维组织增生粘连及囊肿形成。早期病灶为紫褐色斑块，随着病变的发展，局部出血增多，从而形成单房性或多房性囊腔。由于不断出血、纤维化，卵巢子宫内膜异位囊肿往往与周围组织产生粘连。

### （二）对生殖功能的影响

据现有研究证据表明，正常育龄夫妇受孕率为15%～20%，而患有子宫内膜异位症女性的受孕率仅为2%～10%。25%～50%的不孕女性患有子宫内膜异位症，30%～50%患有子宫内膜异位症的女性会引发不孕。子宫内膜异位症致盆腔解剖结构的扭曲及盆腔粘连都可能是不孕的原因。子宫内膜异位症还可能因干扰卵母细胞成熟、改变精子的活力、抑制肌层收缩从而削弱受精和胚胎着床等而导致不孕。炎性细胞因子、生长因子和血管生成因子的紊乱及基因的异常表达都被认为是子宫内膜异位症致不孕的潜在病因。

Barnhart等研究了一组行体外受精（IVF）的无症状卵巢子宫内膜异位囊肿不孕患者，发现其排卵数、胚胎质量、妊娠率均明显低于正常组，而流产率高于正常组。体外研究发现，胚泡在含有卵巢子宫内膜异位囊肿液的培养液中发育不良。卵巢子宫内膜异位囊肿对卵泡发育有破坏作用，使卵母细胞质量下降，导致卵母细胞发育、受精及种植能力下降。

**（三）典型声像图**

一侧或双侧卵巢内可见圆形或椭圆形囊肿，可单发或多发，常与周围组织分界不清，挤压探头可见囊内光点飘动。囊肿内部回声多种多样，根据声像特点可将其分为7种类型。①单纯囊肿型：为囊性肿块，肿块壁较厚，囊内光点较少。②囊肿内均匀光点型：为囊性肿块，其张力较大，肿块壁较厚，囊内可见密集细弱光点。③囊液分层型：为混合性肿块，肿块壁较厚，囊内有液体平面，下方为密集光点，上方为清亮液体。④囊肿内分隔型：为囊性肿块，肿块壁较厚，囊内有不光滑分隔带，并含有密集细弱光点。⑤囊肿内团块型：为混合型肿块，肿块壁较厚，囊内有形态多变的高回声团块。⑥混杂型：为混杂密度肿块，内部回声复杂，有分隔及团块现象，边界较为模糊。⑦实性团块型：肿块内为密度较大的光点，回声增强。

CDFI：囊壁及分隔上可见少量血流信号，囊内无血流信号（图7-2-1）。

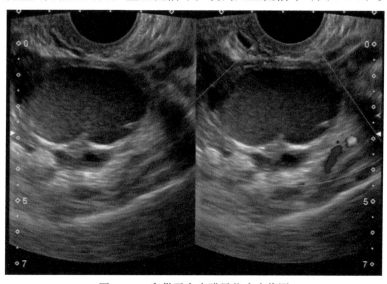

图 7-2-1　卵巢子宫内膜异位症声像图

患侧卵巢内可见一囊性肿块，囊壁较厚，囊内见密集点状低回声，囊壁可探及少量血流信号

**（四）鉴别诊断**

1. 卵巢单纯性囊肿：单纯囊肿型卵巢子宫内膜异位囊肿需与卵巢单纯性囊肿鉴别，可调节仪器增益调节，明确囊内回声性质。单纯囊肿型卵巢子宫内膜异位囊肿内可见细小光点，壁较厚，而卵巢单纯性囊肿内无光点，壁较薄。

2. 卵巢出血性黄体：特征性卵巢出血性黄体声像图可见囊壁上丰富的环状血流，动脉频谱呈高速低阻型。其一般在 3 个月内缩小或消失。

3. 卵巢囊腺瘤：囊腺瘤包膜完整，与周围组织无粘连，界限清晰，囊壁或间隔上常可显示纤细的血流信号。经阴道超声仔细观察囊肿内壁，卵巢子宫内膜异位囊肿内壁较毛糙，而囊腺瘤大部分较光滑，存在乳头状突起时，乳头与囊液界限清晰可辨。

4. 卵巢畸胎瘤：卵巢畸胎瘤包膜清晰规整，囊内光团与周围低或无回声区界限清晰，除非含有特殊成分如甲状腺组织、神经组织外，囊肿内无血流信号。

5. 卵巢输卵管积脓：卵巢输卵管积脓有盆腔炎症表现，囊肿壁厚薄不均，可显示管道状结构。囊肿合并感染时鉴别较困难，需结合有无卵巢子宫内膜异位囊肿病史，抗感染治疗后复查有助于鉴别诊断。

6. 卵巢恶性肿瘤：当子宫内膜异位症病程迁延、反复合并感染时，囊壁增厚且不规则，囊内出现不规则实性回声和粗细不等的间隔，有时很难与卵巢恶性肿瘤鉴别，此时可应用经阴道彩色多普勒超声仔细观察其实性回声部分和间隔血流情况，卵巢子宫内膜异位囊肿一般无血流信号，但卵巢癌实性回声部分的血流则较丰富，可探及高速低阻的动脉频谱，或行超声造影鉴别。

### （五）临床处理原则及预后

卵巢子宫内膜异位囊肿较大合并临床症状时，可采用手术方式进行治疗，术中可同时行输卵管通液术，以松解周围组织粘连，增加受孕率，但仍有术后复发风险。此外，介入治疗也是目前较常见的治疗手段之一（如超声引导下经阴道囊肿穿刺无水乙醇介入术），但此类手术适用于单房囊肿，对于多房囊肿者因无法确保无水乙醇和囊壁有效的充分接触，术后易复发。

## 二、成熟性畸胎瘤

### （一）临床概述

卵巢成熟畸胎瘤是卵巢较常见的良性肿瘤，又称囊性畸胎瘤或皮样囊肿。卵巢成熟性畸胎瘤来源于生殖细胞，直径一般为 5～10cm。本病可发生于任何年龄，好发于20～40岁，多为单侧，10%～17%为双侧。

### （二）对生殖功能的影响

较小的成熟性畸胎瘤对生殖功能无明显影响，瘤体较大时，可压迫卵巢组织，影响卵巢储备功能及周围卵母细胞发育。

### （三）典型声像图

1. 面团征：肿块内含高回声光团，常为圆形或椭圆形，边缘较清晰，似"面团"样，浮于囊肿内或位于一侧，组织学成分为脂质和毛发形成的团块（图7-2-2A）。

2. 壁立结节征：囊肿内壁上隆起的强回声结节，可为单个或多个，其后可伴有声影，牙齿和骨组织为常见的结节内组织结构（图7-2-2B）。

3. 杂乱结构征：肿块内含多种回声成分，表现为无回声区内有斑点状、团状强回声，并伴有多条短线状高回声，平行排列，浮于其中。该型组织学成分多样，可含有牙齿、骨组织、钙化及油脂样物（图7-2-2C）。

4. 脂液分层征：肿块内高和无回声区之间呈水平分界线，线的上方常为含脂质成分的均质密集点状高回声，因比重小而浮在上层；线的下方为液性无回声，内含毛发、上皮的碎屑，因比重大下沉于底层（图7-2-2D）。脂液分层状态（上方高回声、下方液性无回声）一般不随体位改变而改变。

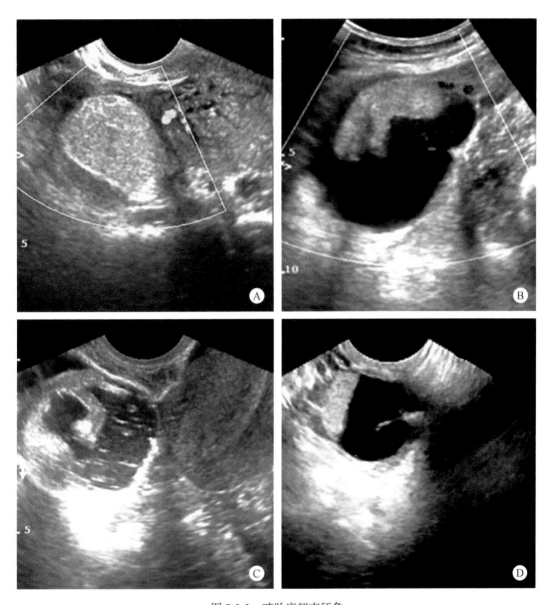

图 7-2-2 畸胎瘤超声征象

A."面团征"；B.壁立结节征；C.杂乱结构征；D.脂液分层征

5.瀑布征或垂柳征：肿块内含实性强回声结节，后方明显回声衰减，似瀑布状或垂柳状，其组织成分上常为大量皮肤组织或骨组织。

6.星花状：黏稠的油脂物呈均质密集细小点状强回声，悬浮于无回声区，推动和加压时弥散分布的细小光点可随之移动。

7.多囊征：囊肿的无回声区内可见小（子）囊，呈"囊中囊"。

8.线条征：囊肿的无回声区悬浮着多发短线状强回声，平行排列，可随体位改变移动。

CDFI：大多数畸胎瘤周边可见少量血流信号或无明显血流信号，其内部一般无血流信号（除非含有特殊成分如甲状腺组织、神经组织等）。

### （四）鉴别诊断

1. 卵巢子宫内膜异位囊肿：此类囊肿易与囊性畸胎瘤混淆，需仔细观察。囊性畸胎瘤内密集点状回声常高于卵巢子宫内膜异位囊肿，且多见团状强回声伴后方声影。

2. 卵巢出血性囊肿：囊内回声水平较畸胎瘤低，且囊肿壁上有较丰富的环状血流，动脉频谱呈高速低阻型。

3. 盆腔脓肿：临床有腹痛、发热等感染症状，易与畸胎瘤鉴别。

需要注意的是，畸胎瘤可能被误认为肠道内气体回声而漏诊，检查时应仔细观察肠管蠕动，必要时嘱患者排便后复查。

### （五）临床处理原则及预后

主要通过手术治疗，但手术治疗可造成正常卵巢组织的损伤，影响卵巢储备功能。

## 三、浆液性囊腺瘤

### （一）临床概述

浆液性囊腺瘤是最常见的卵巢良性肿瘤，发病率占卵巢良性肿瘤的 20% ～ 30%，多发生于育龄期妇女，儿童期少见，约 10% 双侧卵巢受累。实验室检查 80% 以上浆液性肿瘤患者血中 CA125 升高。

### （二）对生殖功能的影响

由于囊腺瘤瘤体常较大，压迫卵巢实质，可影响卵子生成及卵巢储备功能。

### （三）典型声像图

卵巢浆液性囊腺瘤可分为单纯性囊腺瘤及乳头状囊腺瘤，囊肿呈圆形或椭圆形无回声囊肿，多为单房，可单侧或双侧发病。肿瘤大小不一，直径多为 5 ～ 10cm，轮廓清晰，边缘光滑，包膜完整，后方回声增强，多房者内见分隔光带，部分内透声欠佳，可见细小点状弱回声（图 7-2-3A）；乳头状囊腺瘤内壁可有小乳头（图 7-2-3B），如若乳头较多、较大，则需考虑交界性肿瘤或癌的可能。

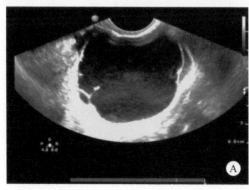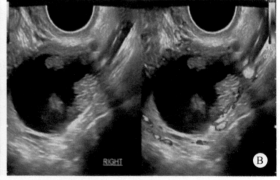

图 7-2-3　卵巢浆液性囊腺瘤

A. 单纯性浆液性囊腺瘤，内部分隔纤细，并见细小点状弱回声；B. 浆液性乳头状囊腺，瘤囊壁内可见多个乳头状结节，囊壁及乳头上可见细条状、点状血流信号

CDFI：囊壁、囊内间隔及乳头上可见细条状、点状血流信号，可探及低速中等阻力动脉频谱。

### （四）鉴别诊断

单纯性浆液性囊腺瘤与其他单纯性卵巢囊肿表现相似，单次超声检查有时鉴别较困难，可结合临床并通过定期复诊观察大小变化等加以区别。

### （五）临床处理

浆液性囊腺瘤主要通过手术方式处理。

## 四、黏液性囊腺瘤

### （一）临床概述

黏液性囊腺瘤发病率约占卵巢良性肿瘤的 20%，育龄期、绝经后妇女均可见。一般为单侧发病，生长体积较大，直径多为 10～30cm，可占据整个盆腹腔，以致引起压迫症状。肿瘤为多房性，瘤内容物为胶冻状，切面瘤体内部可见充满黏液、大小和数目不等的多房性囊肿，囊壁罕见乳头状突起。

### （二）对生殖功能的影响

同浆液性囊腺瘤。

### （三）典型声像图

盆腹腔内可见较大的非纯囊多房隔囊肿，单侧多见，有时可占满整个腹腔，边缘光滑，囊壁较厚，囊内透声差，多呈密集细点状回声，多房者见分隔，分隔一般比较纤细，囊腔大小不一。若分隔较密集、厚薄不均或有乳头，则交界性肿瘤或癌的可能性大。

CDFI：囊壁、囊内分隔可见细条状血流（图 7-2-4），可探及低速中等阻力动脉频谱。

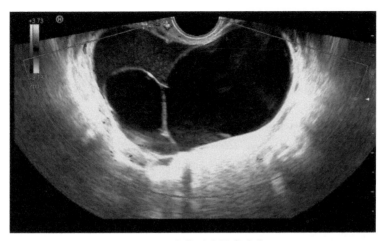

图 7-2-4 卵巢黏液性囊腺瘤

卵巢区域可见多房性囊肿，部分囊腔内可见密集点状低回声，CDFI 示囊壁及分隔处可探及星点状血流信号

### （四）鉴别诊断

1. 与卵巢成熟型囊性畸胎瘤鉴别

（1）肿瘤大小：卵巢畸胎瘤中等大小，黏液性囊腺瘤则一般较大。

（2）肿瘤内部回声：畸胎瘤内可见团块状强回声区，后方有衰减或声影，或囊内可见脂液分层；黏液性囊腺瘤内多充满较密或稀疏点状回声，分隔较多，后方回声增强，无声影等。

2. 与卵巢子宫内膜异位症鉴别：见卵巢子宫内膜异位症疾病鉴别诊断。

### （五）临床处理

黏液性囊腺瘤以手术治疗为主。

## 五、卵巢纤维瘤

### （一）临床概述

纤维瘤（fibroma）是卵巢性索间质肿瘤中较常见的良性肿瘤，发病率占卵巢肿瘤的3%～5%，发病年龄为18～75岁，多为单侧发病。肿瘤小者可无症状，肿瘤大者可引起腹痛，伴腹水或胸水，腹部膨隆，部分可发生扭转引起急腹症。纤维瘤伴有腹水或胸腔积液，称为"梅格斯综合征"，手术切除肿瘤后，胸腔积液、腹水可自行消失。由于临床特点不明确，或因瘤体声像特点误诊为浆膜下或阔韧带肌瘤，或因其合并胸腹水及CA125升高而易误诊为恶性肿瘤。

瘤体大体上表面光滑或呈结节状，切面灰白色，实性，坚硬，镜下可见瘤体由梭形瘤细胞组成，排列呈编织状。

### （二）对生殖功能的影响

部分卵巢纤维瘤具有内分泌功能，患者可表现为月经紊乱；瘤体较大可对卵巢正常组织产生压迫，影响卵泡形成。

### （三）典型声像图

表现为单侧卵巢内圆形或椭圆形实性极低回声肿块，有包膜回声，后方衰减明显致边界显示不清，内部回声似肌瘤。

CDFI：肿块的超声近场可见少许血流信号，可记录到中等阻力动脉频谱，肿块远场因声有衰减，常无血流显示（图7-2-5）。

### （四）鉴别诊断

1. 卵巢纤维瘤需与阔韧带肌瘤鉴别：后者可探及同侧卵巢，与子宫之间可见瘤蒂。

2. 卵巢纤维瘤需与卵巢癌鉴别：后者边界不清，内部多为不均质低回声，血流信号较丰富。

### （五）临床处理原则

卵巢纤维瘤主要采用手术切除。

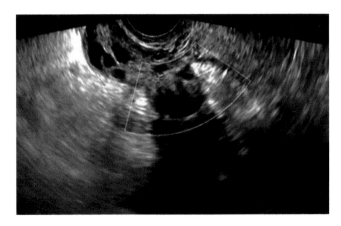

图 7-2-5　卵巢纤维瘤

卵巢内可见类圆形实性极低回声团，后方回声衰减明显致边界显示不清，CDFI：肿块近场可见少许点血流信号

# 第三节　输卵管相关疾病

输卵管在女性生殖活动中起着重要的作用，不仅是运送精子、卵子的通道，也是胚胎早期发育的场所。各种因素导致输卵管管腔梗阻、扭曲、僵硬、蠕动不协调等形态及功能的改变是引起女性不孕的重要原因。慢性输卵管炎可导致输卵管阻塞或通而不畅，约占不孕症的 1/3。其又有感染性和非感染性之分。①感染性因素：慢性非特异性炎症，有输卵管积水、积脓、间质性输卵管炎等；慢性特异性炎症主要为结核性输卵管炎；②非感染性因素：输卵管卵巢之间解剖关系的改变，干扰输卵管伞端纤毛运动及输卵管蠕动，影响拾卵的机制及卵子的运输（如重度子宫内膜异位症所致盆腔粘连和卵巢子宫内膜异位囊肿）。位于宫角部子宫肌瘤有时可压迫阻塞输卵管管腔。此外，还包括先天性输卵管发育异常等原因。

## 一、输卵管积水/积脓

### （一）临床概述

输卵管积水（hydrosalpinx）是由于输卵管远端阻塞导致管腔积液。本病通常存在盆腔炎症或子宫内膜异位症，导致输卵管伞端粘连而造成输卵管远端梗阻，积液在输卵管壶腹部聚集并膨胀，有时也会沿输卵管向内侧扩展。出现感染时，可形成输卵管积脓。其主要病理改变为组织破坏、炎性渗出及广泛粘连，导致输卵管增粗、阻塞及脓液形成等。患者有不孕及盆腔炎病史，炎症急性发作时可表现为发热、持续性下腹疼痛且活动后加重，阴道分泌物及经量增多，经期延长；有时可扪及患侧腹部包块，且压痛明显，实验室检查血白细胞升高。

### （二）对生殖功能的影响

输卵管炎症多由生殖器炎症蔓延而来，与人工流产、药物流产、放置宫内节育器及不洁性生活等密切相关。炎症使输卵管粘连阻塞，影响其蠕动及纤毛运动，从而阻碍精卵相遇及受精卵的运输以致不孕。此外，输卵管积水可能干扰胚胎与子宫内膜的接触，引起胚胎植入阻滞；如果积液逆流入宫腔，不仅引起子宫内膜容受性下降，还可能对胚胎产生毒性作用。有研究发现，输卵管积水患者的胚胎种植率及临床妊娠率明显下降，自然流产率增高，而异位妊娠发生率无明显差异。

### （三）典型声像图

超声可见自子宫一侧或双侧宫角部发出"腊肠形"或椭圆形迂曲管状无回声，无回声之间相互连通，类似"串珠状"，内壁不平，有皱褶，边界清，内透声好（图7-3-1）；积脓时囊壁增厚，内积液透声差，可见细密光点或点絮状高回声漂浮。

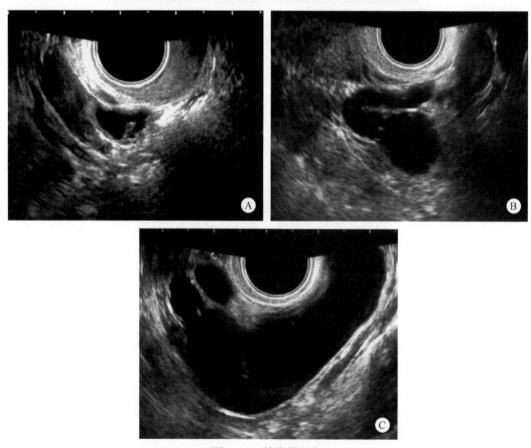

图 7-3-1　输卵管积水

A～C.输卵管呈迂曲管状或腊肠形无回声，内壁可见皱褶（分别为少量、中量及大量积水）

CDFI：囊壁及褶皱上可见点条状彩色血流信号；输卵管积脓时囊壁血流较丰富，呈高速低阻血流频谱。

### （四）鉴别诊断

1.输卵管积水与积脓之间鉴别：注意患者临床症状，观察管状无回声内透声情况、囊壁有无增厚及囊壁血流情况。

2.输卵管积水与卵巢内囊性包块鉴别：输卵管积水时可见管壁褶皱回声，注意判别囊性包块与子宫及卵巢间关系。

3.输卵管积水少量时需与输卵管系膜小囊肿鉴别：后者一般类圆形或椭圆形，壁薄、光滑，其旁可见正常输卵管回声。

4.输卵管积水量多时需与包裹性积液鉴别：后者一般形态不规则，可包绕子宫及附件。

### （五）临床处理原则及预后

如无生育要求，可做消炎处理，嘱患者注意休息。但对于输卵管阻塞性不孕的患者，最终治疗方案是 IVF-ET，而输卵管积水的存在，不仅导致 IVF-ET 成功率降低，而且增加早期流产的风险及异位妊娠的风险。因此，对于输卵管积水较多的患者，IVF-ET 术前建议先处理输卵管积水问题，如超声引导下积水抽吸术、宫腔镜下或 X 线下输卵管间质部栓堵术、腹腔镜下输卵管远端造口术、输卵管近端结扎术、输卵管切除术等。

## 二、先天性输卵管发育异常

### （一）临床概述

常见的先天性输卵管发育异常包括单侧 / 双侧输卵管缺失、单侧副输卵管、输卵管憩室、输卵管发育不全、闭塞或中段缺失等，常合并生殖道异常。单侧 / 双侧输卵管缺失是由于患侧副中肾管未发育引起，双侧输卵管未发育常见于无子宫及始基子宫；副输卵管属于输卵管分支，内腔与输卵管相通或不通，具有伞部结构。

### （二）对生殖功能的影响

输卵管发育异常即使获得临床妊娠也有较大异位妊娠风险。先天性输卵管发育异常致不孕的原理主要是输卵管运输通道的梗阻或缺失，导致精子无法进入输卵管，不能正常受精。

### （三）典型声像图

常规超声对输卵管的观察效果不佳，可通过输卵管超声造影进行观察，详见第六章第三节子宫输卵管超声造影。

### （四）临床处理原则及预后

输卵管部分闭塞、节段缺失而有生育需求的患者可行输卵管整形吻合术，但输卵管缺如、发育不全的患者无法手术治疗，可进行辅助生殖技术助孕。

# 第四节　阴道相关疾病

阴道因素占不孕症病因的 1%～5%，主要影响精液或精子进入储存在阴道内，或由于阴道内环境变化影响了正常精子的细胞生物学和生殖免疫学功能而致不孕。影响生殖的常见阴道因素包括阴道闭锁、先天性无阴道、阴道横隔、阴道纵隔、阴道斜隔及处女膜闭锁等阴道发育异常，常伴严重阴道炎症。

## 一、阴道闭锁

### （一）临床概述

阴道闭锁（congenital vaginal atresia）指阴道完全或部分闭锁，可伴有功能正常的子宫内膜。阴道由泌尿生殖窦的窦阴道球及阴道子宫始基（融合的副中肾管）发育形成，其上1/3来源于副中肾管，下2/3来源于尿生殖窦。阴道闭锁与先天性无阴道不同，前者是泌尿生殖窦发育缺陷造成，子宫多发育正常，可合并宫颈发育不良；而后者则是副中肾管发育不良的结果，常表现为子宫阴道均缺如。先天性无阴道的发生率为1/5000～1/4000，大部分阴道缺如者为先天性无阴道无子宫，仅小部分为阴道完全性闭锁。阴道闭锁临床表现主要为无月经初潮、周期性腹痛及盆腔包块。根据阴道闭锁的解剖学特点将其分为两型，Ⅰ型阴道下段闭锁，有发育正常的阴道上端、宫颈及子宫，主要是阴道窦发育障碍。Ⅱ型阴道完全闭锁，多合并宫颈发育不良（完全或部分闭锁），子宫体发育正常或虽有畸形但内膜有功能，可以认为是阴道窦和阴道索、阴道板均无分化发育。

### （二）对生殖功能的影响

阴道闭锁患者可有正常内膜功能，但由于经血不能排出而积聚于闭锁上方的阴道、宫颈及宫腔内，容易并发炎症，且经血无法正常引流，易合并输卵管积血及盆腔子宫内膜异位症，影响生殖系统功能。此外，由于结构异常，精子无法顺利进入宫腔，也是导致不孕的主要原因之一。

### （三）典型声像图

宫颈以下未见阴道气线，子宫内口及宫颈管分离，闭锁上方宫腔内及宫颈管内充满液性暗区，显示阴道上段圆形细小密集光点的液性暗区，透声差（图7-4-1）。子宫一侧

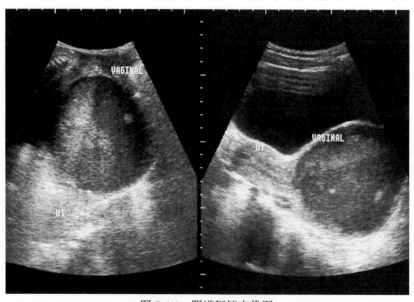

图 7-4-1　阴道闭锁声像图

可见阴道上段圆形细小密集光点的液性暗区，内透声差。可探及正常子宫回声

或双侧出现不规则囊性包块，亦与宫腔内液性暗区相连通，如合并宫颈闭锁则无宫颈管回声及宫颈管内积液。严重者宫腔及输卵管可积血。

### （四）鉴别诊断

阴道闭锁与处女膜闭锁的临床及声像图表现相似。但前者内部液性暗区多呈圆形，后者由于阴道的缓冲作用使积血无回声区呈上小下大的长椭圆形。结合妇科检查即可鉴别。

### （五）临床处理原则及预后

阴道闭锁为生殖道梗阻，手术是根本的治疗措施，故一经诊断，应择期手术治疗。

## 二、先天性无阴道

### （一）临床概述

先天性无阴道病因尚未明确，可能与染色体异常、雄激素不敏感综合征及药物作用有关。该病常合并无子宫或仅有始基子宫，偶伴有功能性子宫内膜，一般输卵管、卵巢发育正常，故第二性征为正常女性表现，核型为 46XX，称为先天性无阴道综合征，又名 MRKH（Mayer-Rokitansky-Kuster-Hauser）综合征。目前国际上 MRKH 综合征主要分为 3 型：1 型即经典型，也最为常见，单纯无子宫无阴道，输卵管、卵巢与泌尿系统发育正常；2 型为非经典型，伴有卵巢或泌尿系统发育畸形；3 型也叫 MURCS 综合征，除苗勒管和肾脏发育畸形外，还合并有颈胸体节的发育畸形，包括心脏畸形和肌无力，以及骨骼、泌尿系统畸形。

先天性无阴道的临床症状主要如下：

1. 原发性闭经：在幼年时无症状，大多是在青春期因原发性闭经而就诊时被发现。

2. 性交困难：少数患者结婚后，发现性交困难而就诊。也有一些患者通过长期性交的顶压作用，而形成一阴道穴，甚至可过正常的夫妻生活，这种情况多见于农村，类似于顶压法阴道成形术。

3. 周期性腹痛：有少数患者有功能性子宫，呈实性圆球状，随着月经周期可能有规律的周期性腹痛，部分腹痛剧烈，严重影响生活与工作。有时可形成盆腔子宫内膜异位症。

4. 合并其他器官畸形和异常：泌尿系统畸形最常见，占 30% ～ 40%。合并骨骼系统畸形约占 12%，主要发生在脊柱。其他系统异常包括心脏畸形、听力异常、神经系统异常等。

先天性无阴道的体征主要如下：

（1）多数先天性无阴道患者的女性第二性征发育正常。

（2）患者外阴发育正常，阴道前庭处有时可见处女膜。患者阴道闭锁，但用手指轻压前庭，均有不同程度的凹陷，称之为前庭凹陷，浅者为 1 ～ 2cm，深者可达 4 ～ 5cm 甚至更深。

（3）子宫大多为始基子宫，位于双侧输卵管的前端；少数向中线融合，在膀胱顶部后方形成一个纤维性小结节，有时，呈纤维条索状。

### （二）对生殖功能的影响

阴道是女性性交器官，也是精子进入宫腔、输卵管的必经之路，因此患者一般无法进行正常性交。先天性无阴道可合并子宫发育畸形，影响生殖功能。

### （三）典型声像图

常显示为无子宫或仅有始基子宫，可见双侧正常卵巢回声，子宫发育正常者一般合并宫内积血，表现为宫腔液性暗区，内伴细小密集光点。宫颈以下未探及阴道气线回声。

### （四）鉴别诊断

先天性无阴道与阴道闭锁妇科检查时不易区分，而且均有闭经及周期性下腹痛，下腹均可扪及包块。超声检查阴道闭锁可见正常的子宫与阴道连接关系，阴道及宫腔内充满积聚的经血。但先天性无阴道伴子宫或残角子宫时，虽然盆腔内可显示圆形或椭圆形液性暗区包块，但无子宫与阴道的连接征象。

### （五）临床处理原则及预后

阴道成形术是其主要治疗方式。

## 三、阴道横隔

### （一）临床概述

阴道横隔是两侧副中肾管会合后的尾端与尿生殖窦相连接处未贯通或部分贯通所致。横隔可位于阴道内任何部位，多位于阴道中上段，多为单发，也可多发，可同时合并宫颈闭锁、子宫发育不良、泌尿系统、骨骼系统及其他部位的多发畸形。根据横隔上是否有孔分为不完全性横隔和完全性横隔。

1. 不完全性阴道横隔：若横隔位置较高，位于阴道上部，患者多无症状，不影响性生活及月经血排出；若经血引流不畅，间歇流出，可表现为经期延长，经血淋漓不尽，容易继发感染。若横隔位置较低，位于阴道中下部，则容易影响性生活或引起性生活不适。阴道分娩时表现为胎先露下降受阻，影响第二产程的进展。

2. 完全性阴道横隔：青春期前患者多无症状，少数因阴道及子宫积液引起的下腹疼痛或下腹包块就诊；青春期及以后，患者出现原发性闭经，多因经血潴留引起的周期性腹痛或盆腔包块就诊，积血较多时可压迫尿道、直肠，可伴有大小便排出障碍，部分患者还出现发作性的尿潴留和尿路感染。如不及时治疗容易出现上行生殖道感染和子宫内膜异位症。

阴道横隔患者妇科检查时可探及阴道较短，顶端呈盲端或见小孔，不能窥见宫颈但在其上方可扪及子宫。若经血潴留，可在横隔上方触及肿块。

### （二）对生殖功能的影响

阴道横隔可导致性交困难、性交疼痛，经血淤积可导致宫腔、输卵管感染，还可阻碍胎儿分娩。

**（三）典型声像图**

经腹部超声检查，横隔呈条索状高回声，横隔之下可见阴道气线，横隔之上未见阴道气线。宫腔及宫颈管分离，其内充满液性暗区，子宫一侧或双侧出现不规则透声差的囊性包块，亦与宫腔内液性暗区相连通。如经血可以外流，声像图可无明显异常。

**（四）鉴别诊断**

阴道横隔需要与阴道闭锁、先天性无阴道及阴道斜隔、纵隔相鉴别，主要通过观察阴道强回声气体线、经血淤积无回声的位置等进行鉴别。鉴别困难者需要结合临床检查情况及妇科检查。

**（五）临床处理原则及预后**

无症状者、隔膜较薄者可暂不做特殊治疗；阴道横隔位置低、性交困难而有生育需求患者，可进行手术治疗。无孔横隔患者应及时手术，避免进一步生殖系感染。阴道横隔阻碍分娩时可进行横隔切开术或进行剖宫产。

## 四、阴道纵隔

**（一）临床概述**

阴道纵隔（longitudinal vaginal septum）是由于胚胎时期副中肾管下端发育异常，双侧副中肾管会合后，其中隔未消失（形成完全性阴道纵隔）或未完全消失（形成不完全性阴道纵隔）所致。对于完全性阴道纵隔，纵隔一般附着在阴道前、后壁的正中线上，纵向行走，此时两侧的阴道孔道等大；若纵隔不在中线上，而是偏于一侧，则一侧孔道大，一侧孔道小。不完全性阴道纵隔是指隔膜未将阴道完全分开，通常仅隔开阴道下端，上段阴道仍相互沟通。阴道纵隔有时合并其他生殖系统畸形如双子宫、双宫颈、完全子宫纵隔等。

绝大多数阴道纵隔无症状，当遇到下列情况时，要考虑阴道纵隔可能：妇科检查时发现阴道中间有隔膜；性交困难；分娩时第二产程进展缓慢或受阻；阴道一侧积血，宫腔积血，有周期性痛经，超声检查见积血包块。

**（二）对生殖功能的影响**

当阴道纵隔偏向一侧以致该侧阴道闭锁时可有经血潴留。阴道完全性纵隔者，性生活时阴茎可能进入到阴道盲端，精子无法进入宫腔造成不孕。

**（三）典型声像图**

完全性阴道纵隔和不完全性阴道纵隔除部分显示双子宫双宫颈外，超声检查多无异常发现。一侧阴道闭锁时可见其内有经血潴留。

**（四）临床处理原则及预后**

如果阴道纵隔妨碍性生活或分娩应予手术切除。完全性阴道纵隔通常相对宽大的一侧可连通宫腔，如不影响性生活或分娩可以不做特殊处理。

## 五、阴道斜隔

### （一）临床概述

阴道斜隔综合征（oblique vaginal septum-syndrome, OVSS）于1922年由 Purslow 首先提出，是由于副中肾管两侧融合时，仅尾端会合，而中隔未完全消失，从而形成双子宫、双宫颈、双阴道，一侧阴道完全或不完全闭锁的先天性畸形，多伴闭锁阴道侧泌尿系统畸形，以肾缺如多见。阴道斜隔是一片膜样组织，从两个宫颈之间斜行附于一侧阴道壁，将该侧宫颈覆盖，隔的后方与宫颈之间形成"隔后腔"。国内称其为阴道斜隔综合征，国际上也称其为 Herlyn-Werner-Wunderlich 综合征（Herlyn-Werner-Wunderlich syndrome，HWWS）。

根据 Gruenwald 理论，在胚胎发育过程中，中肾管和副中肾管均起源于泌尿生殖嵴，一侧中肾管发育不全时影响同侧副中肾管的发育。而斜隔可能是副中肾管向下延伸未到尿生殖窦形成的盲端。因此，存在任何因素妨碍中肾管的发育，同侧副中肾管亦将受影响，从而形成一系列泌尿系及子宫、阴道的畸形。

根据斜隔有无裂孔及有无瘘管可将阴道斜隔综合征分为三型（图 7-4-2）。

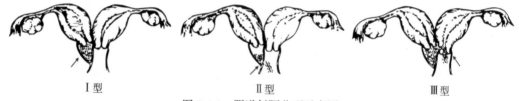

Ⅰ型         Ⅱ型         Ⅲ型

图 7-4-2　阴道斜隔分型示意图

Ⅰ型（无孔斜隔型）：一侧阴道完全闭锁，隔后的子宫与外界及对侧子宫完全隔离，两子宫间和两阴道间无通道，宫腔积血聚积在隔后阴道腔。

Ⅱ型（有孔斜隔型）：一侧阴道不完全闭锁，隔上有一个直径数毫米的小孔，隔后子宫亦与对侧隔绝，经血可通过小孔滴出，但引流不畅。

Ⅲ型（无孔斜隔合并宫颈瘘管型）：一侧阴道完全闭锁，在两侧宫颈之间或隔后阴道腔与对侧宫颈之间有一小瘘管，有隔一侧的经血可通过另一侧宫颈排出，但引流亦不畅。

阴道斜隔综合征患者临床表现主要为痛经、周期性下腹痛和月经淋漓不尽等，具体表现依赖于阴道闭锁的程度：Ⅰ型主要表现为月经初潮后不久的痛经和包块，Ⅱ型和Ⅲ型主要表现为阴道异常分泌物。

### （二）对生殖功能的影响

本病引起不孕的发生率约为35%，多为双子宫畸形所致。尽管双子宫畸形患者可有较高的受孕率，但其早产和流产发生率同样较高，依据报道其发生率分别为22%及74%。另有报道认为双子宫女性患者具有较高的胎儿存活率，但仍然需要重视胎膜早破、胎儿发育迟缓等异常妊娠现象。

数据显示，对于有生育要求的女性，94%的患者至少会有一个子宫成功受孕，89%的女性至少会有一个子宫成功分娩，但阴道斜隔综合征患者仍然存在合并子宫内膜异位症、盆腔粘连及不孕等疾病的风险。

### （三）典型声像图

盆腔内查可见双子宫、双宫颈图像。不同类型阴道斜隔表现不一致。

Ⅰ型的超声表现为：阴道内大量液性暗区，暗区内见细弱回声光点及片状稍强回声，部分可合并宫颈及宫腔积液（图7-4-3）。

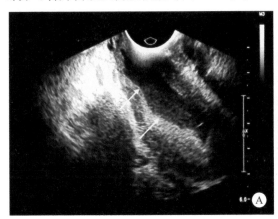 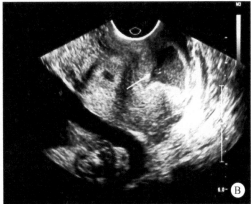

图7-4-3 阴道斜隔

A.纵切面，可见阴道内大量液性暗区；B.横切面，可见阴道及宫颈积液

Ⅱ型和Ⅲ型的超声表现为阴道或宫颈管内少量液性暗区，部分可见带状强回声连于两侧阴道壁。

### （四）鉴别诊断

阴道斜隔综合征需要与阴道壁囊肿相鉴别，前者可能存在通道与宫腔相连，穿刺后可频繁复发，其内可见细弱光点回声。后者形态规整，内透声较好。

### （五）临床处理原则及预后

传统的阴道斜隔切除术是首选的术式，操作简单、安全有效，可并行阴道成形术，避免仅行斜隔穿刺术或切开术，后者术后易发生切开部位粘连闭锁。手术宜在月经来潮时进行。

## 六、处女膜闭锁

### （一）临床概述

处女膜闭锁即无孔处女膜，属于泌尿生殖窦上皮增生的下界未向前庭贯穿所致。月经来潮前患者可无明显症状，青春期由于处女膜闭锁，经血不能排出，女性月经不来潮，多数合并进行性周期性下腹痛，可在下腹部扪及逐渐增大的包块。阴道积血较多时可压迫尿道、直肠，出现排尿、排便困难等症状。查体时可探及膨胀的处女膜，呈紫蓝色，无阴道开口。

### （二）对生殖功能的影响

处女膜闭锁患者，经血积聚于阴道、宫颈、宫腔及输卵管内，不仅精子无法通过，且经血引流不畅可导致宫腔形态失常、内膜及输卵管受损，严重影响女性生育功能。

### （三）典型声像图

显示宫颈下方阴道内边界清晰的液性暗区，暗区内可见点状回声。随着积血增多，阴道扩张呈长椭圆形。当阴道内积血进一步增多，其张力逐渐增大，可造成宫颈及宫腔扩张积血，声像图上可见由宫腔及阴道积血形成的两个无回声区，中间相通，上方多为无回声，下方为伴密集光点的液性暗区（图 7-4-4）。积血严重时，宫腔内充满无回声区，可致双侧输卵管扩张。

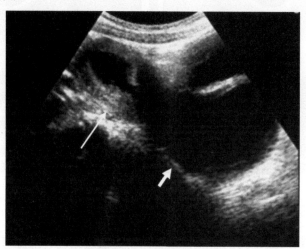

图 7-4-4　处女膜闭锁声像图

可见积聚于阴道、宫颈及宫腔的液性暗区（长箭头：宫腔；短箭头：阴道）

### （四）鉴别诊断

处女膜闭锁需要与阴道闭锁相鉴别，详见阴道闭锁鉴别诊断。

### （五）临床处理原则及预后

主要采用手术治疗辅以抗炎治疗。已出现积血者应立即手术治疗。

# 第五节　盆腔相关疾病

单纯盆腔因素引起的不孕主要包括盆腔炎症及盆腔淤血综合征。

## 一、结核性盆腔炎

### （一）临床概述

女性结核性盆腔炎是结核杆菌侵入生殖器所引起的一系列慢性炎性改变，可累及输卵管、子宫内膜、卵巢、宫颈及盆腔腹膜，引起各脏器的结核性炎症改变，以输卵管结核常见。近年来，该病的发病率有上升趋势。结核性盆腔炎由于早期临床表现缺乏特异性，病程长，病理改变复杂，声像图无特异性，容易造成超声误、漏诊，诊断需密切结合临床。

**（二）对生殖功能的影响**

影响盆腔及生殖系统脏器内环境，盆腹腔广泛粘连，盆腔封闭，可导致输卵管粘连，影响卵子的拾取及运输；结核可破坏器官的正常结构及组织，阻碍妊娠。

**（三）典型声像图**

结核性盆腔炎因其累及盆腔脏器不同，可有不同的声像图表现。

1. 包裹性积液型：超声表现为盆腔不规则形液性暗区，其间有条状强回声光带及少量增强的光点、光斑（图 7-5-1）。

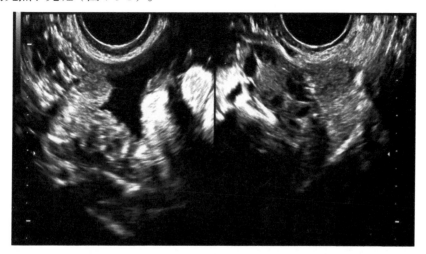

图 7-5-1　结核性盆腔炎

盆腔积液，盆腔区及卵巢周围可见散在强回声斑

2. 包块型：超声表现为子宫旁囊性、实质性或囊实性混合回声，形态不规则，边界模糊，活动性差；呈囊性者，囊内为较均匀分布的低回声或弥漫的点状回声。

3. 钙化型：可于子宫内膜、输卵管、卵巢可见强回声团块或强光斑散在分布；卵巢可增大，双侧输卵管走行僵硬。

**（四）鉴别诊断**

结核性盆腔炎结合临床表现、细菌培养等实验室检查结果可明确诊断。

**（五）临床处理原则及预后**

结核性盆腔炎治疗主要是支持疗法和抗结核治疗，一般经治疗后可以治愈，但药物抗结核治疗疗程较长，且需定期复查，如果病情有变化，建议及时手术处理，必要时可采取宫腔内结核药物注射治疗。患者应注意休息，增强体质。

## 二、盆腔包裹性积液

**（一）临床概述**

包裹性积液又称盆腔腹膜囊肿，大多由慢性盆腔炎手术、子宫内膜异位症引起。盆腔内纤维条索的形成，使正常情况下能通过循环吸收的少量腹腔液，或排卵及卵泡生长造成的卵巢表面渗出液局部聚集在肠管壁、大网膜及内生殖器官之间。本病病程迁延、难治愈、易复发。

### （二）对生殖功能的影响

盆腔包裹性积液提示炎症发生可能，积液较多时可压迫输卵管、卵巢，造成盆腔内环境变化，输卵管活动度下降，患者感觉腰肢酸软、腹痛，性生活时加重，不利于临床妊娠。

### （三）典型声像图

可探及盆腔囊性肿块，边界不清，可有多条分隔带，范围一般较广，形态不规则，张力差，囊内透声佳，部分内可见细密强光点（图 7-5-2A）。

CDFI：盆腔囊性肿块内一般无明显血流信号，部分囊壁处可见少许点条状血流信号（图 7-5-2B）。

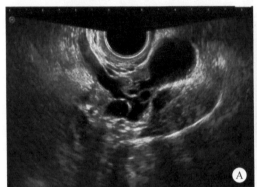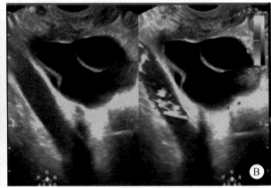

图 7-5-2　盆腔包裹性积液

A. 盆腔囊性肿块，形态不规则，内可有多条分隔带；B. 囊性肿块内未见血流信号

### （四）鉴别诊断

盆腔包裹性积液注意与大量输卵管积液、卵巢囊肿及盆腔囊性肿物相鉴别，主要通过相邻组织位置关系、血流情况进行鉴别。

### （五）临床处理原则及预后

可采用手术、超声引导下穿刺治疗或抗生素治疗等。

## 三、盆腔淤血综合征

### （一）临床概述

盆腔淤血综合征（pelvic congestion syndrome）即盆腔静脉血流缓慢，由于盆腔静脉壁薄缺乏筋膜外鞘的支持，缺乏静脉瓣，且穿行在盆腔疏松的结缔组织中，因而易扩张和形成众多的静脉丛。任何使盆腔静脉血流不畅或受阻的因素均可造成盆腔静脉淤血综合征，如长期站立或坐式工作者、子宫后屈位、多次生产或输卵管结扎术等。由于盆腔静脉或静脉丛曲张、淤血压迫淋巴管和神经纤维，临床表现为"三痛二多一少"，即盆腔坠痛、低位腰痛、性交痛，月经多、白带多，妇科检查阳性体征少。

### （二）对生殖功能的影响

盆腔淤血综合征可能同时合并其他影响生育功能的疾病，如慢性盆腔炎等。

### （三）典型声像图

子宫轻度均匀性增大，多为后倾后屈位；子宫两侧及附件区盆腔静脉扩张、迂曲，呈"串珠状"或"蜂窝状"的无回声区聚集成团（图7-5-3A）。

CDFI：可见上述子宫两侧及附件区的无回声内呈红、蓝相间的彩色血流信号，色彩较为暗淡，有时可见蚯蚓状彩色血流信号，相互连接成粗大的湖泊状彩色斑片（图7-5-3B），频谱多普勒显示为低速、连续性较差的静脉血流信号。

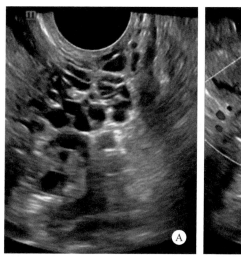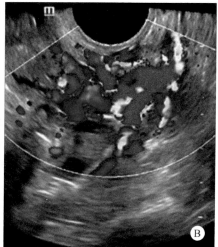

图 7-5-3　盆腔静脉淤血综合征

A. 盆腔静脉迂曲扩张，呈"蜂窝状"；B. CDFI 示迂曲扩张的静脉内可探及红蓝相间彩色血流信号

### （四）鉴别诊断

1. 盆腔炎症：子宫及附件不同程度炎性充血，显示为彩色血流丰富，动脉及静脉流速增快，静脉内径＜5mm。

2. 髂总静脉受压、髂静脉血栓形成、下腔静脉综合征等均可导致盆腔静脉回流受阻而淤血：髂总静脉受压者沿髂静脉向上可追溯至狭窄处；髂静脉血栓可在髂静脉内找到低回声条块；下腔静脉综合征可在下腔静脉内找到造成阻塞的低回声条块。

### （五）临床处理原则及预后

一般治疗：改变不良生活习惯，避免久站、久坐，纠正便秘，适当体育锻炼加强盆底肌张力，调整体位促进盆腔静脉回流。

药物治疗：抑制卵巢功能、改善血管张力和对症治疗，但药物治疗仅能短期缓解，极易再次发作。

手术治疗：常用的手术治疗方案有子宫悬吊术及子宫切除术等，但子宫悬吊术易复发，治疗效果不理想，而子宫切除术不适用于生育年龄的妇女。

腔内介入治疗：使盆腔曲张静脉和卵巢静脉主干及其属支完全栓塞硬化。

# 第六节 异常妊娠

异常妊娠不属于不孕症病因因素，而是不孕症的不良妊娠结局。常见的异常妊娠包括胚胎停育、流产、异位妊娠及滋养细胞疾病。

## 一、胚胎停育

### （一）临床概述

患者有停经史，尿妊娠试验阳性，早孕反应由重到轻或消失，可伴有少量阴道出血。

### （二）典型声像图

超声所见子宫小于正常孕周，宫腔内可见周边呈强回声的妊娠囊，形态可不规则，妊娠囊内未见卵黄囊或可见变形增大的卵黄囊，未见胚芽或胚芽内未探及胎心搏动（图7-6-1）。

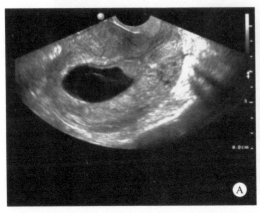 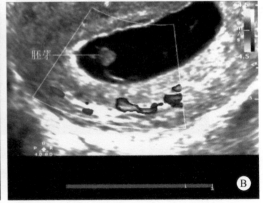

图 7-6-1　胚胎停育

A. 宫腔内妊娠囊形态欠规则，内可见增大的卵黄囊；B. 胚芽内未见血流信号

### （三）临床处理

进行术前化验与凝血功能测定，根据妊娠周数选择药物、人工流产或引产。

## 二、流产

妊娠不满 28 周或胎儿体重不足 1000g 而终止者称为流产，妊娠终止于第 12 周前称为早期流产，而妊娠终止于 12 周至不足 28 周者称为晚期流产。流产受胚胎、母体、免疫功能和环境等因素的影响，可分为自然流产和人工流产。自然流产是人类自然选择的一种方式，此时胎儿无独立生存的能力，其发生率为 10% ~ 15%；人工流产则是指因某种原因而使用人工方法终止妊娠者。

　　根据流产发展的不同阶段和临床症状，可分为先兆流产、难免流产、不全流产、稽留流产和完全流产。需要注意的是，流产时应该由临床诊断，而不是由超声诊断。

### （一）先兆流产

　　1. 临床概述：先兆流产指妊娠 28 周前，阴道出现少量出血、血性分泌物或轻微下腹痛等症状，而羊膜囊未破裂，胚胎及胎心正常，宫颈口未开，无妊娠物排出者。一般见于黄体功能不全或子宫敏感性增强的孕妇，如阴道出血量增加、腹部疼痛加剧，则有可能加重发展为难免流产。

　　2. 典型声像图：宫腔内妊娠囊的大小与孕周相符，其位置正常或过低，妊娠囊形态规则或欠规则，内可显示正常的卵黄囊、胚芽回声及原始心管搏动（图 7-6-2A）。子宫壁与胎膜间可见不规则形或新月形低 - 无回声区（绒毛膜与子宫壁剥离、局部积血所致），其范围与出血量的多少有关。

　　CDFI：妊娠囊周围可见高速、低阻型血流信号，胚胎或胎儿内可见心管搏动样彩色血流信号（图 7-6-2B），妊娠囊周围低 - 无回声区内部未见明显血流信号。

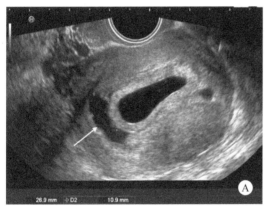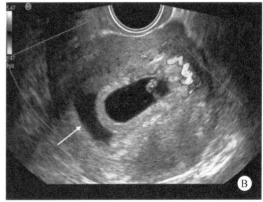

图 7-6-2　先兆流产（合并宫腔积液）声像图

A. 可见宫内妊娠囊旁不规则形无回声区；B. CDFI 示胚胎内胎心搏动血流信号，孕囊旁无回声区无血流信号

　　3. 鉴别诊断：早孕尚未出现胚芽时发生先兆流产，易误诊为难免流产或不全流产。如阴道流血不多，可在 1 周后复查加以鉴别。

　　4. 临床处理：有生育要求的，给予保胎处理；无生育要求的，可行药物或人工流产。

### （二）难免流产

　　1. 临床概述：难免流产是指在先兆流产的基础上，流产已不可避免，其临床症状加重，患者常合并阵发性疼痛，部分患者宫口已开，阴道出血量增多，多为新鲜出血，腹痛加剧；此时妊娠囊下移，羊膜囊已破或未破，宫颈内口已开，可见羊膜囊膨出或胚胎组织堵塞于宫颈内口。

　　2. 典型声像图：子宫大小与妊娠周数基本符合，宫腔内妊娠囊无增长或增长缓慢，形态不规则，位置下移（图 7-6-3A），或妊娠囊已排出至宫颈外口甚至阴道内，胚芽萎缩，形态模糊，未见胎心搏动；妊娠囊达 20mm 以上而未见卵黄囊；卵黄囊达 5mm 以上而未见胚芽；胚芽达 2mm 以上而未见原始心管搏动。子宫壁与胎膜间多可见不规则形低－无回声区。

CDFI：妊娠囊内部未见彩色血流信号（图 7-6-3B），存在积液时妊娠囊周围低－无回声区内部未见彩色血流信号。

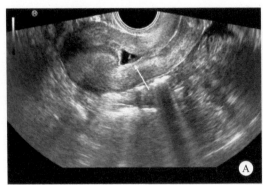 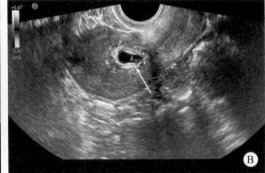

图 7-6-3　难免流产声像图

A. 宫内妊娠囊形态不规则，张力欠佳，位置下移，囊内胚芽显示欠清；B. CDFI 示胚芽内无血流信号

3. 鉴别诊断：难免流产妊娠囊下移至宫颈时应与宫颈妊娠鉴别。宫颈妊娠时，宫颈膨大，与宫体比例近 1：1，甚至大于宫体，宫腔内膜增厚并蜕膜化，宫颈内口闭合，妊娠囊内可见胚芽和胎心搏动。

### （三）不全流产

1. 临床概述：不全流产常由难免流产进一步发展而来，是指已有部分妊娠物排出宫腔，但仍有部分组织物及血块残留于宫腔内，临床表现为阴道出血增多合并阵发性腹痛加剧。不全流产患者子宫小于正常停经月份，但当宫腔内充满血块时，子宫仍可与正常停经月份相符或大于正常停经月份。妇科检查可见宫颈口扩张，有血液自宫颈口流出，妊娠组织物堵塞于宫颈口或部分组织物已排出于阴道内，另一部分仍残留于宫腔。宫内胚胎组织残留时间过长可合并感染，出现发热、白细胞增多等临床症状，称为感染性流产。

2. 典型声像图：子宫小于停经周数，胎儿已排出，胎盘或胎膜仍滞留在宫腔内或嵌顿于宫颈口，宫腔内可见不规则块状高回声团（图 7-6-4A）或不规则低－无回声区，为胎盘、蜕膜组织及宫内积血。宫颈管可扩张，内可见妊娠组织物堵塞。

CDFI：宫腔内残留物常可见血流信号（图 7-6-4B），PW 可探及类似滋养层细胞的低阻力型血流信号，当残留物仅为胎膜或蜕膜组织时则无血流信号。

3. 鉴别诊断

与难免流产鉴别：存在一定困难，应注意宫颈内口有无扩张。胎盘组织脱落或嵌顿于宫颈管内或宫颈口者，为不全流产。

与异位妊娠时宫腔内假妊娠囊鉴别：异位妊娠时也存在阴道不规则流血，宫腔内假孕囊呈中央无回声（积血）、周围高回声（蜕膜），需要与不全流产相鉴别。假孕囊常位于宫腔中央，其内无血流信号。

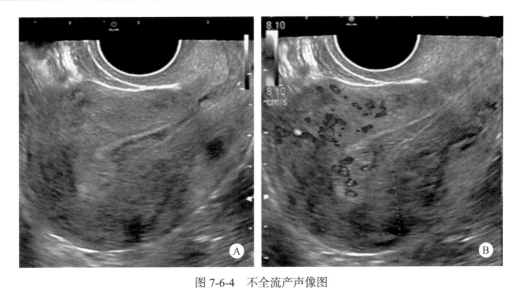

图 7-6-4　不全流产声像图

A. 宫腔内见不规则高回声团并积液；B.CDFI 示高回声团周边及内部可见点状血流信号

**（四）完全流产**

1. 临床概述：完全流产指妊娠物已全部排出体外，阴道出血逐渐停止，腹痛症状缓解，妇科检查宫颈口关闭，子宫收缩良好，恢复接近正常大小，阴道内仅见少量出血或出血已停止。

2. 典型声像图：子宫大小已恢复正常或略显饱满，子宫肌层回声尚均匀，子宫内膜呈线样回声或宫腔内仍存留少量积血，宫腔内胎儿及妊娠物已排空。

**（五）稽留流产**

1. 临床概述：胎儿在子宫内死亡已超过两个月，滞留于宫腔内尚未自行排出者称为稽留流产。有停经及早孕反应，曾有先兆流产的症状，此后子宫不再增大，小于正常停经月份或子宫反而缩小。妇科检查可发现宫颈口闭合，子宫质地不软。

2. 典型声像图：子宫小于相应孕周，宫颈内口未开；妊娠囊存在者，囊壁皱缩变形，回声减弱、变薄，内壁毛糙，胚胎或胎儿未见胎心搏动（图 7-6-5），有时可见呈增厚、

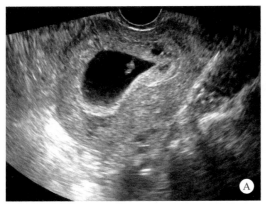
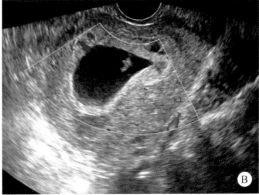

图 7-6-5　稽留流产声像图

A. 宫腔内见不规则形妊娠囊；B.CDFI 示胚胎内未见明显血流信号

蜂窝状水肿变性的残存胎盘（注意与早期水泡状胎块相鉴别）；妊娠囊消失者，宫腔内回声杂乱，不能分辨妊娠囊和胚胎，呈团块状实质性回声和低 / 无回声区杂乱分布。

CDFI：团块状实性区及无回声区周边可见较丰富血流信号。

3. 鉴别诊断：稽留流产需与葡萄胎鉴别：葡萄胎子宫大于停经月份，质地软，呈蜂窝状回声，CDFI 检查内部血流信号不明显。

## 三、异位妊娠

受精卵在子宫体腔以外的部位着床发育，称为异位妊娠（ectoptic pregnancy）。异位妊娠中有 90% 以上发生在输卵管（主要发生于壶腹部，其次为峡部、伞部及间质部。壶腹部管壁较薄，随着妊娠囊的生长发育，容易破裂大出血，严重者可危及生命），其余发生在宫角、子宫瘢痕、宫颈、卵巢或腹腔等部位。患者临床主要表现为有停经史、阴道不规则流血、腹痛、晕厥或休克等。实验室检查尿妊娠试验阳性、血 hCG 检查值升高。

异位妊娠主要与以下因素有关：输卵管炎症、输卵管手术、输卵管发育不良或功能不良、受精卵游走、辅助生殖技术及其他剖宫产手术等。近年来由于剖宫产率的攀升、二胎政策的开展实施，发生在剖宫产瘢痕部位的异位妊娠逐年增多。

根据发生部位不同，异位妊娠包括输卵管妊娠、宫颈妊娠、瘢痕妊娠、宫角妊娠、腹腔妊娠及卵巢妊娠等。

### （一）输卵管妊娠

1. 临床概述：输卵管妊娠即受精卵种植于输卵管，与宫内妊娠不同，输卵管黏膜不能形成完整的蜕膜层，受精卵直接侵蚀输卵管肌层，绒毛侵及肌层微血管，引起局部出血，进而由蜕膜细胞、肌纤维及结缔组织形成包膜，妊娠囊被包围其中。因输卵管壁薄弱，管腔狭小，不能适应胎儿的生长发育，当输卵管膨大到一定程度时，即可引起输卵管妊娠流产或输卵管妊娠破裂。

2. 典型声像图：子宫形态饱满，内膜回声增厚，宫腔内无妊娠囊，少数患者宫腔内可见假妊娠囊；附件区可见不同类型的包块，与卵巢具有相对运动，包块处探头压痛明显，可合并盆腔积液。

根据附件区包块二维声像的不同可将输卵管妊娠分为以下几类。

（1）未破裂型：于附件区卵巢旁可见妊娠囊回声，内可见卵黄囊、胚胎，部分可显示心管搏动。对于间质部妊娠，可见妊娠侧子宫角部膨大突出，妊娠囊偏于一侧宫角，与宫腔不相连，妊娠囊不能被蜕膜化的子宫内膜包绕，而外周可被较薄的肌层包绕。妊娠囊周围可探及较丰富的半环状彩色血流信号，呈高速低阻型血流频谱，RI 值常小于 0.40；胎芽内常见搏动样彩色血流；盆腔内无明显积液（图 7-6-6）。

（2）破裂型：附件区可见不均质混合回声包块，体积较大，形态不规则，内部回声杂乱，边界模糊；内部可见少量的彩色血流信号；盆腔内间大量游离性积液，内可见细密点状回声或云雾样回声（图 7-6-7）。

（3）流产型：附件区可见不规则形混合回声包块，边界不清晰，包块内有时可见类妊娠囊结构；盆腔内可见少量积液。

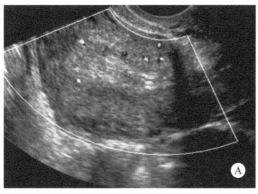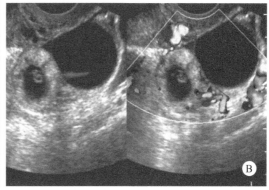

图 7-6-6 输卵管妊娠 (未破裂型)

A. 宫腔内未见明显妊娠囊回声; B. 附件区可见妊娠囊回声, 其内可见卵黄囊、胚胎, CDFI 示妊娠囊内可见胎心搏动血
流信号

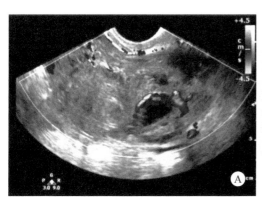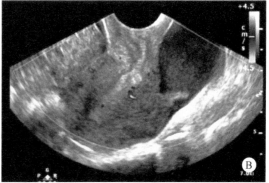

图 7-6-7 输卵管妊娠 (破裂型)

A. 附件区不均质混合回声包块, 体积较大, 形态不规则, 内部回声杂乱, 边界模糊, 内可见少量彩色血流信号; B. 盆
腔内游离性积液, 可见细密点状或云雾样回声

（4）陈旧型: 附件区内可见不规则形混合回声包块, 边界常清晰, 内部回声分布不
均匀, 包块内不能辨认妊娠囊结构; 内部多未见明显血流信号; 盆腔内可见少量积液。

3. 鉴别诊断

（1）破裂型异位妊娠需要与黄体破裂鉴别: 黄体破裂多发生在月经周期的后期, 往
往无停经史, 临床上表现为大量内出血, 突起腹痛, 血和尿 hCG 阴性。超声表现为子宫
无明显增大, 子宫内膜无明显增厚, 患侧卵巢增大, 可见不规则混合回声包块, 盆腹腔
可见积液。

（2）输卵管间质部妊娠要与宫角妊娠需鉴别: 宫角妊娠位于一侧宫角, 妊娠囊周围
有内膜包绕或无内膜包绕, 无内膜包绕时, 妊娠囊内侧仍可见紧邻内膜的连接点及周围
可见较厚的肌层组织围绕。输卵管间质部妊娠表现为子宫内膜增厚, 宫腔内无妊娠囊,
宫角区可见向外突出的包块, 内见妊娠囊结构, 部分囊内可见胚芽或胎儿, 妊娠囊周围
有薄层肌组织围绕, 但子宫内膜线在宫角部呈闭合状, 子宫内膜与包块无连续性关系。
当妊娠囊较大, 妊娠囊周围肌层菲薄时, 二者较难鉴别。

（3）盆腔炎性包块: 急性盆腔炎时患者可有腹痛、月经失调等症状, 有时很像异位

妊娠，彩色多普勒超声检查包块内有无滋养层血流信号，有较大鉴别诊断意义，有无停经史、后穹窿穿刺及实验室检查等可帮助确诊。慢性盆腔炎包块或盆腔结核包块与陈旧性异位妊娠，超声鉴别诊断较难，需仔细追问病史，临床抗生素治疗后复查，炎性包块治疗后缩小。

### （二）宫颈妊娠

1. 临床概述：宫颈妊娠是指妊娠囊在宫颈管内（即宫颈组织学内口以下宫颈管内）着床和发育。由于宫颈以纤维组织为主，妊娠很少维持至 20 周。宫颈妊娠多见于经产妇，有停经及早孕反应，既往大多有人工流产史或剖宫产史、子宫发育不良、宫腔内有瘢痕形成等。宫颈妊娠的临床特征是无痛性出血。

2. 典型声像图：子宫正常大小或轻度增大，宫颈内口闭合，子宫内膜增厚，宫腔线清晰，宫腔内无妊娠囊。宫颈管异常膨大，宫颈与宫体呈"葫芦样"改变，宫颈肌层完整对称，宫颈内见妊娠囊回声（图 7-6-8）或混合回声肿块，少数妊娠囊内可见卵黄囊、胚芽及胎心搏动。

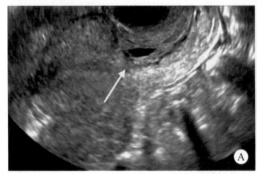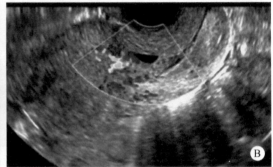

图 7-6-8　宫颈妊娠声像图

A. 宫颈处可见孕囊回声；B. CDFI 示妊娠囊周边及瘢痕处可见条状血流信号

CDFI：妊娠囊或肿块种植部位可见丰富的血流信号。

3. 鉴别诊断：宫颈妊娠应与宫内妊娠流产妊娠囊落入宫颈鉴别，难免流产时宫颈内妊娠囊萎缩、变形，胚胎无胎心搏动，宫颈内口张开，宫颈肌层无低阻力的滋养血流信号。

### （三）瘢痕妊娠

1. 临床概述：剖宫产后子宫下段瘢痕处妊娠是指胚胎着床于剖宫产术后瘢痕的微小缝隙上。近年来，随着剖宫产率的增高，此病的发病率也呈上升趋势。瘢痕妊娠发生机制尚未完全阐明，有研究认为剖宫产后子宫瘢痕处内膜局部常有缺陷，受精卵着床此处，一方面屏障作用消失，另一方面胎盘绒毛在瘢痕中难以得到良好的血供而发生植入，甚至穿透子宫浆膜层。

患者有剖宫产史，停经史，尿妊娠试验阳性，停经后有不规则阴道出血伴或不伴下腹痛，人流术中出现阴道大量出血。临床表现主要包括无痛性阴道出血、药物流产时无绒毛或胎盘排出、人流或清宫时大量出血、子宫壁异常包块、hCG 持续高值或腹腔内出血、休克等。

2. 典型声像图：子宫增大，宫腔上段及子宫颈管内无妊娠囊回声；子宫下段峡部可膨大，子宫前壁下段肌层变薄或消失，子宫前壁下段剖宫产切口处可见妊娠囊或混合性不均质回声包块，向内（宫腔）生长或向外（膀胱方向）突出，与宫壁界限不清，距前壁浆膜层＜5mm 或穿透浆膜层（图 7-6-9A）。

CDFI：妊娠囊或混合包块内部及周边有较丰富血流信号，可探及静脉样血流频谱及高速低阻的动脉血流频谱（图 7-6-9B）。

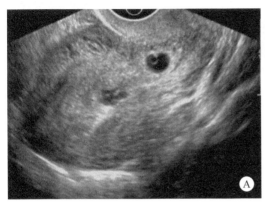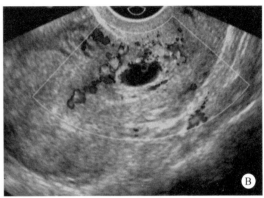

图 7-6-9　剖宫产术后瘢痕妊娠

A. 宫腔内未见妊娠囊回声，子宫下段瘢痕处可见妊娠囊回声，距浆膜层＜5mm，其内可见卵黄囊；B. 妊娠囊周边可见较丰富血流信号

3. 鉴别诊断：瘢痕妊娠需要与子宫峡部妊娠、宫颈妊娠、难免流产及不全流产相鉴别，主要依照临床病史、妊娠囊位置及距离前壁浆膜层厚度等进行鉴别诊断。

4. 临床处理：瘢痕妊娠内生型可先行子宫动脉栓塞、结扎后再刮宫，清除病灶后，宫腔内无明显残留，血 hCG 下降不满意时可用米非司酮保守治疗；外生型病灶达浆膜层或穿透浆膜层需开腹手术，将病灶局部清除；大出血经处理后子宫仍不收缩者，必要时切除子宫。

### （四）宫角妊娠

1. 临床概述：子宫角妊娠是指受精卵种植在子宫角部，超声下可见子宫内妊娠囊偏向子宫腔一角，子宫腔一角可略有突出，但妊娠囊周围仍有完整肌层包绕。早孕期间可无特殊表现，随着孕周增加可出现下腹痛、阴道出血，一旦破裂出现急腹症可危及生命。

2. 典型声像图：子宫内膜增厚，在宫角部呈"喇叭状"，妊娠囊位于子宫角部狭窄处致该侧宫角部突起，妊娠囊周围有内膜包绕或无内膜包绕。无内膜包绕时，妊娠囊内侧仍可见紧邻内膜的连接点及有肌层包绕（图 7-6-10），部分妊娠囊内可见卵黄囊及胎芽胎心。

3. 鉴别诊断：宫角妊娠需与输卵管间质部妊娠鉴别（图 7-6-11），见输卵管妊娠鉴别诊断。

4. 临床处理：可在超声引导下刮宫、宫腔镜或腹腔镜监测下刮宫、病灶清除。

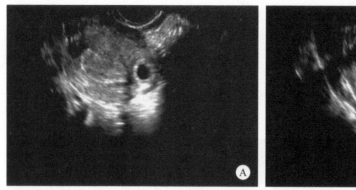
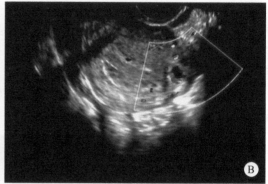

图 7-6-10　左侧宫角妊娠声像图

A. 妊娠囊位于左侧宫角区，外周可见肌层包绕；B. CDFI 示妊娠囊周边可见条状血流信号

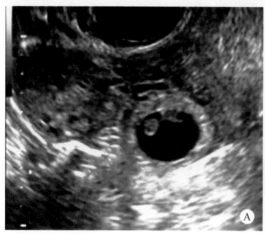
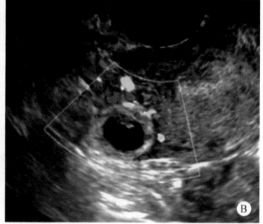

图 7-6-11　右侧输卵管间质部妊娠声像图

A. 妊娠囊位于右侧宫角旁，外周未见明显肌层包绕；B. CDFI 示妊娠囊周边可见条状血流信号，胚胎内可见搏动样彩色血流信号

### （五）腹腔妊娠

1. 临床概述：腹腔妊娠是指位于输卵管、卵巢、阔韧带以外的腹腔内妊娠，可分为原发性和继发性两类。原发性腹腔妊娠是指受精卵直接种植于腹膜、肠系膜、大网膜等处，其诊断标准为：①输卵管卵巢必须正常，无输卵管卵巢妊娠的证据；②无子宫腹膜瘘的形成；③妊娠只存在于腹腔内，无输卵管妊娠的可能。继发性腹腔妊娠多发生于输卵管妊娠及卵巢妊娠流产或破裂。患者有停经史，表现为腹痛、不规则阴道流血，由于腹腔妊娠胎盘附着异常，血供不足，胎儿不易存活至足月。

2. 典型声像图：子宫内无妊娠征象，内膜回声增厚；子宫外可见妊娠囊、胎体、胎头、胎心搏动等；胎儿及其附属结构无光滑的子宫壁包绕，胎儿紧贴母体腹壁，与膀胱壁间无子宫显示，胎位异常，羊水减少，胎盘粘连、轮廓不清，呈密集点状不均回声。

3. 鉴别诊断：早期腹腔妊娠与输卵管妊娠不易鉴别，胎儿较大时，位于盆腔以外如脾肾之间、肝肾之间的腹腔妊娠较易鉴别。较大孕周的残角子宫妊娠由于妊娠囊周边的低回声肌层十分薄，难以与腹腔妊娠时妊娠囊周边包裹的腹膜、大网膜鉴别，易误诊为腹腔妊娠，但残角子宫妊娠包块经多切面扫查能够显示其与子宫相连，腹腔妊娠包块不与子宫相连。

4. 临床处理：早期腹腔妊娠难以与其他类型异位妊娠相鉴别，胎儿较大时需进行手术剖宫取胎。

### （六）卵巢妊娠

1. 临床概述：卵巢妊娠是指受精卵在卵巢组织内种植生长、发育。由于卵巢组织疏松，血运丰富，一旦胚胎植入，无论皮质还是髓质均不能承受滋养细胞的侵蚀，极易早期破裂。卵巢妊娠临床典型特征为腹痛，由于卵巢与输卵管紧贴，无论临床还是超声鉴别均有困难，术前诊断率极低。

2. 典型声像图：卵巢妊娠未破裂时，可见一侧卵巢增大，形态不规则，其内可见类圆形无回声区，周边回声增强（图7-6-12），并且卵巢周围无包块。当卵巢妊娠破裂后，于髂血管旁可见不规则形混合回声包块，边界欠清晰，与输卵管妊娠破裂难以鉴别。

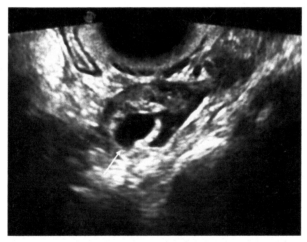

图 7-6-12 卵巢妊娠

卵巢内可见妊娠囊回声

CDFI：卵巢内妊娠囊周围可见较丰富低阻血流信号。

3. 鉴别诊断：输卵管妊娠，未破裂的输卵管妊娠包块位于卵巢旁，而卵巢妊娠则位于卵巢内。卵巢妊娠破裂后与输卵管妊娠破裂难以鉴别。但输卵管妊娠破裂后，经阴道超声扫查可显示正常卵巢，而卵巢妊娠破裂者则不能显示正常卵巢图像。

4. 临床处理：卵巢妊娠主要通过手术切除卵巢进行治疗，部分妊娠未破裂患者可进行保守药物治疗。

## 四、妊娠滋养细胞疾病

妊娠滋养细胞疾病（gestational trophoblasticn disease，GTD）因来源于胚胎的滋养细

胞疾病而得以命名，常发生于生育年龄妇女。可分为葡萄胎、侵蚀性葡萄胎及绒毛膜癌。

### （一）葡萄胎

1. 临床概述：妊娠后胎盘滋养细胞增生、间质水肿，形成大小不等的水泡，水泡间借蒂连成串，形如葡萄，称为葡萄胎，有时也称为水泡状胎块或良性葡萄胎，是胎盘的一种良性病变，其发生率约为 0.81%。葡萄胎病变局限于宫腔内，不侵入肌层，也不发生身体其他部位的转移。葡萄胎虽属于良性肿瘤，但具有潜在的恶变倾向，约 15% 的患者可恶变为恶性葡萄胎或绒癌，多见于 40 岁以上妇女。

根据病理可将葡萄胎分为完全性葡萄胎和部分性葡萄胎，以完全性葡萄胎较为多见。完全性葡萄胎胎盘绒毛基本上全部变为葡萄胎组织，而胚胎早就停止发育并被吸收，大体解剖可见呈"串珠状"，形如葡萄的水泡状物，直径数毫米至数厘米不等，由纤细的纤维素相连，常伴有血块及蜕膜样物；有时水泡状物占满整个宫腔；不完全性葡萄胎仅可见部分胎盘绒毛变为水泡状物，宫腔内仍可见胚胎或胎儿，但大多胎儿已死亡。

葡萄胎的患者临床上表现为停经后出现阴道流血，有较严重的早孕反应，可出现妊娠剧吐，由于子宫增大及双侧卵巢增大，可出现下腹痛；妇科检查显示子宫大于相应停经月份，子宫质软，血 hCG 明显高于正常妊娠，且持续不降。

2. 典型声像图：子宫增大，多大于相应停经月份；宫腔内充满杂乱回声，内有大小不等的囊区，小囊区的直径大小不等，为 0.3 ~ 1cm，部分可达 2cm 以上，呈"落雪状"或"蜂窝状"（图 7-6-13A），与子宫肌壁回声分界清楚，肌壁回声连续完整；常伴有宫腔积血，呈非纯囊液性分离或片状的中低不均回声。部分性葡萄胎可在宫腔内见到妊娠囊、同时伴有"落雪状"大小不等的囊区（图 7-6-14）。25% ~ 60% 完全性葡萄胎患者可见卵巢黄素囊肿，多为双侧性，呈椭圆形多房结构，后壁回声增强。

CDFI：宫腔内"落雪状"或"蜂窝状"回声周边可探测到动脉血流信号，RI > 0.5，内部无明显彩色血流信号；子宫肌层及宫腔内无血流信号显示，或仅显示稀疏的点状血流信号（图 7-6-13B、C）。

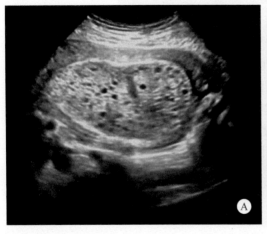
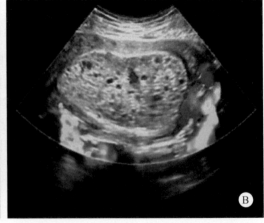

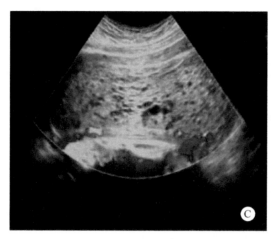

图 7-6-13　完全性葡萄胎

A. 宫腔内见蜂窝状混合回声；B、C. CDFI 示宫腔混合回声内稍丰富血流信号

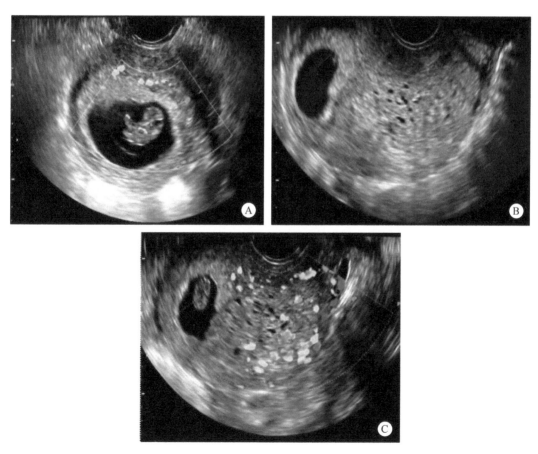

图 7-6-14　部分性葡萄胎

A. 宫腔内可见胚胎回声，CDFI 可见胎心搏动血流信号；B. 妊娠囊旁可见蜂窝状混合回声；C. CDFI 示其内血流信号
较丰富

3. 鉴别诊断：与稽留流产鉴别，部分稽留流产表现为宫腔内回声杂乱，有实性回声团及无回声区等，葡萄胎呈"蜂窝状"或"落雪状"改变，CDFI 有助于鉴别，稽留流产宫腔内异常回声的周边子宫肌层血流信号丰富，而葡萄胎血流信号不丰富，同时结合 hCG 水平可以准确诊断。胎盘退行性变时绒毛增大，间质液化外观似水泡状，但无滋养细胞增生，声像图特点为子宫小于相应孕周，仍可显示孕囊、停止发育的胚胎组织和羊水无回声，胎盘间可见不规则状小无回声区，与葡萄胎的均质回声结构完全不同，不伴黄素囊肿，血、尿 hCG 测定无明显升高。

4. 临床处理：主要为清除宫腔内容物、预防性化疗、子宫切除术及黄素化囊肿的处理。

### （二）恶性滋养细胞肿瘤（侵蚀性葡萄胎及绒毛膜癌）

1. 临床概述：恶性滋养细胞肿瘤起源于胎盘绒毛的滋养细胞侵蚀肌层，破坏血管，改变子宫肌壁正常结构，病灶内新生血管增加，血流丰富。恶性滋养细胞肿瘤 60% 继发于葡萄胎，30% 继发于流产，10% 继发于足月妊娠或异位妊娠。

侵蚀性葡萄胎（invasive mole）多继发于葡萄胎之后，也有少数继发于自然或人工流产后。其病理特点是葡萄胎组织侵蚀肌层或其他部位，子宫肌壁内有大小不等、深浅不一的水泡状组织，宫腔内有原发病灶，也可无原发病灶；当病灶接近子宫浆膜层时，子宫表面可见紫蓝色结节，侵蚀较深时可穿透子宫浆膜层或阔韧带。

绒毛膜癌（choriocarcinoma）绝大多数继发于正常或不正常的妊娠之后，称为继发性绒癌，是一种高度恶性的肿瘤。绒毛膜癌与卵巢恶性肿瘤如无性细胞瘤、恶性畸胎瘤、内胚窦瘤同时存在时，称为非妊娠性绒癌或原发性绒癌，其发生学和组织来源与前者存有差异。继发性绒癌的病理特点为：病变始发于子宫，增生的滋养细胞大片地侵入子宫肌层或血管，并常伴有远处转移；镜下见坏死和出血组织的周围有大片生长活跃的滋养细胞与合体细胞，排列紊乱，失去绒毛结构。绒癌转移主要通过血行播散，最常见转移部位为肺，占 70% ~ 80%。

葡萄胎后半年内出现转移灶，可考虑诊断侵蚀性葡萄胎；葡萄胎后半年至一年出现转移灶，侵蚀性葡萄胎和绒毛膜癌均有可能；葡萄胎一年以上出现转移灶，可考虑诊断绒毛膜癌。临床主要表现为葡萄胎排出后，阴道持续流血，尿妊娠试验阳性，或阴性后转阳，妇科检查子宫增大，柔软，不能如期复原，有时可触及盆腔转移肿块，如有转移可伴随相应临床症状。

2. 典型声像图：绒毛膜癌的声像图表现（图 7-6-15）与侵蚀性葡萄胎的声像图表现（图 7-6-16）相似，超声难以鉴别。子宫正常或不同程度增大，形态不规则，肌层回声分布不均，病灶部位局部隆起，边缘常清晰、欠规整，病灶内回声杂乱，呈"海绵状"或合并"蜂窝状"无回声区。宫旁转移时可探及盆腔肿块。CDFI：病灶内血流信号丰富，PW 可探及低阻力指数动脉血流，RI 为 $0.2 \sim 0.4$。

3. 鉴别诊断

（1）侵蚀性葡萄胎与绒癌鉴别：常通过前次妊娠史、临床病程及血 hCG 的增高程度进行鉴别。

（2）与不全流产鉴别：不全流产病灶位于宫腔内，血供不如滋养细胞肿瘤丰富，临床病史及血 hCG 水平有助于鉴别诊断。

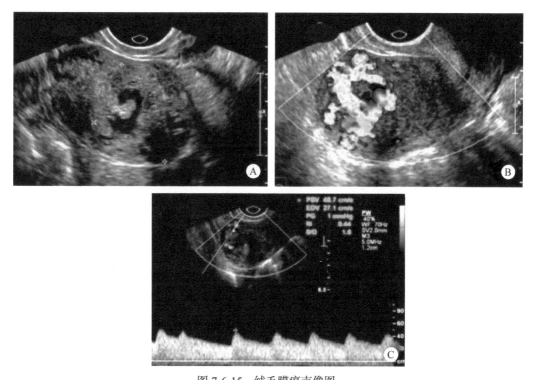

图 7-6-15　绒毛膜癌声像图

A. 子宫底部可见不规则无回声区；B、C. 子宫底部血流信号极其丰富，阻力指数 0.44

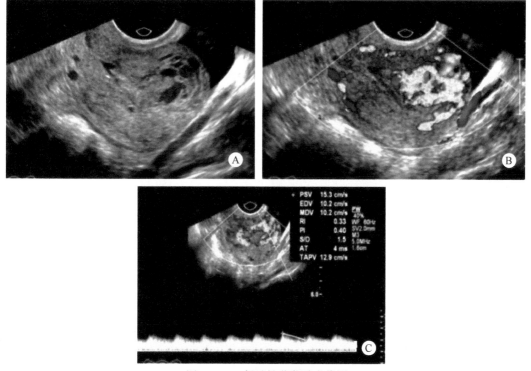

图 7-6-16　侵蚀性葡萄胎声像图

A. 子宫后壁可见不规则无回声区，宫腔少量积液；B、C. 子宫后壁血流信号丰富，RI：0.40

（3）与子宫动静脉瘘鉴别：子宫动静脉瘘常继发于刮宫等创伤，声像图表现与滋养细胞肿瘤有相似之处，但 hCG 阴性。

（4）与胎盘残留鉴别：患者有近期分娩史，残留胎盘回声较高，边界清，CDFI 探及病灶血流不丰富。

（5）与子宫内膜癌鉴别：发生于围绝经期妇女，声像图可见宫腔内回声不均，血hCG 阴性。

4. 临床处理：侵蚀性葡萄胎、绒癌在临床表现、诊断和处理原则等方面基本相同，且多可经化疗治愈。侵蚀性葡萄胎恶性程度一般不高，多数仅造成局部侵犯，而绒癌恶性程度较高。随着诊断技术及化学治疗的发展，绒癌患者预后已得到有效改善。

# 参 考 文 献

陈娜．朱兰．冷金花，等．2017.阴道闭锁的特点和处理.中国计划生育和妇产科，9（9）：3-4.

黄建琴．肖银平．朱芝玲．2017.62 例输卵管癌临床和病理预后分析.中国癌灶杂志，10（27），782-788.

贾梅，宫兵．2015，卵巢子宫内膜异位囊肿超声分型及临床价值研究.中国现代药物应用，（5）：83-84.

姜珍梅．2016，卵巢巧克力样囊肿实施腹腔镜手术并给予孕三烯酮的疗效观察.现代诊断与治疗，27（2）：371-372.

廖慧芳，何晓琴，刘晓敏．2017.应用经阴道三维超声诊断子宫畸形的价值.中国医学创新，（30）：118-120.

刘艳．2012，输卵管积水对辅助生殖影响机制的研究进展.国际生殖健康 / 计划生育杂志，32（3）：239-241，252.

罗丽兰，黄荷凤，刘继红，等．2013.不孕与不育.第 2 版.北京：人民卫生出版社，222-241.

全国卫生产业企业管理协会妇幼健康产业分会生殖内分泌学组．2017.中国子宫内膜增生诊疗共识.生殖医学杂志，26（10）：957-960.

唐后，康彧，孔令秋译．2015.妇产科超声图谱.第 2 版.天津：天津科技翻译出版有限公司，334.

王丹丹，杨清．2017，子宫畸形诊治的新进展及其对生殖预后的影响.国际妇产科学杂志，44（3）：257-261.

王丽琴．2012.子宫内膜癌临床诊治的研究进展.中国肿瘤临床与康复，5：472-474.

王晓梅．2017.盆腔淤血综合征的诊治进展.中国现代医生，55（5）：159-162.

王柱，王惠兰．2017.双阴道双子宫畸形的临床处理策略.中国计划生育和妇产科，9（9）：5-7.

吴乃森，接连利，许延峰．2010.产前超声诊断与鉴别诊断学.北京：科学技术文献出版社，45-81.

夏恩兰，刘玉环，马宁，等．2013.宫腔镜手术治疗 T 形子宫成功分娩三例报告及文献复习.中国妇产科杂志，48（6）：457-459.

夏恩兰．2014.子宫畸形诊治新纪元.国际妇产科学杂志，41（5）：570-573.

毓星，董晓秋．2009.计划生育超声诊断学.第 3 版.北京：北京科学技术出版社，159-160.

张婧如．杨鑫．2017.超声对卵巢良、恶性肿瘤的诊断价值.现代医用影像学.4（26），1056-1058.

赵蓉，王丽梅，顾玉婵，等．2016.腹腔镜病灶切除术联合左炔诺孕酮宫内缓释系统治疗子宫腺肌症的疗效观察.中国妇产科临床杂志，17（1）：24-27.

周慧梅，朱兰．2017.MRKH 综合征的诊断特点及临床处理.中国计划生育和妇产科，9（9）：12-14.

周永昌，郭万学 . 2012. 超声医学 . 第 6 版 . 北京：人民军医出版社 .

Gergolet M，Campo R，Verdenik I，et al. 2012. No clinical relevance of the height of fundal indentation in subseptate or arcuate uterus：a prospective study. Reprod Biomed Online，24（5）：576-582.

Jayaprakasan K，Chan YY，Sur S，et al. 2011. Prevalence of uterineanomalies and their impact on early pregnancy in women conceivingafter assisted reproduction treatment. Ultrasound Obstet Gynecol，37（6）：727-732.

Liu S，Shi L，Shi J，et al. 2016. Impact of endo metrial cavity fluid on assisted reproductive technology outcomes. Int J Gynaecol Obstet，132（3）：278.

Oppelt P，Von HM，Paulsen M，et al. 2007. Female genital malformations and their as sociated abnormalities. Ferility and Sterility，（87）：335-342.

Sadro CT. 2016. Imaging the endometrium：A pictorial essay. Canadian Association of Radiologists Journal，67（3）：254-262.

Tsiami A，Chaimani A，Mavridis D，et al. 2016. Surgical treatment for hydrosalpinx prior to in-vitro fertilization embryo transfer：a networkmcta-analysis. Utrasound Obstet Gynecol，48（4）：434-445.

# 第八章　男性生殖疾病超声检查

生殖问题是一体两面，除了女性因素导致的不孕症状，由男性因素导致的不育症也同样关键。近年来，男性生殖疾病发病率日益上升，由此导致的生殖问题约占疾病总数的 40%。与女性生殖超声检查相比，男性生殖超声检查研究数量相对较少，尤其是缺乏针对性的生殖医学检查规范。因此，男性生殖超声的深入研究及探讨具有较大临床价值。

根据男性生殖系统的生理结构构成及精液生成原理，可将影响男性生殖功能的因素分为以下三部分：①影响精液生成因素，如阴囊疾病、睾丸疾病、精索疾病及前列腺疾病；②影响精子储存及运输因素，如附睾疾病、输精管/射精管梗阻；③勃起障碍因素，如阴茎疾病、阴茎勃起功能障碍。

## 第一节　影响精液生成的因素

正常精液的生成取决于优质的精子及正常的附属腺体，精子生成障碍、附属腺体分泌受阻均可影响精液质量，造成男性不育。

### 一、睾丸疾病

#### （一）先天性下降异常

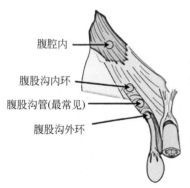

腹腔内

腹股沟内环

腹股沟管(最常见)

腹股沟外环

图 8-1-1　隐睾发生部位示意图

睾丸先天性下降异常是男性生殖系统较常见的疾病，其发病率不断上升，新生儿的发病率达 5%。根据睾丸的位置和移动情况可将睾丸下降异常分为隐睾（图 8-1-1）、滑行睾丸、回缩睾丸、阴囊高位睾丸和异位睾丸，相对应的治疗方式也各不相同：隐睾、异位睾丸、回缩睾丸等需尽快手术治疗，其余可先行激素治疗，如滑行睾丸使用 hCG 治疗后，约 60% 的患者睾丸可固定于阴囊内。

1. 隐睾

（1）临床概述：隐睾也称睾丸未降，指胚胎发育过程中由于各种因素导致睾丸下降过程受阻，至青春期患者睾丸仍未降入阴囊，其发生率为 0.7%～0.8%。隐睾病因复杂，包括精索过短、睾丸引带异常、腹股沟管发育不良及睾丸系膜粘连等。隐睾可单侧或双侧发病，以单侧多见，多数发生于右侧。大多数隐睾位于腹股沟，少数位于腹膜后。异位睾丸的恶变率较高，为正常睾丸的 30～50 倍。隐睾应尽早发现，及时手术治疗。

隐睾患者自幼一侧或双侧阴囊偏小且内部未触及睾丸，或可于患区触及椭圆形团块，表面光滑，可滑动，无触痛，可伴有同侧腹股沟斜疝。隐睾恶变时体积明显增大并伴疼痛；

扭转或急性炎症时，患区明显红肿并伴有胀痛，触诊不清。

（2）对生殖功能影响：腹腔内环境的温度较阴囊内高 1.5～2.0℃，睾丸在该环境下不能正常生精；随着年龄增大，隐睾内曲细精管退变、萎缩、纤维化，精原细胞数量减少，严重者生精功能下降，甚至不育，临床表现为精子数目减少、活力减低及无精子症。相关研究表明，隐睾患者占男性不育患者的 2%～9%，其中仅 35%～53% 患者能获得良好的临床结局。

（3）典型声像图：一侧或双侧阴囊内未见睾丸回声，而多在同侧腹股沟及腹内环附近或盆腔、腹膜后探及。隐睾呈椭圆形，体积小于同龄组正常睾丸，包膜光滑、边界清楚，内部呈均匀低回声（可较正常睾丸回声低），周围可见少量鞘膜积液，部分患者隐睾内存在点状强回声。在 Valsalva 动作、咳嗽等外力作用下，隐睾可移动；腹膜后隐睾由于位置深、受肠气影响，一般难以探测。加压扫查时可伴轻度胀痛。

隐睾发生急性炎症或合并扭转时，回声不均匀，体积进一步增大，周围可见积液。发生恶变时，其体积增大，内部呈不均质低回声，边界较清，肿瘤呈不均匀回声，可侵犯整个隐睾，并伴液性暗区或钙化斑。

CDFI：隐睾内部血流信号稀少，体积大者可见少量血流信号（图 8-1-2A、B）。合并炎症时血流信号明显增多，恶变时，肿块内部血供丰富，血管走行杂乱。扭转的隐睾内无血流信号显示。

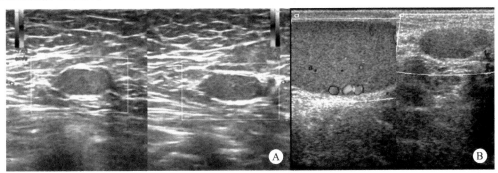

图 8-1-2　隐睾声像图

患侧腹股沟探及较小睾丸声像，CDFI 显示隐睾内血流信号稀少

（4）鉴别诊断：需与腹膜后或腹股沟肿大淋巴结鉴别，淋巴结位置固定，边界光滑，可见皮髓质结构及血流信号。在外力作用下，腹股沟隐睾可出现滑动。

（5）临床处理原则及预后：大多数隐睾可准确定位，体积较小时则难以寻找，尤其是腹膜后隐睾，此时可用注射 hCG 促其发育以利于查找。必要时可结合其他影像学检查如 CT、MRI 等。合并腹股沟或腹膜后肿瘤者，首先要警惕隐睾恶变的可能。隐睾一旦确诊，建议尽快手术治疗。

2. 滑行睾丸

（1）临床概述：滑行睾丸是由于精索过短、腹股沟管发育不良或睾丸引带异常等导致睾丸不能固定于阴囊内，可在外力作用下于腹股沟与阴囊之间来回滑动。滑行睾丸是睾丸下降异常的表现之一，单侧或双侧发病，患者可无明显临床症状。

（2）对生殖功能影响：单侧滑行睾丸患者可能保持正常生育功能，双侧发病者多不育。

（3）典型声像图：施以外力，可见于阴囊及腹股沟间来回滑动的睾丸回声，大多数滑行睾丸大小、回声和血流分布正常。

（4）鉴别诊断：由于滑行睾丸具有滑动性，且发生于腹股沟区，易被误诊为腹股沟斜疝，需结合患者病史及症状、体征明确诊断。

（5）临床处理原则及预后：以手术治疗为主，如滑行睾丸固定术；有研究表明，约50%的滑行睾丸对激素 hCG 治疗有效，也可在术前使用 hCG 以改善手术效果。

### （二）睾丸发育不良

1.临床概述：睾丸发育不良者睾丸体积 < 10ml，依照病因可将本病分为原发性和继发性。原发性睾丸发育不良发病率较高，常双侧发病，其主要病因为染色体异常（如Klinefelter 综合征——常染色体异常，常见核型为 47XXY，发病率为 1% ～ 2%）；继发性睾丸发育不良的病因包括内分泌异常、创伤、胚胎期睾丸血供障碍、感染、药物等。

2.对生殖功能影响：原发性睾丸发育不良患者睾丸体积缩小，无法生精和分泌足量雄激素，精液检查结果为少精、弱精或无精，患者无生育能力。

3.典型声像图：单侧或双侧发育不良的睾丸体积明显偏小，缩小比例常 > 30%。睾丸包膜光整，回声可正常或不均匀，可伴有附睾回声。

CDFI：睾丸内血流信号稀疏，周围可见少量血流信号。

4.鉴别诊断：需与睾丸萎缩鉴别，睾丸萎缩常继发于急性睾丸炎、阴囊外伤或睾丸扭转后，超声随访可见睾丸逐渐缩小，其内回声不均匀。

5.临床处理原则及预后：对于原发性睾丸发育不良患者，治疗方法主要是补充雄激素或生长激素，促进男性第二性征发育，使患者恢复男性体态和维持性功能，但无助于恢复生育能力；对于继发性睾丸发育不良患者，存在可治疗的原发病时（如长期精索静脉曲张）则需进行对症处理。弱精、少精等睾丸发育不良患者可进行辅助生殖技术助孕，无精症患者可接受捐精。

### （三）两性畸形

1.临床概述：两性畸形是指胚胎发育期分化异常出现的性别畸形。根据染色体、性腺、内外生殖器不同，可将其分为真两性畸形、男性假两性畸形、女性假两性畸形及其他性器官发育异常。真两性畸形较为罕见，即同一个体同时具有男性及女性两种性腺；假两性畸形表现为性腺与外生殖器不相一致（男性假两性畸形，核型为 46XY，表现为外生殖器女性化，内生殖器为男性且存在分化正常的睾丸；女性假两性畸形，核型为 46XX，表现为外生殖器男性化，而内生殖器为卵巢）。

两性畸形患者多为男性，常伴乳房发育，也可出现某些女性体征，如体型苗条、体毛稀少、声音尖细、有发育不良子宫等。

2.对生殖功能影响：受激素影响，两性畸形均存在不同程度的生殖功能障碍。部分具有发育正常生殖器官的真两性畸形，治疗后可保有一定生殖功能，但假两性畸形内外生殖器均发育不全，无法生育。

3.典型声像图：患者外生殖器检查时男女难辨，真两性畸形可探及发育不良子宫及睾丸；男性假两性畸形可探及阴道及分化正常的睾丸；女性假两性畸形可探及发育不全阴茎及卵巢。

CDFI：发育不全的生殖器内血流信号稀疏。

4.临床处理原则及预后：不同分型的两性畸形临床处理方法不同，且较为复杂，主要是性腺激素（hCG）治疗及手术治疗。存在发育正常的生殖器官的两性畸形者，经手术及药物治疗可具有一定生殖能力。

### （四）睾丸缺如

1.临床概述：睾丸缺如的病因不明，可能与遗传病、宫内感染、创伤、基因异常有关。可分为单侧缺如（单睾）或双侧缺如（无睾）。单睾患者睾丸常代偿性增大，外生殖器形态可无明显异常；无睾丸者多表现为青春期发育障碍、阴囊空虚、阴茎短小、无阴毛生长、全身脂肪呈女性分布和骨龄延迟等。

2.对生殖功能影响：单睾患者如睾丸无明显异常，可具有生育能力；无睾患者生殖器发育不良，体内雄激素水平低下，无生育能力。

3.典型声像图：睾丸缺如可见于单侧或双侧阴囊，且会阴部、腹股沟、腹腔内均无法探及睾丸声像。

4.鉴别诊断：本病结合临床检查及超声声像图可明确诊断，部分病例需与隐睾相鉴别。

5.临床处理原则及预后：睾丸缺如患者达到青春期时（13～14岁）应开始接受睾酮替代治疗；无睾患者无生育能力，可接受捐精。

### （五）多睾畸形

1.临床概述：多睾是指人体存在两个以上的睾丸，较为罕见，其病因可能是胚胎在衍化过程中生殖嵴内上皮细胞索异常分裂所致。左侧多发，临床上多为三睾畸形，多余睾丸大多数位于阴囊内，可有单独的附睾、输精管，也可与正常睾丸共用附睾和输精管；少数可表现为隐睾。多睾患者常无明显临床症状。

2.对生殖功能影响：多睾畸形可具备正常的生育能力。

3.典型声像图：多余睾丸可位于阴囊内正常睾丸旁或其他部位（如腹股沟等），其体积小于或近似于主睾丸，但主睾丸与多余睾丸体积均明显小于正常。主睾丸与多余睾丸常呈上下排列，有独立完整包膜，形态、内部回声多无明显异常。

CDFI：主睾丸及多余睾丸可探及血流信号。

4.鉴别诊断：位于腹股沟内或腹膜后的多余睾丸要注意与淋巴结鉴别，阴囊内的多余睾丸应注意与睾丸旁肿瘤区别。

5.临床处理原则及预后：多睾畸形无明显临床症状，并发疝或多余睾丸发生扭转时需紧急治疗，多余睾丸如出现萎缩或其他情况，也可切除。切除时勿伤及同侧正常睾丸的输精管。

### （六）睾丸囊肿

1.临床概述：睾丸囊肿无明显症状，多在常规体检中查出。囊肿可单发或多发，以单发为主，可合并附睾囊肿。根据发生部位不同，睾丸囊肿可分为白膜囊肿、单纯性囊肿和睾丸网囊肿。白膜囊肿来源于白膜间皮细胞，位于白膜与睾丸实质间，向外隆起，即使囊肿较小也容易触及，囊肿较大者可压迫睾丸引发疼痛；单纯性囊肿位于睾丸实质内，难以触及，通常由畸形的曲细精管异常扩张或感染形成局部梗阻所致；睾丸纵隔处曲细精管汇合形成睾丸网，曲细精管、附睾管阻塞或炎症感染均可形成睾丸网囊肿；单纯睾丸囊肿无明显症状，若合并出血、感染时可表现为阴囊胀痛，当囊肿多发或体积较大时可压迫睾丸实质，表现出相应临床症状。

2. 对生殖功能影响：睾丸囊肿多继发于炎症、外伤或术后粘连，睾丸内精管系统阻塞、扩张、液体积聚；睾丸囊肿较大时，说明阻塞程度重，可压迫周围正常睾丸组织，影响生精功能。睾丸网囊肿可导致少精或无精症。

3. 典型声像图：睾丸内可见单发或多发的类圆形无回声区，壁薄光滑，边界清晰，后方回声增强（图 8-1-3A、B）；合并出血、感染时，无回声区内可出现细点状、絮状回声。部分睾丸囊肿内可包含实性成分，此时可嘱患者改变体位，若实性成分可移动，考虑为良性可能，若实性成分固定，则考虑肿瘤囊性变。

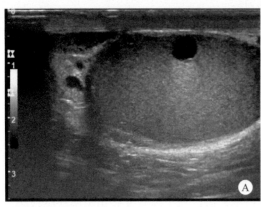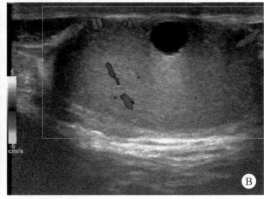

图 8-1-3　睾丸囊肿声像图

A. 睾丸实质内可见一类圆形无回声区，边界清晰，后方回声增强；B. CDFI 示睾丸无回声区内未见彩色血流信号

4. 鉴别诊断：睾丸白膜囊肿易漏诊，多通过分清各层组织结构回声与鞘膜壁层囊肿鉴别；而睾丸囊肿伴感染、出血时，则需与恶性肿瘤鉴别。

5. 临床处理原则及预后：较小且无明显临床症状的睾丸囊肿无需特殊处理，定期复查即可；囊肿较大、出现明显临床症状的患者可选择外科手术治疗。

### （七）睾丸微石症

1. 临床概述　睾丸微石症发生于曲细精管内，主要是睾丸生精小管上皮细胞萎缩坏死、脱落，导致糖蛋白及钙盐沉积、胶原纤维样组织团聚。其发生机制可能与精索静脉曲张、隐睾、睾丸发育不良及睾丸肿瘤有关。患者常无明显临床症状，部分可伴发隐睾或精索静脉曲张。

2. 对生殖功能影响：睾丸微石症表现为曲细精管萎缩、内含精原细胞碎片，阻碍精子发育和运动，精液分析可正常、少弱精或无精，患者生殖功能多下降。

3. 典型声像图：睾丸实质内有多发弥漫性点状强回声，直径在 1mm 以下，相互独立，呈弥漫性分布，后方无明显声影，多双侧同时发病。诊断睾丸微石症需要同一切面点状强回声＞5个。睾丸微石症共分为三级，Ⅰ级：超声任意切面有5～10个点状强回声，Ⅱ级：超声任意切面有10～20个点状强回声，Ⅲ级：超声任意切面有＞20个点状强回声（图8-1-4A）。

CDFI：睾丸内血流信号稍减少或无明显改变（图8-1-4B）。

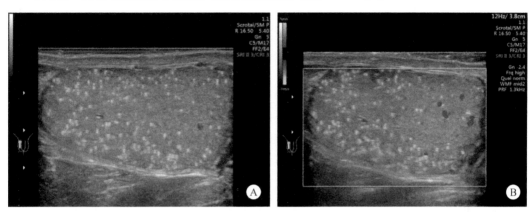

图 8-1-4　睾丸微石症典型声像图
A. 睾丸内可见多发点状强回声；B. CDFI 示睾丸内血流信号稍减少

4. 鉴别诊断：应与睾丸内钙化相鉴别（图8-1-5），睾丸内钙化通常表现为孤立、局灶性、大小不等的短棒状、斑点状或小片状强回声，后方可伴声影。

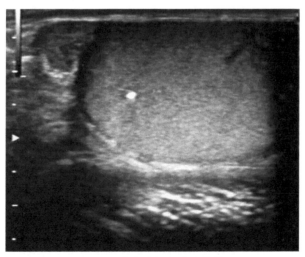

图 8-1-5　睾丸内钙化典型声像图
睾丸内可见孤立强回声斑

5. 临床处理原则及预后：睾丸微石症患者无需特殊治疗；睾丸结石患者，单个结石直径＞7mm或有成堆小结石、出现明显临床症状时，可选择外科手术切开取石。

### （八）急性睾丸炎

1. 临床概述：常见为细菌性或病毒性感染，流行性腮腺炎是睾丸炎最常见的病因。急性睾丸炎的患者可有高热、寒战、恶心、呕吐等全身症状，患侧睾丸出现不同程度肿胀、疼痛，可向腹股沟区放射，严重时可形成脓肿及坏死，常伴附睾炎。慢性睾丸炎多为急性睾丸炎治疗不彻底引起，可出现睾丸肿大或萎缩，质地变硬，伴轻度触痛。

2. 对生殖功能影响：双侧睾丸感染后，生精小管可发生玻璃样变及退行性变，生精上皮细胞脱落，睾丸组织内大量淋巴细胞和浆细胞浸润，破坏正常睾丸组织，后期睾丸萎缩，可表现为无精子症，从而影响生殖功能。

3. 典型声像图：急性睾丸炎时患侧睾丸弥漫性增大，内部呈不均匀低回声；合并脓肿时可见睾丸内边界不清的不规则低回声区。慢性睾丸炎睾丸实质回声强弱不均，体积缩小（图 8-1-6A）。可继发鞘膜积液。

CDFI：急性睾丸炎时，睾丸内血流信号极其丰富，多呈放射状或彩球状，动脉频谱呈高速低阻型；慢性睾丸炎时，睾丸内血流信号减少（图 8-1-6B）。

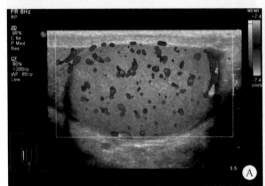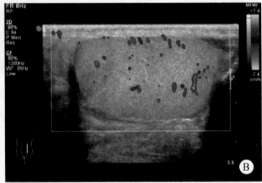

图 8-1-6 急性睾丸炎声像图

A. 患侧睾丸增大，形态饱满，内部彩色血流信号丰富；B. 健侧睾丸大小、形态正常，内部彩色血流信号正常

4. 鉴别诊断

（1）睾丸扭转：急性睾丸炎的血流丰富程度与阴囊疼痛程度成正比，而睾丸扭转松解时睾丸内血流信号增多同时疼痛明显减轻。

（2）睾丸结核：常为多发病灶，病程较长，有结核病史。

（3）精原细胞瘤：表现为睾丸肿大，但睾丸疼痛感较轻，CDFI 示血流丰富，血管走行扭曲杂乱。

5. 临床处理原则及预后：急性睾丸炎需及时治疗，以免迁延不愈演变为慢性睾丸炎。嘱患者注意休息，可使用非甾体类药物治疗及其他对症治疗以缓解疼痛症状，并依照治疗经验选择适当抗生素；睾丸内形成脓肿时，可在超声引导下抽出脓液或切开引流；慢性睾丸炎长期治疗无效且患者无生育需求时，征得患方同意后可摘除睾丸。

（九）睾丸外伤

1. 临床概述：睾丸外伤按损伤方式分为开放性损伤和闭合性损伤。闭合性睾丸损伤包括原位睾丸损伤和睾丸脱位。原位睾丸损伤根据其损伤程度，可分为钝挫伤、挫裂伤和破裂。睾丸脱位是指睾丸脱离阴囊，被挤入腹股沟或阴囊附近皮下。睾丸钝挫伤者白膜完整；睾丸挫裂伤者局部白膜缺损，少量睾丸组织溢出；睾丸破裂，则睾丸大部分组织破裂、溢出，患者阴囊皮肤淤血青紫，并有肿胀、疼痛，睾丸及附睾触诊不清、触痛明显。

2. 对生殖功能影响：睾丸损伤应尽早手术，清除阴囊及睾丸内血肿，切除坏死组织，尽可能保留正常睾丸组织以保留患者生育能力；一旦发生双侧睾丸损伤，血睾酮水平下降、精子数量降低时，极易导致不育及性功能障碍，需尽早处理。

3.典型声像图

（1）睾丸钝挫伤：患侧睾丸体积无明显增大，包膜完整连续，包膜下可出现少量不均匀低回声区。

（2）睾丸挫裂伤：患侧睾丸肿大，局部包膜中断，实质回声不均匀，可见睾丸内容物溢出鞘膜腔，呈不规则混杂团块状回声。睾丸内可出现大小不等的血肿，内呈细点状回声。

（3）睾丸破裂：患侧睾丸肿大，形态严重失常，多处包膜连续性中断，睾丸组织可完全溢出，睾丸内部无正常实质回声。

（4）睾丸脱位：阴囊内未见睾丸回声，可于皮下组织、腹股沟区、大腿内侧、腹腔内探及睾丸声像。睾丸大小正常，回声均匀或不均匀。

CDFI：损伤区周围血流信号增多，损伤区内未探及血流者，不排除组织坏死可能。

4.临床处理原则及预后：临床触诊常因阴囊壁、鞘膜腔积血而难以判断睾丸损伤类型。睾丸损伤的治疗原则为尽可能保存有生理功能的睾丸组织。CDFI能快速区分损伤类型，为选择不同的治疗方式提供依据。

睾丸挫裂伤、破裂及脱位需及时手术；睾丸钝挫伤，损伤区域大于睾丸体积 1/3 者，也应考虑手术治疗。

### （十）睾丸扭转

1.临床概述：睾丸扭转好发于年轻男性，其中 12 ～ 18 岁患者约占 66%，14 岁男性发病率最高。深睡眠、剧烈运动、撞击等均可使阴囊过度收缩而诱发扭转，导致睾丸血液循环障碍。睾丸发生扭转时，首先产生静脉阻塞，随后睾丸动脉也失去血供，睾丸缺血，提睾反射消失，抬高阴囊也无法缓解疼痛。

根据扭转程度不同，睾丸扭转可分为完全扭转和不全扭转。完全扭转时，精索血管被彻底阻断，睾丸组织易发生缺血、坏死。不全扭转，精索血管阻断过程较缓慢，可分为早期（数小时内）、中期（数小时至数天）、晚期（数天后）。临床上常见的睾丸扭转类型为不全扭转中晚期。患者发病初期仅为隐痛，随着病程发展迅速转为持续性剧痛，皮肤红肿，触痛明显，触诊可发现睾丸上移或横位。扭转后期，阴囊红肿消退，体积缩小，可伴恶心、呕吐或感染症状。少数不全扭转的病例可自行松解。

2.对生殖功能影响：睾丸扭转时间过长时可导致睾丸组织缺血坏死,影响患者生精功能。

3.典型声像图

（1）睾丸完全扭转：扭转早期睾丸轻度肿大，实质呈不均匀低回声，精索及睾丸内无血流信号。扭转后期睾丸体积逐渐缩小（图 8-1-7A）。

（2）睾丸不全扭转早期：睾丸体积、实质回声无明显变化，血流信号较健侧减少，睾丸内的动脉血流频谱可呈低阻型（图 8-1-7B）。

（3）睾丸不全扭转中期：患侧睾丸肿大，实质回声不均匀，可出现小片状低回声区，血流信号明显减少，呈高阻型血流，可出现舒张期反向血流。

（4）睾丸不全扭转晚期：患侧睾丸明显肿大，实质内出现放射状或小片状低回声区，血流信号消失；同时可合并附睾肿大，回声不均匀，附睾内无血流信号显示；精索扭曲

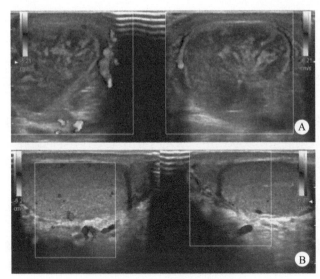

图 8-1-7　睾丸扭转声像图

A.完全扭转，睾丸实质回声不均匀，内部无明显血流信号；B.不全扭转早期，睾丸内尚可见点状血流信号

成团，阴囊壁增厚，常合并鞘膜积液。

超声造影：不全扭转早期睾丸实质内造影剂呈"慢进慢退"；中期，睾丸实质内造影剂分布不均匀，"慢进慢退"造影模式更为明显，峰值强度差明显减低；晚期，峰值强度差无明显变化，睾丸实质内无造影剂显示。

4.鉴别诊断：睾丸不全扭转早期超声表现不典型，因阴囊局部肿胀，临床检查难以区分睾丸和附睾，易误诊为附睾炎；阴囊疼痛明显，而血流信号无明显增多时，要注意不全扭转的可能；睾丸扭转后自行松解，阴囊疼痛明显减轻，睾丸形态、血供可明显改善，类似急性睾丸炎的表现；睾丸附件扭转，超声显示患侧睾丸大小、回声及血流均正常，在睾丸上极与附睾头间可见低或等回声肿物，无血流信号。

5.临床处理原则及预后：青少年睾丸扭转的程度及治疗方式都将影响其将来的生育能力。保护患者生精功能及预后的关键取决于扭转的程度和缺血时间，即能否准确判断扭转睾丸的缺血程度并选择相应治疗措施。在症状出现的最初 6 小时内手术复位，治愈率为 60% ～ 70%，超过 10 小时患侧睾丸通常发生不可逆性坏死。

因此，睾丸扭转一旦确诊，应争取时间尽早手术复位，力争在症状出现 6 小时内完成手术；若睾丸复位后血供良好，应再行固定术，将睾丸固定于阴囊壁或中隔以防止再发，若睾丸缺血时间过长则应切除睾丸。

### （十一）睾丸肿瘤

1.临床概述：睾丸肿瘤可分为生殖细胞肿瘤和非生殖细胞肿瘤，前者占 90% ～ 95%，主要包括精原细胞瘤、胚胎癌、畸胎瘤、绒毛膜上皮癌等。精原细胞瘤是最常见的恶性睾丸肿瘤，占生殖细胞肿瘤的 35% ～ 50%，多见于 30 ～ 50 岁成年人，单侧发病为主，肿瘤常呈实性分叶状，可出现液化坏死、出血、纤维化及钙化等。患侧睾丸弥漫性或局限性增大，可触及质硬无痛肿块。畸胎瘤是临床上较多见的良性睾丸肿瘤，青少年多见，小儿多为成熟型，成年人多为未成熟型。患侧睾丸局限性肿大，病灶内部可见囊腔、皮肤、毛发、脂肪、软骨等。

2. 对生殖功能影响：由睾丸肿瘤所致的男性不育约占 6%。间质细胞肿瘤致雄激素过度分泌，可导致性早熟或男性乳房发育，也可影响精子的产生及成熟而导致不育。此外，来源于肾上腺增生的先天性睾丸肾上腺残余瘤是男性不育的另一个重要原因，约 29% 肾上腺皮脂增生症患者合并睾丸残余瘤。ACTH 的释放导致瘤体的增长，临床表现为睾丸包块，甾体激素治疗后包块可变小，但若不及时处理，残余瘤包块可能会影响男性生殖功能。

3. 典型声像图

（1）畸胎瘤：患侧睾丸局限性增大，其内可见形态规则 / 不规则 / 分叶状圆形或卵圆形肿块，边界清晰，瘤体常呈多房囊性，腔内可见分隔带回声、坏死液化的囊性区及不规则强回声钙化。实性部分以不均质混合性回声为主（图 8-1-8A）；睾丸内常可见正常睾丸组织。CDFI：瘤内可见少量血流信号或无明显血流信号（图 8-1-8B）。

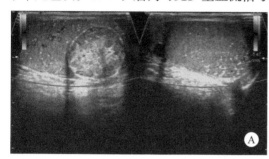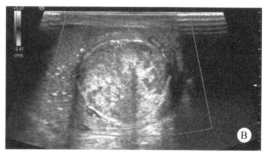

图 8-1-8 睾丸畸胎瘤声像图

A. 右侧睾丸增大，内可见类圆形不均质混合回声团；B.CDFI 示混合回声团内无明显血流信号

（2）精原细胞瘤：多表现为睾丸内不规则形低回声肿块，内部回声不均匀，边界欠清，其内可见液性暗区或点条状强回声斑块（图 8-1-9A）。CDFI：瘤内血供丰富，血管走行分布紊乱（图 8-1-9B）。

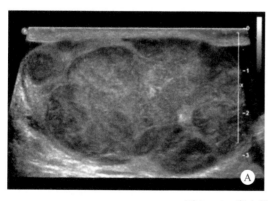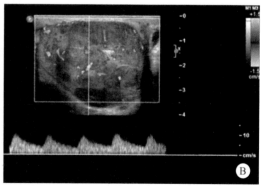

图 8-1-9 睾丸精原细胞瘤声像图

A.患侧睾丸明显增大，内可见不规则低回声肿块，边缘不规整，内部回声不均匀；B.CDFI 及 PW 示肿块内丰富血流信号，血管走行紊乱

4. 鉴别诊断：睾丸良恶性肿瘤间需要进行鉴别，结合临床表现、二维声像及彩色多普勒表现多可明确诊断。

5. 临床处理原则及预后：精原细胞瘤对放疗敏感，预后较好，也可选择手术切除；睾丸畸胎瘤首选手术治疗，疗效佳、预后好。

### （十二）取精术后改变

1.临床概述：外科取精术包括经皮附睾穿刺精子抽吸术、经皮睾丸穿刺精子抽吸术、睾丸切开取精术及睾丸显微取精术等。取精术主要对象是梗阻性无精症患者及部分非梗阻性无精症患者，目的是获取精子进行下一步辅助生殖技术操作。目前，超声引导下经皮睾丸、附睾穿刺取精术因其快速、简便、微创、可重复性好、并发症少等优势，成为临床取精的首选方法。

超声除了术前评估生殖系统形态与血流情况、术中引导穿刺外，还可观察取精术后并发症。经皮睾丸、附睾穿刺取精患者术后可有阴囊壁水肿，阴囊局部血肿并伴疼痛的表现，血肿较大时可出现压迫症状；合并感染则表现为相应的全身性症状。

2.对生殖功能的影响：附睾头部血肿可压迫输精管道，影响精子运输；睾丸内血肿较大时会压迫周围正常睾丸组织，并发感染时会使睾丸内温度升高，均可影响生精功能。

3.典型声像图：穿刺取精术后，阴囊内附睾头或睾丸内可见局限性不均匀混合回声区，内含液性暗区伴絮状回声，边界常清晰（图8-1-10A）。

CDFI：上述混合回声区内部无明显血流信号，周边血流信号较丰富（图8-1-10B）。

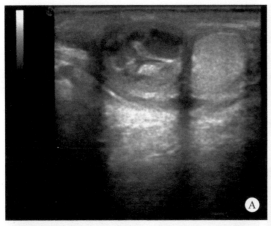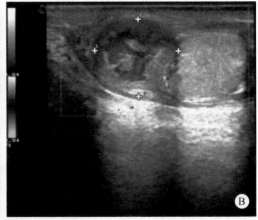

图 8-1-10　附睾头穿刺取精术后血肿形成

A.患侧附睾头显示不清，附睾头区可见类圆形混合回声团，边界清晰，内部回声不均匀；B.CDFI 示混合回声团内部无明显血流信号

4.鉴别诊断：穿刺后血肿需与睾丸、附睾原发性占位相鉴别，结合穿刺史、血流情况可确诊。

5.临床处理原则及预后：穿刺取精术后，血肿较小时可保守治疗、动态监测；当血肿进行性增大时应及时手术探查并处理。

## 二、鞘膜积液

### （一）临床概述

鞘膜积液可发生于阴囊内各处，最常见为睾丸鞘膜积液（hydrocele of tunica vaginalis）。睾丸脏、壁层鞘膜间的腔隙即鞘膜腔。正常情况下，睾丸鞘膜腔内有少量液体以利于睾丸滑动，当发生病变时，液体分泌与吸收失平衡，可发生鞘膜积液。鞘膜积液较常见，可见于各年龄段，根据病因可分为先天性和后天性：先天性鞘膜积液与淋巴系统未完全发育有关，多可自行消失；后天性鞘膜积液分为特发性及继发性，可继发于阴囊原发病（急性睾丸/附睾/精索炎症、创伤、阴囊术后、寄生虫等）或高热、心衰、腹水、低蛋白血症等全身性疾病。患侧临床表现为阴囊肿大，睾丸周围可触及囊性包块；合并感染时疼痛明显；大量积液时，阴囊质地硬，透光试验阳性。

根据发生部位不同，常见鞘膜积液可分为以下4型。

1. 睾丸鞘膜积液：最常见，积液局限于睾丸鞘膜腔内，鞘状突闭合正常，因睾丸和附睾被包裹，体检时睾丸不易扪及（图8-1-11A）。

2. 精索鞘膜积液：又称精索囊肿，位置较高。此型源于鞘状突中间未闭而两端闭合形成局限性积液，积液与腹腔、睾丸鞘膜均不相通（图8-1-11B）。

3. 睾丸精索鞘膜积液：即婴儿型鞘膜积液，鞘状突在内环处闭合、精索处未闭合，与睾丸鞘膜腔相通而与腹腔不相通，外观多呈梨形、长条形。部分新生儿出生时即有鞘膜积液，1/4为双侧性，可随身体生长发育而逐渐消退（图8-1-11C）。

4. 交通性鞘膜积液：即先天性鞘膜积液，鞘状突未闭锁，上与腹腔相通，下与睾丸鞘膜腔相通。积液实际为腹腔内液体，仰卧位时积液较少，站立时积液逐渐增多；通道较大时腹腔内容物可进入鞘膜腔形成疝（图8-1-11D）。

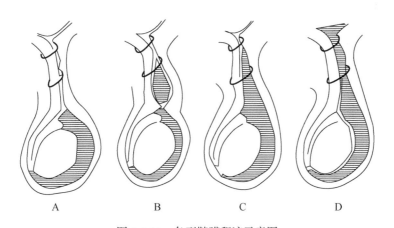

图 8-1-11　各型鞘膜积液示意图

A. 睾丸鞘膜积液；B. 精索鞘膜积液；C. 睾丸精索鞘膜积液；D. 交通性鞘膜积液

### （二）对生殖功能影响

继发性鞘膜积液的原发病可能影响生育功能；重度鞘膜积液时阴囊内张力过大，影响睾丸血运和温度调节，导致睾丸萎缩；少数睾丸、精索鞘膜积液消退缓慢或者囊内压过高也可影响睾丸血液循环及发育；巨大的鞘膜积液可使阴茎头缩入包皮内，影响排尿及正常性生活。

### （三）典型声像图

不同的积液类型有不同的超声表现，单纯性积液表现为无回声，血性、脓性积液时鞘膜腔内可见点状、絮状回声。

1. 睾丸鞘膜积液：累及单侧或双侧，阴囊肿大呈球形、梨形，可见阴囊内三方包绕睾丸的无回声区（积液量较多时）或局限于睾丸上、下极的无回声区（积液量较少时）（图8-1-12A）。

2. 精索鞘膜积液：单侧为主，积液常位于阴囊上部精索周围，呈椭圆形或梭形局限性无回声区，边界清晰，不与腹部、睾丸鞘膜腔相通，可移动。阴囊增大不明显，探头加压时液性暗区大小无明显改变（图8-1-12B）。

3. 睾丸精索鞘膜积液：阴囊增大，积液外观呈梨形，自睾丸鞘膜腔延伸至精索，与腹腔不相通。

4. 交通性鞘膜积液：单侧鞘膜腔与腹腔相通，积液量随体位改变而变化，可合并腹股沟斜疝（图8-1-12C）。

5. 当睾丸及精索鞘膜积液同时存在且互不相通时，称为混合型鞘膜积液，单侧常见，可并发疝或隐睾。

6. 炎症、外伤可导致包裹性鞘膜积液，表现为包膜增厚等，积液较局限，与周围各处积液相分隔（图8-1-12D）。

CDFI：各型鞘膜积液内均无明显血流信号。

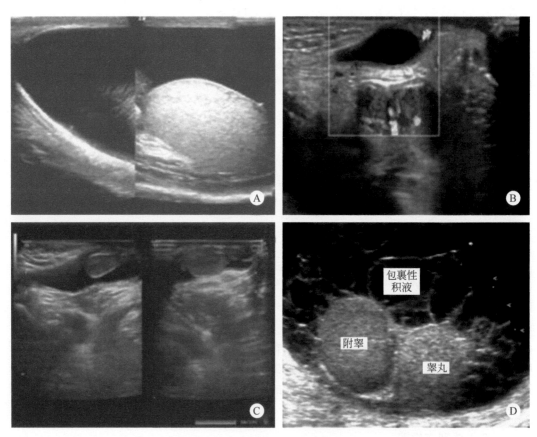

图8-1-12 各型鞘膜积液典型声像图

A.睾丸鞘膜积液；B.精索鞘膜积液；C.交通性鞘膜积液；D.包裹性鞘膜积液

### （四）鉴别诊断

各类鞘膜积液之间需要进行鉴别，注意积液所在位置、覆盖范围、是否与腹腔相通等；阴囊血肿时，阴囊肿大，阴囊无回声区内有细小点状回声，可结合外伤史或手术史进行鉴别。

### （五）临床处理原则及预后

少量积液且无明显症状者可长期随访观察；直径＜1cm、无临床症状的精索囊肿无需处理；中、大量积液可手术治疗，治愈率较高；合并局部炎性病变或全身疾病时，在消炎处理或全身疾病痊愈后，积液可自行吸收消退。

## 三、精索静脉曲张

### （一）临床概述

精索静脉曲张指精索静脉血流反流、淤积导致蔓状静脉丛异常伸长、扩张和迂曲。研究表明，在男性人群中，精索静脉曲张发生率为 10%～20%，其中以青壮年多见，因解剖学因素和发育不良所致的精索静脉曲张称之为原发性精索静脉曲张，病因多样；继发性精索静脉曲张常因腹腔内/腹膜后肿瘤、肾积水或异位血管压迫上行的精索静脉引起血液回流不畅所致。由于解剖学及空间位置因素，左侧精索静脉曲张约占 81%，单纯右侧精索静脉曲张罕见，如发生时应首先考虑腹膜后肿块压迫。

精索静脉曲张轻者无明显症状，严重者可表现为立位时患侧阴囊肿大，局部坠胀、疼痛，可向下腹部、腹股沟或腰部放射，于劳累、久立后加重，平卧休息时减轻或消失；可触及患处蚯蚓状曲张的静脉团，平卧时缩小，立位时可再度充盈。

### （二）对生殖功能影响

精索静脉曲张是男性不育最常见的病因。虽然确切的致病机制尚未明确，但可能与以下因素有关。

1. 精索静脉内血液滞留使睾丸局部温度升高 0.6～0.8℃，睾丸血氧浓度低、生精小管变性。

2. 血液滞留影响睾丸血液循环，睾丸组织内 $CO_2$ 等代谢产物淤积。

3. 左侧肾静脉血液反流至精索静脉，将肾上腺和肾脏分泌的代谢产物（类固醇、儿茶酚胺、5-羟胺等）带至睾丸，睾丸慢性中毒，生精受抑。

4. 因双侧睾丸之间静脉血管有丰富的交通支，一侧精索静脉曲张可同时影响对侧睾丸功能。

5. 精索静脉曲张症状引起性功能减退。

临床上对精索静脉曲张患者应进行常规精液检查。据报道，多数患者精子数量减少、活力下降，未成熟精子、尖头精子及颈段缺陷等畸形精子数增加，严重者可表现为无精症。

### （三）典型声像图

附睾上方精索区可见多个迂回曲折的管状结构或多个大小不等圆形或椭圆形无回声区，呈"蚯蚓状"或"蜂窝状"，管壁薄而光整，管腔内径增宽＞1.8mm，严重者可形成"静脉湖"。

Valsalva 试验可见管径进一步增粗，暗区扩大。精索静脉曲张程度与静脉反流量呈正相关，反流严重者可合并睾丸萎缩，表现为睾丸体积减小、反应性减低及血管密度下降。睾丸、附睾常无明显异常，严重时附睾尾部可增大。继发性精索静脉曲张患者可有原发病症状。

CDFI：蔓状静脉丛内可见杂乱的逆向血流，Valsalva 试验时加重反流（图 8-1-13），反流持续时间＞1 秒。根据蔓状静脉丛血液回流途径可将精索静脉曲张分为回流型、分流型及淤滞型；根据静脉反流与 Valsalva 试验的关系可将精索静脉曲张分为 4 级。

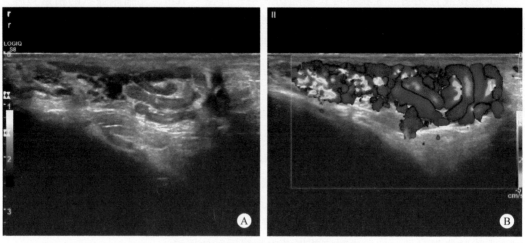

图 8-1-13　精索静脉曲张典型声像图

A. 二维声像图可见精索静脉迂曲扩张；B：CDFI 可见患侧精索静脉反流信号（Valsalva 试验）

0 级：平静呼吸和 Valsalva 试验均无明显反流信号。

Ⅰ级：平静呼吸无血流信号，Valsalva 试验时出现反流信号。

Ⅱ级：深呼吸时出现反流信号，Valsalva 试验时反流加重，持续时间变长。

Ⅲ级：平静呼吸时出现反流信号，Valsalva 试验时血流束明显变宽。

**（四）鉴别诊断**

精索静脉曲张需与阴囊后壁静脉相鉴别，后者内径通常无明显改变，且几乎不发生反流；急性精索炎时患者疼痛明显，炎症引起精索增粗、肿胀，精索静脉间隙增宽、壁增厚而管腔不增宽。

**（五）临床处理原则及预后**

影响生育功能的适龄男性建议进行手术治疗（精索静脉结扎），50% 以上患者睾丸内血流阻力指数下降、精液参数改善，同时 ICSI 临床妊娠率、活胎生产率均较未处理患者有所提升。研究表明，Ⅰ级反流患者术后的精液质量改善不明显，而Ⅱ级、Ⅲ级患者可获得明显疗效。

## 四、前列腺疾病

### （一）良性前列腺增生

1. 临床概述：良性前列腺增生（benign prostate hyperplasia）又称前列腺肥大，是指前列腺腺体、纤维组织和平滑肌组织等增生使前列腺形态失常、质地变硬，呈结节状肿大，主要发生于内腺两侧叶及前中叶，后叶罕见。由于内、外腺增生速度不同，内、外腺比例可为 3：1 ～ 7：1，外腺组织常受压，与内腺间形成假性包膜，手术中易于剥离。本病病因复杂，尚未完全明确，老年人多见，发病率随年龄增长而增加，据统计，我国 80 ～ 90 岁男性发病率可达 83%。症状一般出现于 50 岁以后，增大的前列腺压迫尿道造成下尿路梗阻，表现为渐进性排尿困难、夜尿增多等，最终发展至尿毒症；合并感染、结石时可伴发热、脓血尿。实验室检查血清 PSA 升高，游离 PSA 较低，游离 PSA：血清 PSA 比值下降。

2. 对生殖功能影响：前列腺是男性最大的附属性腺，可控制排尿及射精，将睾酮转化为双氢睾酮，对精子的活化起重要作用；其分泌的前列腺液是精液的重要组成部分，前列腺液排入尿道，与尿道旁腺和球腺分泌物汇合，最终与精子、附睾液混合后形成精液。前列腺增生可能是雌、雄激素平衡失调的结果，最终导致内环境改变，影响前列腺的正常功能。

3. 典型声像图：前列腺不规则增大，以前后径的增大较为明显，横切面可呈圆形或类圆形，轮廓完整、较光滑，内部回声分布不均（或均匀等回声内出现低、等或高回声结节），边界欠清，无包膜，周缘区与移行区分界不清，明显增生者可突入膀胱，部分伴钙化或结石。横切面前列腺中部稍凹陷处为尿道内口（图 8-1-14）。

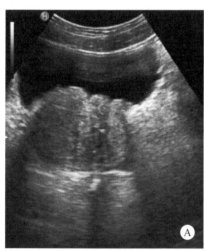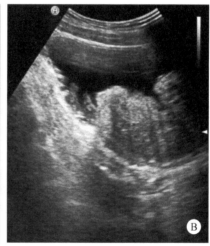

图 8-1-14　前列腺增生典型声像图（经腹部扫查）

A. 横切面扫查；B. 纵切面扫查，可见增大的前列腺突入膀胱

CDFI：血流信号正常或略丰富，呈不对称性分布，多见于内腺，增生结节旁可见环绕血流。

4. 鉴别诊断：前列腺增生需结合临床及生化检查与前列腺炎症及癌变鉴别；增大的前列腺突入膀胱时需与膀胱肿瘤相鉴别，前列腺增生部分与前列腺相连，回声一致，CDFI 常无明显血流，而膀胱肿瘤基底部与膀胱壁相连，血流信号丰富。

5. 临床处理原则及预后：大部分病例结合患者 PSA 增高及典型声像图可明确诊断，必要时可进一步穿刺活检以确诊。应激因素（如受凉、长时间憋尿、劳累和饮酒）可刺激前列腺充血，导致急性尿潴留，需紧急治疗。

### （二）前列腺结石

1. 临床概述：前列腺结石存在于前列腺腺泡和腺管内，多见于中老年男性，结石的形成与腺管狭窄、腺液潴留、炎症、增生代谢紊乱有密切关系。结石是腺泡腔内分泌物凝固后逐渐钙化而形成的圆形或椭圆形小体，病理上也称之为前列腺淀粉样小体。前列腺结石通常无明显症状，合并炎症或增生时，患者可出现尿频、尿急等相应症状，严重时可合并血尿、血精等。

2. 对生殖功能影响：前列腺结石常伴随其他影响生育功能的疾病，如慢性前列腺炎常合并散在结石、前列腺增生常合并弧形结石等。

3. 典型声像图：前列腺实质内多发散在排列的圆形、弧形强回声，直径为 2～4mm，后方无明显声影；弧形结石是由于前列腺增生、内外腺推挤而成，多在内外腺交界处；堆积于前列腺尖端部位的数个小结石，后方可伴声影（图 8-1-15）。

CDFI：数个小结石堆积时，叠加 CDFI 取样框可见结石后方的闪烁伪像。

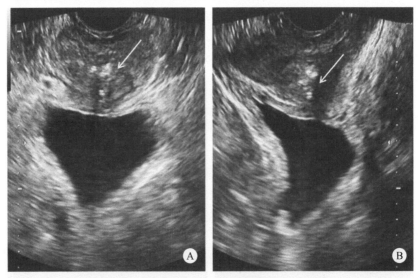

图 8-1-15　前列腺结石经直肠超声声像图

前列腺横切面（A）及纵切面（B）均可观察到强回声聚集成团，后伴声影

4. 鉴别诊断：需与尿道结石鉴别，注意多角度、多方位扫查，明确结石位置。

5. 临床处理原则及预后：前列腺结石较少引起临床症状，一般无需特殊处理；合并其他致不育因素时可针对性治疗，必要时选用辅助生殖技术。

### （三）前列腺囊肿

1. 临床概述：先天性前列腺囊肿较小，多为苗勒管退化不全、扩张而形成，常位于前列腺中央；后天性前列腺囊肿多由前列腺腺泡梗阻、分泌物潴留所致，常合并前列腺增生，可发生于前列腺任何部位，即潴留性囊肿。囊肿较小时，常无明显不适症状；囊肿较大时可出现压迫症状，如排尿困难、排尿延时、淋漓不尽。

2. 对生殖功能的影响：前列腺囊肿较大时，压迫射精管可致射精道梗阻，导致男性不育；先天性前列腺囊肿可合并隐睾、尿道下裂等生殖系统畸形，影响生育。

3. 典型声像图：前列腺大小、形态无明显异常，内可见圆形或类圆形无回声区，大小不等，通常不大于 15mm，囊肿较大者可突出至前列腺外。前列腺囊肿边界清晰，壁薄光滑，后方回声增强，可位于前列腺内部或包膜下；苗勒管囊肿常发生于前列腺基底部，与精囊、射精管及尿道均不相通（图 8-1-16）。

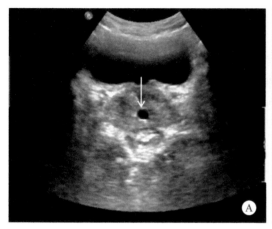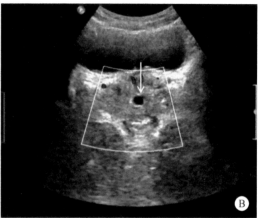

图 8-1-16　前列腺囊肿声像图

A. 前列腺腺体内可见一类圆形无回声区，后方回声增强；B. CDFI 示上述无回声区内无血流信号

CDFI：囊肿内无彩色血流信号。

超声造影：囊肿周边可见造影剂环状增强，内部无增强。

4. 鉴别诊断：前列腺囊肿需与精囊囊肿及射精管囊肿相鉴别（图 8-1-17），精囊囊肿多位于一侧精囊内；射精管囊肿常继发于感染、结石、手术、肿瘤等，表现为前列腺基底部射精管走行位置的类圆形或梭形无回声区，囊肿与输精管、精囊及后尿道相通，其尖端指向精阜。必要时可进行排精试验明确囊肿位置。

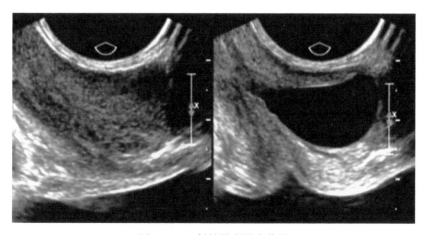

图 8-1-17　射精管囊肿声像图

射精管走行区可见梭形无回声区，边界清晰，内部回声均匀，后方回声增强

5.临床处理原则及预后：无症状前列腺小囊肿可随访观察，无需特殊治疗；囊肿较大时可出现相应临床症状，除外射精管囊肿后，可采用经直肠超声下囊液穿刺抽吸或硬化治疗，但容易复发，经尿道切除术常可获得较好的预后。

**（四）前列腺炎症及脓肿**

1.临床概述：前列腺炎常见于中青年男性，病因复杂。根据病因可分为感染性及非感染性，根据病程缓急可分为急性及慢性。急性感染性前列腺炎腺体内有炎性细胞浸润，细菌毒性较强、炎症加重时可形成前列腺脓肿，单发或多发均可，脓腔壁由炎性肉芽组织和纤维组织构成，腔内有大片坏死组织，周围前列腺腺泡内充满脓液，常导致前列腺弥漫性增大；约80%急性前列腺炎可侵犯精囊。慢性前列腺炎较常见，为纤维组织增生、腺管囊状扩张或伴有前列腺结石形成，多为急性前列腺炎迁延不愈或邻近组织的感染灶蔓延而成，常合并慢性精囊炎。肉芽肿性前列腺炎切面上可见黄色的肉芽肿结节。

患者临床表现不一，急性前列腺炎起病急，可出现尿频、尿急、排尿不适、尿潴留、尿道口"滴白"及会阴部、腹股沟区疼痛，直肠指检可触及增大的前列腺，触痛明显，脓肿形成时可触及波动感，前列腺液检查可见白细胞或脓细胞。还可伴发热、全身乏力、不适、精神萎靡不振等全身症状，脓肿破溃后症状可缓解。少数患者可无明显症状。

2.对生殖功能影响：急性炎症期，前列腺充血、水肿，严重时形成脓肿，可导致射精痛、性交痛、性欲减退、阳痿，炎症蔓延至精囊可表现为血精，影响生殖功能；部分慢性前列腺炎患者可出现腰骶部疼痛、睾丸隐痛及性功能障碍，合并尿路感染、精囊炎症时可影响精子质量。

3.典型声像图

急性前列腺炎：前列腺体积稍增大，形态饱满，包膜清晰，左右不对称，内部回声不均匀，可伴有低回声结节；脓肿形成时，可见前列腺内有片状低弱－无回声区或多发性小囊腔，内可见飘动点状回声，探头加压可见移动，压痛明显（图8-1-18）。低弱－无回声区分布情况及范围常可提供临床诊断信息。脓腔向外破溃时，前列腺包膜中断，周围组织回声不均。

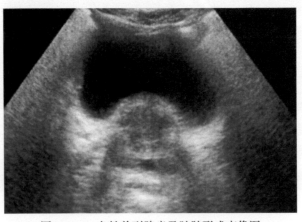

图8-1-18 急性前列腺炎及脓肿形成声像图

前列腺形态饱满，内部回声不均匀，可见腺体内片状低弱回声区

慢性前列腺炎：前列腺体积稍大或大小变化不明显，内部回声欠均匀，实质内可见散在斑点状、簇状或条状分布的强回声，即前列腺结石；合并纤维性变时，前列腺可缩小，包膜及实质回声可增强。可探及精囊炎相应声像图改变。

CDFI：急性炎症时前列腺内血流丰富；慢性炎症时前列腺内血流稍增多，前列腺周围静脉丛可扩张；肉芽肿性前列腺炎血流丰富。

超声造影：前列腺脓肿表现为脓肿周边有造影剂增强，内部无增强。

4. 鉴别诊断：前列腺脓肿需结合病史及实验室检查结果与增生鉴别，炎症多位于外腺，而增生多位于内腺；慢性肉芽肿性前列腺炎超声声像难以与前列腺癌、前列腺肉瘤鉴别，是否有尿路感染史、血清 PSA 水平是主要鉴别点。

5. 临床处理原则及预后：前列腺炎主要为药物治疗，急性炎症及时积极治疗后大多可痊愈，而急性期治疗不彻底可迁延为慢性炎症；较大脓肿形成时，可应用经直肠超声引导穿刺、抽吸、引流，并以生理盐水及抗生素反复冲洗，缓解症状，减少压迫，避免不必要的外科手术；针对慢性前列腺炎引发的疼痛还可进行抗炎、止痛等对症治疗。

### （五）前列腺结核

1. 临床概述：前列腺结核是男性泌尿生殖结核最常见的一种，占 22% ～ 49%。原发性前列腺结核罕见，多由下行性感染累及前列腺所致，并与其他脏器结核同时存在，向上可蔓延至精囊及附睾。前列腺结核早期临床表现多不典型，晚期结核破坏前列腺组织，可出现局部性症状如尿频、尿急、血精、血尿等，也可伴随全身性症状如低热、盗汗、心率增快、消瘦等。前列腺腺体活检、分泌物检验有助于明确诊断。

2. 对生殖功能影响：前列腺结核可破坏正常前列腺组织，导致少精、精子活性降低；前列腺结核可蔓延至其他男性生殖系统器官如精囊或射精管，导致无精子症；疾病迁延不愈可导致患者性功能下降。

3. 典型声像图：前列腺体积可无变化或稍大，内部回声不均匀，可见增粗增密的光点或边界清晰、形态欠规则的低回声结节；病程较长者可探及弱回声的病灶内坏死灶；组织纤维化时病灶可呈强回声，部分病灶内可合并钙化。

CDFI：病灶内部无明显血流信号，而周边血流信号较丰富。

4. 临床处理原则及预后：抗结核药物治疗为主，无需手术治疗。

### （六）前列腺癌

1. 临床概述：前列腺癌是男性生殖系统中较常见的恶性肿瘤，老年男性多见，发病率随年龄增长而增高，其病因复杂，可能与遗传、营养、环境等相关。外腺是较常累及的部分，病理分型 90% 以上属于腺癌，瘤体较硬。早期前列腺癌局限于包膜内，晚期癌肿突破包膜，经淋巴及血液循环向包膜外浸润。前列腺癌早期可无明显临床症状，中晚期出现下尿路梗阻，患者表现为血尿、排尿困难、尿潴留，最终发展至尿毒症，如出现骨转移可有腰骶部疼痛，严重时可合并病理性骨折。血清 PSA 是快速有效筛查前列腺癌的指标。相关研究结果表明，正常前列腺腺体每克血清 PSA 可升高 0.12ng/ml，而前列腺癌的 PSA 升高幅度是正常组织的 10 ～ 12 倍。

2. 对生殖功能影响：癌肿可压迫、侵犯前列腺组织，晚期向周围浸润可累及精囊等其他男性生殖系统部位，影响精液生成。

3.典型声像图：前列腺大小可正常或呈不对称性增大，经雌激素治疗后前列腺可缩小。前列腺包膜完整或不完整呈凹凸不平样，外腺实质内可见不均匀性低或等回声，边界模糊不清，可伴高回声钙化灶。晚期癌肿可侵犯精囊、膀胱、直肠等（图8-1-19A）。

CDFI：病灶内血流信号较丰富，分布不规律（图8-1-19B）。

弹性成像：弹性图上显示病灶处以蓝色为主，部分病灶范围大于二维图像上病灶范围，病灶处剪切波硬度明显大于周围腺体（图8-1-19C）。

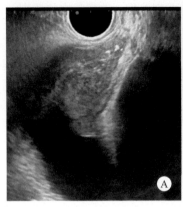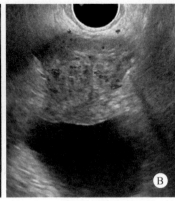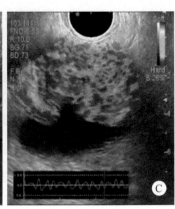

图 8-1-19　前列腺癌典型声像图改变

A.纵切面，可见前列腺实质内混合回声团；B.横切面，可见混合回声团内较丰富血流信号；C.实时弹性成像提示混合回声团质地较硬，病理提示前列腺癌

4.鉴别诊断：需与前列腺增生（结节型）、前列腺肉瘤相鉴别，主要结合临床血清PSA水平、典型超声声像（如病灶边界、血流情况）、肛门指检等综合分析。

5.临床处理原则及预后：经直肠超声检查对较小（＜4mm）前列腺癌诊断较为困难，必要时可结合穿刺活检明确诊断；早期前列腺癌患者主张根治性治疗，包括根治性前列腺切除术、放射性粒子植入、放疗等；激素敏感性较高的晚期前列腺癌患者以内分泌治疗及对症治疗为主，激素抵抗型患者可采用化疗。

## 五、精囊疾病

### （一）先天性精囊缺如

1.临床概述：精囊先天性发育异常导致精囊先天性缺如，较罕见，可合并先天性双侧输精管缺如、异位输尿管。相关研究证实本病与囊性纤维化（cystic fibrosis，CF）有关，可能是囊性纤维化跨膜转运调节因子的突变所致。患者可单侧或双侧精囊缺如，多无明显临床表现。

2.对生殖功能影响：精囊具有分泌功能，是男性生殖系统重要的附属腺。单侧精囊缺如可无明显影响，双侧精囊缺如者表现为无精症，可致不育。

3.典型声像图：正常精囊及输精管区域未探及单侧或双侧精囊声像图，单侧缺如者仅可见体积正常或稍大的对侧精囊（图8-1-20A）。

CDFI：无明显异常血流信号（图8-1-20B）。

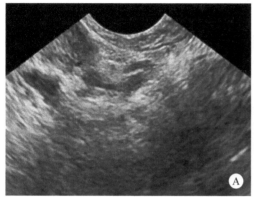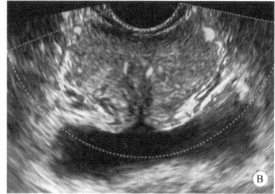

图 8-1-20　先天性精囊缺如典型声像图改变

A. 前列腺大小、形态正常，双侧精囊区域未见精囊回声；B. CDFI 示无明显血流信号

4. 鉴别诊断：需与其他导致梗阻性无精症的疾病相鉴别，一般通过超声检查可明确诊断。

5. 临床处理原则及预后：单侧精囊缺如患者如生育功能正常，无需特殊处理；双侧缺如导致不育的患者可选用辅助生殖技术。

**（二）精囊囊肿**

1. 临床概述：精囊囊肿是精囊良性病变，可分为先天性及潴留性（继发性）。先天性精囊囊肿可分为孤立囊肿、合并上尿路发育畸形的精囊囊肿及常染色体显性遗传的多囊肾合并精囊囊肿（较为罕见）；继发性精囊囊肿可继发于尿道感染、前列腺占位、手术或外伤导致的射精管口狭窄、闭锁，精浆聚集。精囊囊肿有较厚的肌纤维壁，内衬以假复层或柱状上皮，囊肿内容物多为血性，可含有低活性的精子。轻者可无明显临床症状，仅在超声常规检查时发现；严重者可表现为血尿、血精、附睾炎、前列腺炎及不育。囊肿较大时可压迫膀胱出口形成梗阻。

2. 对生殖功能影响：精囊囊肿是导致精管系统梗阻的第二大因素，较大的精囊囊肿可压迫精囊、射精管致其狭窄闭锁，形成梗阻性无精症。

3. 典型声像图：单侧多见，患侧精囊增大，可见其类圆形或椭圆形囊性结构，较大者可占据整个精囊，囊壁薄，边界清晰，后方回声增强，有时内部可见点状或絮状回声飘动。扫查同侧肾区时可能发现异常的肾脏声像图。

CDFI：精囊囊肿内无明显血流信号（图 8-1-21A、B）。

4. 鉴别诊断：需与前列腺囊肿、射精管囊肿相鉴别，注意多切面、多角度扫查，明确囊肿位置，结合患者病史及临床症状、体征综合分析；还需与膀胱憩室鉴别，后者与膀胱相通，排尿后体积可缩小。

5. 临床处理原则及预后：较小的无症状精囊囊肿可保守治疗，进行前列腺按摩及定期临床随诊，直径＞2.5cm、有临床症状的精囊囊肿通常进行外科手术切除，但术后可能出现尿道狭窄、勃起功能障碍等并发症，此时可选用经会阴穿刺进行囊肿引流。

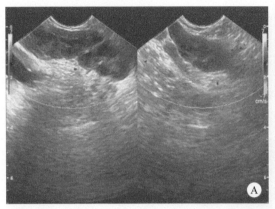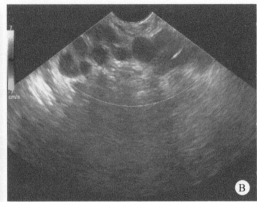

图 8-1-21　精囊囊肿典型声像图改变

A. 精囊增大，其内可见圆形囊性结构；B. CDFI 无明显血流信号

### （三）精囊炎症

1. 临床概述：精囊炎症是最常见的精囊疾病，可分为急性及慢性两种。急性精囊炎患者主要表现为尿频、尿痛、排尿困难、终末血尿，疼痛可放射至下腹部，射精时加剧，严重时可形成脓肿；慢性精囊炎主要由泌尿生殖系统的慢性细菌性感染迁延不愈所致，血精是这类患者最常见的就诊原因，直肠指检可触及变硬的精囊。

2. 对生殖功能影响：精囊在解剖上表现为"囊底大、囊口细直"，这种特殊的解剖结构使得发生炎症时，炎性分泌物不易引流而淤积于精囊内，影响精囊正常精液分泌，无法提供足够能量，精子活力下降，导致不育；炎症时，精囊内环境受到影响，分泌物成分改变，精子活力下降；急性炎症如长期无法治愈可迁延为慢性炎症，导致勃起功能障碍，影响性生活等。

3. 典型声像图：急性精囊炎，精囊增大，形态饱满，厚径＞15mm，精囊边界不清，内部回声减低、不均匀，伴多发粗大光点。

慢性精囊炎：精囊体积稍大或正常，病程较长患者患侧精囊可缩小，壁增厚（＞1mm）、不光整、僵直，内部回声增粗增强，可伴钙化灶。慢性精囊炎声像图表现不典型，超声不能作为诊断的独立性指标。如合并慢性前列腺炎，可有相应声像图表现（如前列腺结石等）。

CDFI：急性炎症时精囊内血流信号增多、血流速度增快，频谱呈高速低阻型；慢性炎症时血流信号增多不明显。

4. 鉴别诊断：精囊炎症需与精囊癌鉴别，通过血清 PSA 水平、临床症状及体征多可鉴别，必要时可进行直肠超声引导下精囊穿刺。

5. 临床处理原则及预后：严重的急性精囊炎可引发一系列症状，影响男性生殖功能，需要及时、彻底地治疗；慢性精囊炎出现顽固性血精时，可采用经直肠超声引导下精囊穿刺注射抗生素的治疗方法，但由于局部注药的药物很快通过射精管排入尿道，药效维持时间短，因此存在较高的复发率，这时可采用精囊穿刺置管进行连续抗生素滴注来保证相对有效的药物抗菌浓度。

#### （四）精囊肿瘤

1.临床概述：精囊肿瘤（the tumor of seminal vesicle）可分为良、恶性两种，根据病因又可将恶性肿瘤分为原发性及继发性。原发性精囊肿瘤较为罕见，即肿瘤局限于精囊内，无其他部位的原发肿瘤；继发性较常见，常发生于 25～90 岁的男性，约 40% 在 40 岁前发病。精囊肿瘤以腺癌为主，多由前列腺癌直接侵犯所致，少数也可由膀胱癌或直肠癌转移而来。原发性精囊肿瘤常合并患侧输尿管异位开口于精囊，患者出现血精，肿瘤较大时可出现排尿、排便困难等压迫性症状，晚期还可出现血尿、尿路不畅、盆腔疼痛、会阴部不适。患者血清 CEA 及 CA125 阳性，PSA 阴性。

2.对生殖功能影响：精囊肿瘤侵犯精囊血管导致血精，肿瘤较大时可压迫射精管，发生不育。

3.典型声像图：患侧精囊体积增大，形态饱满或不规则，内部以不均匀低回声为主，可见低或高回声结节，边缘不清。可同时显示前列腺癌、膀胱癌等声像图改变。前列腺癌侵犯精囊时，前列腺、膀胱与精囊之间的间隙消失，精囊壁显示不清。

CDFI：精囊结节内血流信号丰富。

4.鉴别诊断：需结合临床病史及相关症状、体征与精囊囊肿及前列腺癌鉴别。

5.临床处理原则及预后：可采用手术、放化疗进行治疗，通常以手术治疗为主。精囊恶性肿瘤检出时通常已属晚期，积极有效的治疗主要以提升患者终末期生存质量为目的。

精液生成是男性生殖过程的第一步，包括精子生成、附属腺体分泌物形成及融合的过程。男性生殖超声检查主要为影响精液生成的各种因素的诊断及鉴别诊断提供有效的结构性、器质性辅助诊断信息。

# 第二节　影响精子储存及运输的因素

梗阻性无精症占男性不育的 6%～26%，近年来其发病率呈现增长趋势。精管系统梗阻是导致梗阻性无精症的主要原因。参与精子运输的器官主要包括附睾、输精管和射精管（图 8-2-1）。梗阻可发生于分泌导管系统的任何位置，根据病因可分为先天性及获得性。临床触诊及血清激素情况无明显异常的无精症患者，应考虑精管系统梗阻可能。

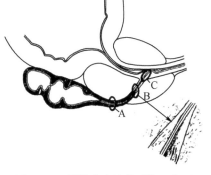

图 8-2-1　男性分泌导管系统示意图

可显示前列腺、精囊、射精管、输精管
A. 近端管腔区域；B. 前列腺内区；C. 远段
射精管区

## 一、附睾疾病

具有正常射精量的少精症及无精症患者，应考虑附睾疾病致精管系统梗阻的可能。先天性因素、医源性因素（如附睾囊肿切除术后）及其他因素（如急性或亚急性感染或外伤）均可导致附睾梗阻。

### （一）先天性附睾缺如

1.临床概述：先天性附睾缺如是附睾发育异常较为常见的一种，其余还包括附睾离断（头体尾之间不相连）、附睾形态异常等，可能与性腺激素低下有关。附睾缺如可分为完全性及部分性。部分性多见附睾体部或尾部缺失，附睾完全缺如见于无睾症。大部分患者表现为不育，可合并肾缺如、精囊缺如或发育不良、隐睾及腹股沟疝等。

2.对生殖功能影响：附睾缺如者常合并输精管缺如/发育不良，引起梗阻性无精子症，导致患者不育。

3.典型声像图：附睾完全缺如者睾丸旁未探及正常附睾回声；附睾部分缺如发生在体尾部，可见附睾头部增大，回声杂乱，呈"破网状"改变，附睾体尾部未探及相应回声。

CDFI：患侧附睾区处无明显血流信号。

4.鉴别诊断：注意应多角度、多切面扫查以确诊睾丸缺如。

5.临床处理原则及预后：单侧附睾缺如患者可保有正常生育功能；双侧缺如患者需进行辅助生殖技术助孕。

### （二）附睾囊肿

1.临床概述：附睾囊肿又称精液囊肿，因输精管阻塞而导致精液积聚于附睾，好发于20～40岁男性，发病率约为5%。囊肿起源于睾丸网输出小管上皮细胞，直径通常为数毫米至数厘米，多为单一囊腔。囊肿好发于附睾头部，较少位于体部，囊内含有大量精子。患者一般无明显临床症状，部分自觉阴囊坠胀感。

2.对生殖功能影响：较大的附睾头囊肿可压迫附睾管引起部分梗阻，影响精子运输。

3.典型声像图：附睾头内或旁边可见类圆形囊腔，边界清晰（图8-2-2），直径一般为0.2～0.3cm。囊内呈无回声，后方回声增强，偶见多囊腔或串珠样分隔，部分囊腔内可见悬浮状细小光点。较大者可压迫输出小管，导致输出小管及睾丸网扩张（图8-2-3）。

CDFI：附睾囊肿内无明显血流信号。

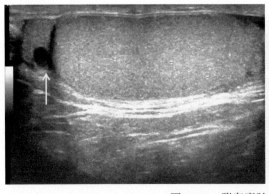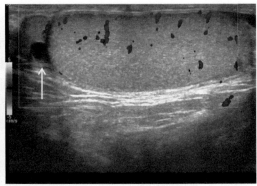

图 8-2-2 附睾囊肿典型声像图改变

附睾头部可见一个类圆形无回声区，边界清晰，内部回声均匀，后方回声增强

4.临床处理原则及预后：附睾囊肿是男性生殖系统囊性病变中较常见的疾病，但临床症状、体征不典型。随着病程发展，囊肿体积可逐渐增大，部分有临床症状的囊肿需进行硬化治疗或手术切除。

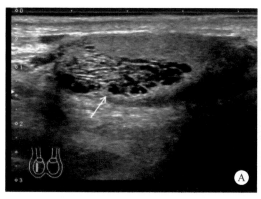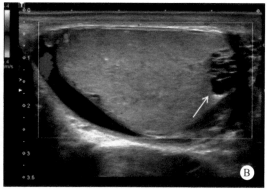

图 8-2-3　睾丸网扩张典型声像图改变

A. 睾丸实质内可见网格样无回声区；B. CDFI 示该无回声区内部无血流信号

### （三）附睾淤积

1. 临床概述：输精管狭窄、中断（结扎术后）或缺如及炎症等各种原因均可导致输精管阻塞，引起精子和附睾液等分泌物淤积、附睾管扩张，影响附睾管储存、运输精子的功能，从而导致附睾淤积。患者单侧或双侧附睾肿大、胀痛，于久立、长时间行走或性交后症状加重，并发炎症时症状与附睾炎相似。触诊患侧附睾时，可感其质硬光滑，呈弥漫性肿大。

2. 对生殖功能影响：附睾和附睾管发生淤积时，附睾肿大，附睾管扩张，精子运输通路受阻，可导致梗阻性无精症。长期下腹不适、胀痛者可能影响性功能。

3. 典型声像图：单侧或双侧附睾均匀性肿大，呈"腊肠样"低回声，附睾管呈"细网格样"或"筛网状"扩张，管内可见漂浮细点状高回声。可伴有输出小管、输精管扩张（图 8-2-4）。

CDFI：肿大附睾内无明显或仅可见少量血流信号。

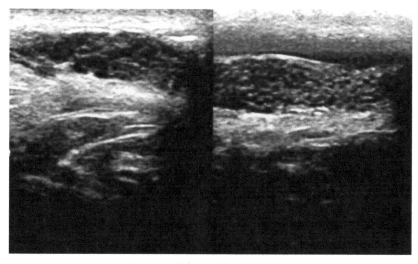

图 8-2-4　附睾淤积典型声像图改变

双侧附睾肿大，附睾管呈网格样扩张

4.鉴别诊断：需与急性附睾炎和附睾结核相鉴别。后两者附睾内血供丰富，回声不均匀，但附睾管无扩张。

5.临床处理原则及预后：狭窄、继发性附睾淤积导致不育患者可通过外科输精管附睾端侧吻合术进行治疗，疗效显著；先天性输精管缺如患者可选择辅助生殖技术。

### （四）附睾炎

1.临床概述：附睾炎是最常见的阴囊内炎症，多见于中青年。急性附睾炎始于附睾尾部，常继发于精囊炎、前列腺炎和尿道炎。患侧附睾水肿充血，可出现脓肿，致使附睾管及周围组织纤维化、管腔阻塞。慢性附睾炎多由急性附睾炎迁延不愈所致，炎性结节多位于附睾尾部，可引起附睾纤维化，并可导致男性不育。

急性附睾炎患者单侧或双侧阴囊突发红肿、剧痛，并向下腹及会阴部放射。患侧阴囊触痛明显，附睾触诊不清，可出现畏寒、发热、白细胞升高等全身症状。慢性附睾炎主要表现为阴囊内不适、触及阴囊内或附睾尾部结节。

2.对生殖功能影响：急性附睾炎管腔内大量中性粒细胞和精子淤积，上皮细胞脱落坏死，附睾管鳞状化生伴纤维化，导致附睾管阻塞。炎症感染会降低精子的活动度，影响精子质量和数量；此外，炎症感染可能导致体内产生精子抗体，约8%的不育患者体内存在精子抗体，如双侧附睾炎严重时可致不育。

3.典型声像图

急性附睾炎：附睾体积增大，以尾部为主；内部回声杂乱不均，以低回声为主，于肿大附睾尾部可见不规则无回声脓腔，内含细点状回声。急性附睾炎可伴发精索增粗、血管扩张、鞘膜腔积液，阴囊壁增厚可＞5mm。

慢性附睾炎：大部分病灶局限于附睾尾部，可见尾部轻度肿大，回声不均匀，内合并高回声结节。

CDFI：急性附睾炎患侧附睾血流信号明显增加（图 8-2-5）；慢性附睾炎血流信号稍丰富或减少（图 8-2-6）。

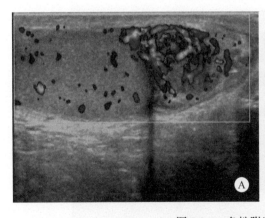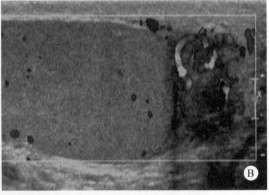

图 8-2-5 急性附睾炎典型声像图改变

A.左侧附睾尾增大，内部回声不均匀性减低，CDFI 示血流异常丰富；B.同一患者治疗 1 周后复查，CDFI 示血流信号较之前有所减少

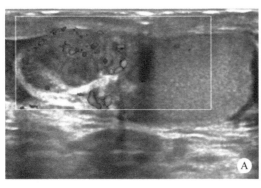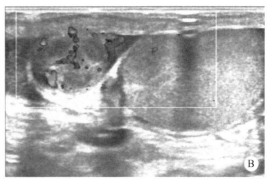

图 8-2-6　慢性附睾炎典型声像图改变

病灶局限于附睾尾部，其内可见一个椭圆形混合回声团，边界清晰，内部回声不均匀，CDFI 示内部血流信号稍丰富

4. 鉴别诊断：主要与附睾结核相鉴别，附睾结核有结核病史，病情常反复。慢性附睾炎应与附睾肿瘤、附睾精子肉芽肿相鉴别。附睾良性肿瘤，内部回声均匀，边界清晰；恶性肿瘤，内部回声不均，边界不清，血供丰富，无感染症状；附睾精子肉芽肿，有外伤或炎症史，抗炎治疗无效。

5. 临床处理原则及预后：急性附睾炎及时治疗后，一般 1～2 周病情可好转；若治疗不及时，需数周或更长时间恢复；大多数附睾炎经抗生素治疗后可消退，无需手术治疗。超声检查有助于急性附睾炎的确诊，并能帮助了解炎症的范围和程度，排除是否合并其他阴囊疾病，如睾丸肿瘤等，必要时可在超声引导下对睾丸结节进行穿刺活检。诊断性评估及抗炎治疗的主要目的是评估感染对精液质量及精子功能的影响、避免炎症累及女性伴侣，以降低不孕的风险。

### （五）附睾结核

1. 临床概述：附睾结核较为少见，主要是结核菌由泌尿系或其他器官病灶直接蔓延或血行播散至附睾所致。病变可由附睾尾部蔓延至整个附睾，患侧附睾可发生纤维化、干酪样坏死或破溃，与阴囊粘连，形成冷脓肿。附睾尾部出现硬结，输精管可增粗变硬，成串珠样。患者可有低热、盗汗、乏力、面颊潮红，阴囊不适、坠胀、隐痛等症状。

2. 对生殖功能影响：精子运输过程中途经附睾时，附睾分泌产物可提升精子的正向运动能力，该过程称为精子成熟。附睾还具有浓缩、运输、免疫保护和储存精子的作用。只有经过附睾运输的精子才具有一定受精能力。

3. 典型声像图：附睾肿大，结构紊乱，内部可见单发或多发低回声 / 混合回声团，可呈"串珠样"改变。组织坏死液化后，内部可见不规则无回声区。结核性肉芽肿形成则表现为不均质高回声，钙化时可见强回声灶伴声影。

CDFI：肿大的附睾内血流信号稀疏，如合并感染时可表现为血流信号丰富。

4. 鉴别诊断：需与慢性附睾炎、附睾肿瘤相鉴别。慢性附睾炎病变常累及整个附睾，一般无明显坏死液化，疼痛较明显；附睾肿瘤可见病灶实性占位，血流信号丰富。

5. 临床处理原则及预后：附睾是生殖系统结核病变最常受累的生殖器官，主要由其他器官结核经血行传播所致。所有类型的生殖器结核均应首选抗结核药物治疗。大多数附睾结核患者在抗结核药物治疗后病情可有效控制，如形成冷脓肿，则需切开或经皮引流。附睾结核可致不育，部分患者即使接受规范抗结核治疗仍无法恢复生殖功能。因此，治疗后除了常规随访、防止复发外，有生殖需求的患者还需通过辅助生殖技术协助生殖。

### （六）附睾肿瘤

1. 临床概述：附睾肿瘤中，良性肿瘤约占 2/3，单发为主，较多见的是腺瘤样瘤，其次为平滑肌瘤、囊腺瘤等，大部分肿瘤包膜完整、质地均匀，生长缓慢，无明显触痛。恶性肿瘤可有恶性淋巴瘤、肉瘤等，以尾部多见。

2. 对生殖功能影响：位于尾部的体积较大的附睾肿瘤，可压迫附睾管及输精管，导致附睾管部分狭窄，影响精子运输。附睾乳头状囊腺瘤是一种罕见的良性肿瘤，发生于附睾头部的睾丸输出小管，是导致不育症的可能因素之一。

3. 典型声像图：附睾头或尾部局限性肿大，良性肿瘤多为圆形或椭圆形，边界清晰，可见完整包膜，其内部回声多呈均匀低至高回声，腺瘤样瘤以低回声或等回声多见，平滑肌瘤可呈漩涡状改变，囊腺瘤呈无回声囊性结构。恶性肿瘤形态多不规则，边界不清，内部回声不均。

CDFI：大部分良性肿瘤内显示少量血流信号，恶性肿瘤可见丰富血流信号。

4. 临床处理原则及预后

附睾良性肿瘤：主要进行手术切除治疗，可在局麻或蛛网膜下隙阻滞下行附睾切除术，有生育要求者可行单纯肿瘤切除术，预后较好。

附睾恶性肿瘤：好发于各种年龄，附睾肿物在短期内明显增大，质硬、有压痛、与周围界限不清。术中冰冻切片确诊后，可行根治性切除术及腹膜后淋巴清扫术，术后辅以放、化疗以提高生存率。

## 二、输精管梗阻

根据引起输精管梗阻的病因不同，可将输精管梗阻分为先天性及后天性：先天性输精管梗阻可由先天性输精管缺如、狭窄所致；后天性常继发于腹股沟疝修补术、阴囊外科手术或输精管结扎术。

### （一）先天性输精管梗阻

1. 临床概述：先天性输精管梗阻（CBAVD）主要是由于先天性输精管缺如、狭窄所致。常合并先天性精囊缺如及患侧肾结构异常或功能障碍。患者多因不育前来就诊，其睾丸可稍小或正常，附睾或输精管触诊异常。FSH 水平可正常或轻度增高。

2. 对生殖功能影响：据统计，约 2% 不育患者、4% ～ 17% 无精症患者由先天性输精管梗阻引起。90% CBAVD 患者可合并精囊异常，其中 40% 患者合并精囊完全缺如。先天性输精管梗阻包含输精管及精囊异常，导致精子活性下降、运输障碍，影响生殖功能。长时间阻塞可合并睾丸纤维化，导致生殖细胞功能损伤，严重降低生育能力。

3. 典型声像图：经直肠超声检查可探及输精管壶腹部缺失、精囊缺失、发育不全及合并囊肿、钙化或精囊内强回声（图 8-2-7）；经阴囊超声提示输精管扩张，附睾头与体尾交界处结构显示不清，部分患者表现为输精管缺如。必要时还可进行肾脏超声检查，排除是否合并单侧肾功能障碍。

CDFI：无特殊异常血流信号。

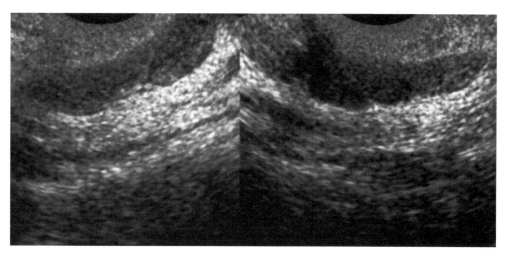

图 8-2-7 先天性输精管梗阻典型声像图改变

双侧精囊稍小，轮廓光整，形态规则，内部回声欠均匀

4. 临床处理原则及预后：临床治疗主要进行对症治疗及手术治疗。无生育功能患者可采用取精术、辅助生殖技术。

**（二）输精管结核**

1. 临床概述：输精管结核多从睾丸或附睾结核直接蔓延所致，发病率很低，大部分患者伴有其他生殖系统器官结核，病理可见结核结节内有干酪样坏死及上皮样细胞和淋巴细胞浸润。可有冷脓肿及阴囊瘘管形成。

2. 对生殖功能影响：结核侵犯输精管时，输精管管壁增厚、变硬、僵直，呈串珠状，管腔狭窄，甚至阻塞，导致少精症或无精子症。

3. 典型声像图：输精管结核超声声像图与附睾结核类似，可见输精管区域内呈不均匀低回声。

CDFI：病灶周边可见少量点状或短线状血流信号，内部无明显彩色血流信号或仅有少许点状血流信号。

4. 鉴别诊断：需与急性输精管炎鉴别，后者为弥漫性病变，超声表现为血流丰富的低回声区。而输精管结核多可见局灶性低回声区，边界不清，周边血流信号较稀疏。

5. 临床处理原则及预后：输精管结核需常规使用抗结核药物治疗。若药物治疗无效，为防止复发，可将受累的输精管与部分累及的附睾组织一并手术切除。

## 三、射精管梗阻

射精管梗阻发生率较低，是一种可逆性不育因素。根据发病原因，可分为先天性（导管闭锁/狭窄、先天性前列腺囊肿压迫、前列腺囊性扩张、射精管囊肿）及获得性（射精管炎性病变、结石、创伤性狭窄等）。膀胱颈修复、射精管水平长时间置管可导致医源性射精管梗阻。

## （一）射精管结石

1. 临床概况：射精管结石可能与下尿路梗阻、感染或畸形引起的尿液反流入射精管导致钙盐沉积有关。结石的成分主要为磷酸铵镁、草酸钙、氟化钙及有机物质。临床表现为不育、血精、射精疼痛、会阴部及睾丸疼痛等。

2. 对生殖功能影响：射精管结石常继发于炎症感染，此时射精管梗阻，精子难以顺利通过射精管进入尿道，导致患者射精时剧烈疼痛，无法完成射精动作。

3. 典型声像图：经直肠超声是诊断射精管结石的主要方法，其表现为射精管内出现大小不等强回声团，较大者后方可伴声影，同时可伴有精囊增大，囊腔扩张明显及精囊壁毛糙等慢性精囊炎表现。

4. 临床处理原则及预后：必要时可选择 ICSI 助孕。

## （二）射精管囊肿

1. 临床概述：先天因素主要为 Wolffian 管和泌尿生殖窦的形成过程中发生的囊性病变，此时射精管空虚，但囊肿内含有精子。通过超声引导下囊肿穿刺抽吸、囊液中检查到精子可确诊，较大的先天性射精管囊肿甚至可延伸至前列腺外侧。后天性射精管囊肿相对罕见，可继发于尿道手术和感染及出血、结石、肿瘤等引起的射精通道梗阻，导致射精管扩张、局部膨大。多数患者无明显临床症状，部分患者可出现射精疼痛、尿频。可合并前列腺炎或附睾炎。

2. 对生殖功能影响：因射精通道梗阻、射精管继发扩张形成的囊肿，表现为射精量减少、血精、睾丸周围疼痛等症状，导致生育能力及性功能下降。

3. 典型声像图：前列腺基底部射精管走行区可见椭圆形或水滴形无回声区，壁薄光滑，一侧与同侧精囊相连（图 8-2-8），囊肿尖端指向精阜。纵切面囊肿与后尿道之间存在前列腺组织，底部与精囊相连，精囊常增大，直径＞ 15mm。囊肿内可伴强回声钙化灶或结石。

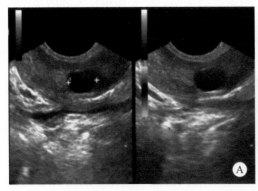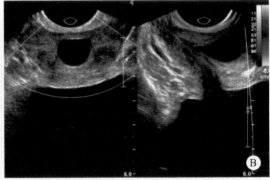

图 8-2-8　射精管囊肿典型声像图改变

射精管走行区可见水滴形无回声区，壁薄光滑，一侧与同侧精囊相连

4. 临床处理原则及预后：射精管囊肿穿刺抽吸治疗容易复发，不建议采用。有研究表明，对于射精管物理阻塞的患者，通过手术治疗疏通射精管是较为理想的治疗方法，临床上常见为射精管切除术。手术时应注意避免损伤直肠或尿道，术后一周内患者基本

可恢复性功能，术后两周时进行精液分析、评估精子质量，结果显示大部分患者（94%）精子活性可明显提高。

即使精子质量良好、射精功能正常，没有通畅的输精管道仍无法完成整个生殖过程。超声对梗阻性无精症的诊断具有高特异性及敏感性，是目前生殖临床常用的检查及治疗手段。规范化的检查有助于提高梗阻性疾病的诊断率。

# 第三节　勃起异常的因素

阴茎勃起异常是除了精液生成、精子储存及运输异常外另一大致不育的重要因素。常见导致勃起异常的疾病包括阴茎硬结病、外伤及阳痿等，此类疾病将影响男性性功能，导致不育症的发生。

## 一、阴茎硬结病

### （一）临床概述

阴茎硬结病即阴茎纤维性海绵体炎或 Peyronie 病，40 岁以上的中老年男性多见，属于一种纤维化的硬结和斑块，好发于阴茎海绵体与白膜间的结缔组织内。病变早期，以淋巴细胞和浆细胞浸润及局灶性血管性纤维化为主；晚期病变主要是纤维组织增生为主，最终在阴茎背侧海绵体中隔附近形成局灶性致密的胶原纤维组织斑块，常与白膜粘连。病程较长者纤维组织斑块可出现玻璃样变，导致钙化，甚至骨化。其病因尚未明确，普遍认为与创伤愈合过程的局部畸变有关。近年来研究表明，阴茎硬结症可能与掌腱膜挛缩（Dupytren 挛缩）、非淋病性慢性尿道炎、阴茎损伤、糖尿病、动脉硬化、痛风、维生素 E 缺乏等因素有关。

病灶主要位于阴茎背侧，少数可见于阴茎外侧、腹侧及根部，触诊病灶呈索状或块状，质硬。疾病通常不累及尿道海绵体，一般无排尿困难。本病无明显恶变倾向，根据病程缓急可分为急性期和慢性期：急性期表现为典型炎症反应，30% ～ 40% 患者在阴茎勃起时明显疼痛。长期往复，阴茎不断向患侧弯曲，疼痛可缓解；急性炎症期过后即进入慢性期，阴茎呈持续无痛性变形，勃起时向病变侧弯曲，其形态常不能复原。

### （二）对生殖功能影响

在阴茎海绵体硬结症患者中普遍存在勃起功能障碍，主要归于四种原因：焦虑情绪、阴茎畸形、连枷阴茎、阴茎血管功能受损。斑块累及海绵体并压迫、阻塞阴茎深动脉时，可出现动脉性勃起功能障碍。阴茎变形常发生在腹侧或外侧，变形角度偏离阴道口的正常角度，引起性交困难，表现为插入困难或疼痛。本病通常无射精障碍。

### （三）典型声像图

1. 病变早期：阴茎背侧近冠状沟处尿道前方的白膜局限性或弥漫性轻度增厚（2 ～ 10mm），呈低回声，边界清晰。
2. 病变后期：硬结明显时，海绵体的周边部分可见大小不等、15 ～ 20mm 形态不规则的实性结节，呈高或强回声，无包膜，边界欠清；若结节内存在纤维化或钙化时，可见局灶性强回声伴声影（图 8-3-1）；病变部位增粗，表面突起，阴茎海绵体受压变薄，尿道多无受累。

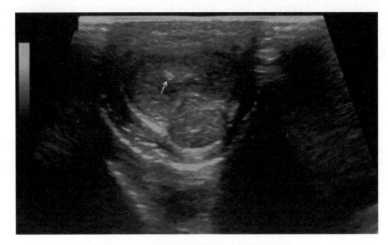

图 8-3-1 阴茎硬结病典型声像图改变

横切面，阴茎背侧两阴茎海绵体间可见一高回声团后伴弱声影

CDFI：结节内无明显血流信号。可通过 CDFI 检测治疗过程中和治疗后局部血流灌注恢复过程。

**（四）鉴别诊断**

阴茎硬结病需与阴茎癌鉴别，后者病变主要发生于阴茎头或包皮内板，阴茎头部局限性增大，可见不规则低或中等回声结节，伴表面溃疡，CDFI 显示肿块内部及周边可见血流信号。本病还需与阴茎结核鉴别，阴茎结核较为罕见，可形成局部纤维化，往往伴有阴茎皮肤溃疡，溃疡分泌物检查可发现结核杆菌。

**（五）临床处理原则及预后**

通常选择保守治疗或手术治疗。保守治疗包括 X 线照射、维生素 E、类固醇或对氨基甲酸治疗等；手术治疗包括硬结切除 + 移植和白膜缝扎法，可有效矫正阴茎弯曲；对于大面积纤维结节所致阴茎高度弯曲或手术无法矫正患者，可进行阴茎假体手术。

## 二、阴茎外伤

**（一）临床概述**

本病以 20 ～ 40 岁中青年多见，分为闭合性损伤和开放性损伤，前者较常见。闭合性损伤包括阴茎挫伤和海绵体断裂，多由阴茎过度折曲引起。阴茎勃起时，白膜变薄拉紧、失去弹性，此时受直接外力作用，可使一侧或双侧海绵体白膜破裂，裂口多为横形，以远端 1/3 处最常见。患者常在性交或手淫时突发剧烈疼痛，阴茎皮肤青紫、迅速疲软，进而淤血肿胀，当一侧海绵体断裂时，可出现明显阴茎侧弯畸形，常伴尿道损伤。病理学检查见阴茎海绵体组织连续性中断，海绵体内大量红细胞、淋巴细胞及吞噬细胞浸润。

## （二）对生殖功能影响

阴茎外伤可导致海绵体断裂、白膜破裂、血肿形成，严重影响阴茎勃起功能，甚至损伤海绵体动脉及神经，导致阴茎坏死，患者完全失去生殖能力。

## （三）典型声像图

阴茎组织明显肿胀、纹理紊乱，海绵体周围线状高回声连续性完全或部分中断，内可见不规则低回声血肿伴高回声点片状区。如伴尿道损伤，可见尿道双线高回声连续性中断，周边可见片状无回声区，此为尿外渗的表现。

CDFI：受伤部位血流信号明显减少，周边可见点、片状血流信号。

## （四）鉴别诊断

可通过评估深筋膜、白膜损伤及海绵体破裂的部位和程度与阴茎皮肤、血管撕裂伤相鉴别。

## （五）临床处理原则及预后

阴茎外伤外科治疗主要包括修复阴茎，恢复患者性功能及排尿功能；伤后 6 小时内手术治疗，离断时间短、清创彻底，血管、神经吻合良好，绝大部分患者预后良好，能维持正常性生活；如离断血管挫伤严重、吻合不满意，可导致阴茎皮肤坏死、尿瘘，甚至再植阴茎坏死。若修复疗效不理想，可采用阴茎再造术。

# 三、阴茎癌

## （一）临床概述

阴茎癌多发于 40 岁以上、包茎或包皮过长的中年男性，起始于阴茎头、包皮内侧，早期表现为丘疹、疣样新生物或硬结，不易发现；后期病变可呈乳头状或扁平突起，表面极易糜烂并混合感染，并穿破包皮；患者自觉阴茎头部瘙痒，包皮外口有恶臭脓性分泌物渗出。扁平状阴茎癌比乳头状阴茎癌更易发生淋巴结转移。

## （二）对生殖功能影响

阴茎癌癌肿压迫、侵犯阴茎海绵体，浸润血管及周围组织，阴茎变形，难以正常勃起，影响生殖功能。

## （三）典型声像图

早期可表现为阴茎头或包皮局部增大，随着癌肿增大可向表面突出或侵犯海绵体，阴茎头体积增大，表面不光整，可呈菜花状。阴茎内部可出现形态不规则的低回声肿块，内可见组织坏死形成的液性暗区，边界不清；晚期癌肿可压迫尿道、侵犯海绵体。若合并淋巴转移，可在腹股沟区域见到类圆形低回声的肿大淋巴结。

CDFI：肿块内部可探及丰富高速低阻型动脉血流信号。

#### （四）鉴别诊断

需与阴茎结核、阴茎硬结病相鉴别，阴茎结核多数合并泌尿系统结核，超声声像较难鉴别，可结合实验室检查综合分析；阴茎硬结病的病灶多呈高回声，边界清晰，无浸润征象，CDFI 显示病灶内无明显血流信号。

#### （五）临床处理原则与预后

首选外科根治性切除手术，其预后与分期密切相关。由于阴茎癌主要经淋巴转移，因此手术时应对可疑淋巴结进行活检，如有淋巴结转移，应行髂腹股沟淋巴结清扫术。术后患者无法进行正常的性生活，可选用辅助生殖技术，如体外受精、人工胚胎移植等满足生育需求。

### 四、阴茎勃起功能障碍

#### （一）临床概述

阴茎两侧的阴茎海绵体是支持阴茎勃起的主要结构。解剖学上，阴茎海绵体是由许多血窦组成的独特血管床，其动脉血主要来源于阴茎深动脉发出的螺旋动脉分支。海绵窦的血液回流入静脉导管，最后流入海绵体静脉。阴茎勃起时，海绵窦平滑肌处于松弛状态，血液从阴茎深动脉进入海绵窦内，海绵体内的压力和容积迅速增大。同时膨胀的海绵组织对阴茎白膜下小静脉的牵拉和压迫，使海绵窦输出静脉处于闭塞状态，保证血液在海绵窦内长时间的存留，维持阴茎勃起的硬度。

阴茎勃起功能障碍（erectile dysfunction，ED）又称阳痿，即持续性无法依照标准达到或维持阴茎勃起，以至于无法获得满意的性生活。据统计，40 ～ 70 岁男性中约有 52% 患有 ED。根据发病原因不同可分为功能性（精神或心理性）或器质性（血管、神经和内分泌障碍），其中血管源性因素是勃起功能障碍最常见的病因。

血管性勃起功能障碍可分为：

（1）动脉性勃起功能障碍：由双侧髂动脉、阴部内动脉及其分支，尤其是阴茎深动脉中任何部位的血管阻塞性病变引起。

（2）静脉性勃起功能障碍：主要是海绵体静脉系统，特别是阴茎背深静脉系统在阴茎勃起时不能完全闭合引起，可能继发于白膜病变。

（3）动静脉混合性勃起功能障碍：同时存在动脉性和静脉性勃起功能障碍的病理生理改变。

#### （二）对生殖功能影响

勃起功能障碍患者阴茎不能勃起、勃起不坚或坚而不久，无法完成正常性生活。

#### （三）典型声像图

1. 药物诱导：药物诱导试验是诊断血管性勃起功能异常的重要方法，海绵体内注射血管活性药物诱导勃起后，测量左、右阴茎深动脉及阴茎背静脉血流频谱进行判断。具体方法是：选用血管活性药物（常用复方罂粟碱注射液，罂粟碱 30mg ＋酚妥拉明 1mg）。患者取平卧位，阴茎根部置缩扎环，阻止静脉回流，注射处皮肤用 75% 乙醇溶液棉球消毒后，将药物注入一侧海绵体，去除缩扎环，刺激阴茎勃起。

2.彩色多普勒超声检查：正常阴茎深动脉位于海绵体中央，静息时直径为 0.3 ～ 0.8cm，勃起时管径可增宽。ED 患者静息下阴茎深动脉内径较正常窄。注射血管活性药物 5 分钟后，将超声探头置于阴茎根部，显示左、右海绵体动脉和背深静脉，同时采用彩色多普勒技术观察上述血管血流情况。左、右海绵体动脉血流检测指标包括收缩期最大流速（PSV）、舒张期最小流速（EDV）、阻力指数（RI）。当 PSV 持续 < 25cm/s、排除内分泌及神经性等因素后，可诊断为动脉性勃起功能障碍（图 8-3-2）；PSV 介于 25 ～ 34cm/s，考虑为阴茎深动脉功能不全，需进一步证实；EDV > 5cm/s 时，可诊断为静脉性勃起功能障碍。同时符合 PSV < 25cm/s 和 EDV > 5cm/s 时，可怀疑为动、静脉混合性勃起功能障碍，常规超声不能明确诊断，需要结合其他影像学方法判断。正常人阴茎深动脉 RI 接近 1.0，若明显减小，应考虑静脉瘘或动、静脉混合性勃起功能障碍。由于正常阴茎背侧静脉的变异很大，难以测得特异性和规律性的结果（如血流量、平均流速），故不作为常规诊断指标，需要通过进一步研究深入认识。

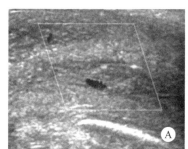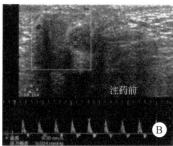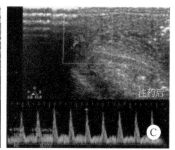

图 8-3-2　动脉性阴茎勃起功能障碍典型声像图改变

A. 患侧阴茎深动脉内径为 0.12mm；B. 注药前 PSV：9cm/s；C. 注药后 PSV：15cm/s

对动脉性和非动脉勃起功能障碍患者分别在阴茎海绵体脚和阴茎中部测量阴茎深动脉的 PSV、EDV 及 RI，探讨不同取样部位对勃起功能障碍诊断的影响。结果表明，动脉性勃起功能障碍在阴茎中部进行测量评估可获得较高的检出率，而非动脉性勃起功能障碍应在阴茎海绵体脚进行检测。

目前已有相关双功能阴茎多普勒超声对诊断血管性勃起功能障碍的价值的研究。在药物诱导后对患者的勃起视觉评分和多普勒超声参数（海绵体动脉直径、PSV、EDV、RI 等）进行对比分析。研究发现使用 PSV < 25cm/s 和 EDV > 5cm/s 诊断动脉和静脉性勃起功能障碍与勃起反应评分的相关性具有统计学意义，说明药物性阴茎双功能多普勒超声检测对评估血管性勃起功能障碍的病因有重要价值，且快速、易操作、费用低、结果精确。临床上阴茎双功能超声药物诱导勃起检测试验已成为区分心理性和血管性勃起功能障碍和精确评估动脉性和静脉性勃起功能障碍的主要检查方法。

有学者认为对勃起功能障碍进行标准化超声评估，可降低不同超声医生间的诊断差异。PSV 的正常值为 25 ~ 30cm/s，药物诱导充分情况下 PSV ＞ 30cm/s 表明动脉血流正常，PSV ＜ 25cm/s 可诊断动脉性勃起功能障碍。在动脉反应正常时，EDV ＞ 6cm/s 及 RI ＜ 0.6，可认为存在静脉瘘。

### （四）临床处理原则及预后

勃起功能障碍病因较多，包括血管性病变、心理因素、内分泌疾病等，而不同病因的治疗方法也不尽相同。部分血管性勃起功能障碍患者具有手术治疗的相对指征，所以通过超声排除血管性勃起功能障碍非常重要。手术治疗包括动脉、静脉结构重建术、血管成形术、静脉闭塞术等。超声对诊断血管性勃起功能障碍具有一定特异性，而根据PSV 减小或 EDV 增大的幅度，还可判断血管异常的严重程度并进行分级。

阴茎正常勃起、射精是男性生殖的最后一个环节。超声对于勃起功能障碍的诊断有独特优势，尤其是彩色多普勒对勃起过程中阴茎血流动力学的监测、诊断，具有重要的临床价值。

# 第四节　男性生殖疾病超声诊疗新技术

除了常规的男性生殖疾病超声检查技术，近年来还发展了许多新式超声检查技术。多种超声技术结合应用有助于寻找不育病因、鉴别梗阻性及非梗阻性无精症、有效评估生殖系统血供及精子生长、运输及排射过程。

常见的男性生殖疾病新式超声检查技术包括超声弹性成像技术、超声引导下介入、能量多普勒及超声造影。

## 一、超声弹性成像

临床通常需进行精液送检、超声检查等一系列手段对不育患者进行初步的病因分析及疾病诊断，有时常规灰阶超声和 CDFI 检查手段仍不能有效查找部分精液异常患者的病因。

超声弹性成像是一种基于病理过程改变中组织的物理特性，显示其在压力下形变的能力，从而辅助诊断病灶性质的技术。通常恶性病灶特征为"高硬度、低形变"（图 8-4-1），而良性病变及正常组织常表现为"低硬度、高形变"（图 8-4-2）。近年来，超声弹性成像逐步应用于男性生殖疾病评估，主要是定量评价睾丸组织的软硬程度，鉴别诊断睾丸及附睾占位性病变性质、评估无精子症患者睾丸生精功能及预测非梗阻性无精子症手术取精结果等。

根据成像原理不同，弹性成像主要分为实时弹性成像与剪切波弹性成像。实时弹性成像普及性高、简明易懂，但易受外界影响、对操作者依赖性高，且不能定量分析；而剪切波弹性成像应用横波技术，能精确地定量评估病灶软硬度，不易受外界因素影响，对操作者依赖性较低。需要注意的是，由于剪切波弹性成像的原理是声辐射力冲击成像（ARFI），ARFI 的脉冲持续时间为 0.05 ~ 1ms，其声能总量高，产生的声辐射力（ARF）可使组织发生微米级位移，有学者认为这种声辐射力可能对检测的人体部位造成影响，故而对超声弹性成像的临床应用持反对意见，具体影响还有待相关研究进一步证实。

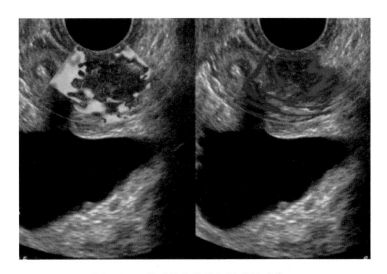

图 8-4-1　前列腺占位剪切波弹性成像

弹性成像图提示病灶硬度较大（病灶区域主要呈红色，中部存在"空洞"现象），考虑为恶性病灶。病理结果证实为
前列腺癌

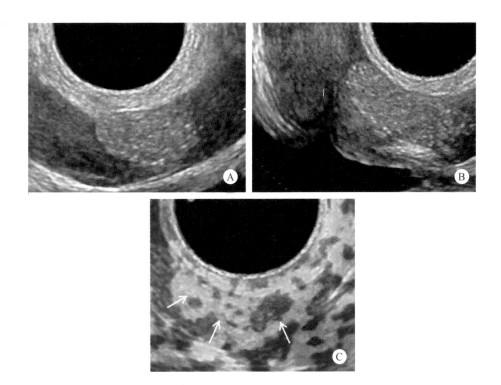

图 8-4-2　射精管囊肿实时弹性成像

35 岁患者，体检发现无精症，精液检查未见精子

A、B. 前列腺左侧射精管走行区见椭圆形高回声团，CDFI 无血流信号；C. 弹性成像提示病灶较软（弹性图表现为红
绿蓝相间）

手术结果：双侧射精管阻塞致精液淤积；无精症原因：射精管囊性病变致通路梗阻

除了男性生殖系统疾病病灶检测外，相关研究表明，超声弹性成像技术还应用于梗阻性及非梗阻性无精症的鉴别诊断中，为不育患者提供有效辅助的诊断及治疗信息。

## 二、超声引导下介入

对于常规超声无法确诊、需要手术治疗的各种前列腺、精囊源性的男性生殖疾病，超声引导下穿刺活检具有较高的临床价值，它不仅可确诊相关可疑病灶，还可进行同步微创治疗。

超声引导下介入穿刺主要通过经直肠/会阴穿刺，检查适应证包括：直肠指检异常（前列腺/精囊触诊异常、腺体左右不对称）（图 8-4-3）、常规超声及其他影像学检查发现异常（结节、局部血流异常、造影异常发现等）、囊性疾病穿刺诊断治疗（射精管、精囊囊肿）及其他（疗效评价等）。

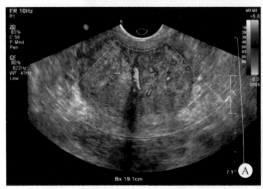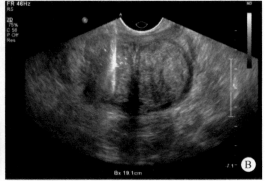

图 8-4-3　经直肠超声引导前列腺病灶穿刺活检

A. 前列腺内可见多发结节声像，CDFI 显示结节内部可见点条状彩色血流信号；B. 白色标记提示穿刺针位置

## 三、能量多普勒

能量多普勒（PDI）是一种高敏感度的多普勒超声技术，PDI 与血流方向、速度无关，不受角度影响，无混叠现象，血流连续性好，与 CDFI 相比，能更好地探测低速血流，有助于器官组织微血流灌注的彩色显像。在男性生殖超声诊断中，PDI 可用于疾病的诊断及鉴别诊断，如评估急性睾丸扭转后睾丸内血供情况（对疾病进行分型、治疗的指导等）、男性生殖系统器官病灶内小血管情况等（图 8-4-4）。

## 四、超声造影

超声造影（contrast enhance ultrasound，CEUS）是一种应用超声微泡造影剂观察组织微小血流灌注情况的影像技术。常规 CDFI 不易显示病灶的微小血流，CEUS 可清晰显示其走行、分布及时相，从而提供更有价值的临床诊断信息。

据统计，超声造影对睾丸肿瘤的预测效能可达 97.4%，出现高血管化时，提示恶性可能性大。除此之外，超声造影还可用于附睾炎、睾丸局灶性损伤、睾丸扭转、睾丸梗死、睾丸脓肿和肿瘤的诊断及鉴别诊断。

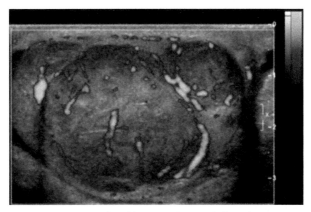

图 8-4-4 睾丸精原细胞瘤 PDI 声像图表现
可较清楚显示瘤体内微小血管及其结构、走行

## 参 考 文 献

巢志复 . 2011. 泌尿生殖疾病诊治实用手册 . 北京：人民军医出版社，104-198.

国家卫生计生委能力建设和继续教育中心 . 2016. 超声医学专科能力建设专用初级教材——浅表器官分
    册 . 北京：人民卫生出版社，91-101.

姜玉新 . 2013. 超声科诊疗常规 . 北京：中国医药科技出版社，228，229.

焦阳，范海波，吴瑛 . 2012. 男性假两性畸形的超声误诊分析 . 中国超声影像学杂志，21（10）：918，919.

林礼务 . 2001. 直肠、阴道腔内超声与阴囊多普勒超声诊断 . 厦门：厦门大学出版社，66，67，153.

杨登科，陈书奎 . 2015. 实用泌尿生殖外科疾病诊疗学 . 北京：人民军医出版社，610-616.

余方芳，周秀萍，李崇寿 . 2012. 超声在两性畸形诊断中的应用价值 . 中国超声影像学杂志，21（10）：
    880-883.

毓星，董晓秋 . 2009. 计划生育超声诊断学 . 第 4 版 . 北京：科学技术文献出版社，252-278.

张彦，唐杰，汪娜，等 . 2003. 经直肠超声引导下穿刺活检诊断前列腺结核 . 中国超声医学杂志，19（10）：
    784-786.

Ammar T，Sidhu PS，Wilkins CJ. 2012. Male infertility：the role of imaging in diagnosis and management. Br
    J Radiol，85（1）：S59-68.

Appelbaum L，Gaitini D，Dogra VS. 2013. Scrotal ultrasound in adults. Semin Ultrasound CT MR，34（3）：
    257-273.

Dogra VS，Bhatt S，Rubens DJ. 2006. Sonographic Evaluation of Testicular Torsion. Ultrasound Clinics，1（1）：
    55-66.

Dohle GR. 2003. Inflammatory-associated obstructions of the male reproductive tract. Andrologia，35（5）：
    321-324.

Jared D. Christensen，Vikram S. Dogra. 2007. The undescended testis. Seminars in ultrasound CT and MRI，
    28（4）：307-316.

Jurewicz M，Gilbert BR. 2016. Imaging and angiography in male factor infertility. Fertil Steril，105（6）：
    1432-1442.

Mutnuru PC，Ramanjaneyulu HK，Susarla R，et al. 2017. Pharmaco Penile Duplex Ultrasonography in the

Evaluation of Erectile Dysfunction. J Clin Diagn Res, 11（1）: 7-10.

Pezzoni F, Scroppo FI, Cavallini G. 2017. Differences in cavernosal artery parameters according to different anatomic sampling locations during the diagnosis of vascular erectile dysfunction using duplex ultrasound. Urology, 105: 33-41.

Raza SA, Jhaveri KS. 2012. Imaging in male infertility. Radiol Clin North Am, 50（6）: 1183-1200.

Shaaban MS. 2017. Use of strain sonoelastographyindifferentiation of focal testicular lesions. The Egyptian Journal of Radiology and Nuclear Medicine, 48（2）: 485-491.

SiddharthYadav, Prabhjot Singh, Ashok Hemal. 2017. Genital tuberculosis: current status of diagnosis and management. Transl Androl Urol, 6（2）: 222-233.

Sikka SC, Hellstrom WJ, Brock G. 2013. Standardization of vascular assessment of erectile dysfunction: standard operating procedures for duplex ultrasound. J Sex Med, 10（1）: 120-129.

Smit JF, Walsh TJ, Turek PJ. 2008. Ejaculatory duct obstruction. Urologic Clinics of North America, 35（2）: 221-227.

Sullivan R, R Mieusset R. 2016. The human epididymis: its function in sperm maturation. Hum Reprod Update, 22（5）: 574-587.

Valentino M, Bertolotto M, Ruggirello M, et al. 2011. Cystic lesions and scrotal fluid collections in adults: Ultrasound findings. J Ultrasound, 14（4）: 208-215.

Yadav S, Singh P, Hemal A, et al. 2017. Genital tuberculosis: current status of diagnosis and management. Transl Androl Urol, 6（2）: 222-233.

Zhang QH, Lu GS, Shen XC, et al. 2010. Nanobacteria may be linked to testicular microlithiasis in infertility. J Androl, 31（2）: 121-125.